肾脏病中西医结合诊疗手册

钟光辉　蔡旭东　主编

中国中医药出版社

·北京·

图书在版编目（CIP）数据

肾脏病中西医结合诊疗手册 / 钟光辉，蔡旭东主编 . —北京：中国
中医药出版社，2019.12
ISBN 978 – 7 – 5132 – 5768 – 8

Ⅰ . ①肾… Ⅱ . ①钟… ②蔡… Ⅲ . ①肾疾病—中西
医结合—诊疗—手册 Ⅳ . ① R692-62

中国版本图书馆 CIP 数据核字（2019）第 236143 号

中国中医药出版社出版
北京经济技术开发区科创十三街 31 号院二区 8 号楼
邮政编码 100176
传真 010-64405750
河北省武强县画业有限责任公司印刷
各地新华书店经销

开本 880×1230 1/32 印张 10.25 字数 235 千字
2019 年 12 月第 1 版 2019 年 12 月第 1 次印刷
书号 ISBN 978 – 7 – 5132 – 5768 – 8

定价 49.00 元
网址 www.cptcm.com

社 长 热 线 010-64405720
购 书 热 线 010-89535836
维 权 打 假 010-64405753

微信服务号 zgzyycbs
微商城网址 https://kdt.im/LIdUGr
官 方 微 博 http://e.weibo.com/cptcm
天猫旗舰店网址 https://zgzyycbs.tmall.com

如有印装质量问题请与本社出版部联系（010-64405510）

肾脏病中西医结合诊疗手册
编委会

前　言

　　肾脏病是临床常见病，也是疑难病，严重危害着人类健康。目前，世界上有超过5亿人患有不同种类的肾脏疾病。据统计，我国慢性肾脏病的发病率约为10.8%，即每10个人中就有1个慢性肾脏病患者，而每年全国有10万以上的尿毒症患者离世。随着糖尿病、高血压等疾病发病率的上升，肾脏疾病的发生率亦在不断增加。因此，肾脏疾病的诊疗对全民健康意义重大。

　　中西医是在不同的历史条件和文化背景下发展起来的两种不同的医学体系。西医辨病与中医辨证的结合，既善于宏观的抽象与综合，又精于微观的还原和分析，在整体和局部结合的基础上，全面掌握疾病发生发展的规律。自16世纪末西方医学传入中国以来，就对传统中医学产生了深刻影响。医学界的有识之士至此开始了中西医结合的探索，旨在创立一种"源于中医，高于中医；源于西医，高于西医"的新医学。近年来，运用中西医结合法诊断、治疗肾脏病的研究取得了令人瞩目的进展，显示出了良好的发展前景。

　　为紧跟日新月异的医学发展轨迹，我们把近年来的常见肾脏病中西医诊治经验和进展做了进一步总结，编成了《肾脏病中西医结合诊疗手册》一书，以期能有益于提高广大中、西医临床医师诊治肾脏疾病的水平。本书以西医病名为纲，以增加中西医之间的接触点和亲和力，每个疾病下列概述、病因病机、临床表现、实验室和其他辅助检查、诊断要点、鉴别诊断和治疗，内容全面详尽。其中作为核心内容的"治疗"部分，又分为辨证治疗、中医其他治疗和西医治疗三部分，辨病与辨证相结合，既展现了传统中医药的治疗特点，又提出了现代医学最新的指南和建议，突出了中、西医两种思维模式在临床实践中的巧妙结合，切实反映了现代中西医结合治疗的实际情况，使读者在宏观、微观两方面对肾脏病有更加深刻的认识。

本书的作者均来自临床一线，具有相对丰富的临床实践经验，且在执笔过程中，态度严谨认真，参考了大量的国内外文献，做了多次的修改与校正，以保证本书的科学性和准确性。本书编写的内容贴近临床，且具有一定的深度和广度，适用于中医和中西医结合临床医师和医学生们阅读和参考。

因本书涉及面广，诊疗方法复杂，难免存在疏漏之处，敬请广大读者批评指正。

编者

2019 年 6 月 12 日

目　录

第一章　急性肾小球肾炎

急性肾小球肾炎（acute glomerulo nephritis，AGN），简称急性肾炎，是多种原因引起免疫反应而触发的一组弥漫性肾小球疾病，临床上急性起病，主要表现为血尿、高血压和水肿，并常伴有少尿及肾小球滤过率降低，又称为急性肾炎综合征。本病可发生于任何年龄，包括婴儿，好发于 5 ～ 15 岁的儿童及青少年，男女之比约为 2∶1。临床上 90% 的 AGN 患者发病前有感染病史，以急性链球菌感染最为常见，即急性链球菌感染后肾小球肾炎（APSGN）。

急性肾炎多属于中医学"水肿""肾风""血尿"等病证的范畴。

病因病机

（一）中医

急性肾炎的病因不外乎内因先天禀赋不足，或后天饮食失节、劳逸不当、调理失宜，导致脾肾亏虚；外因六淫外袭，疮毒内陷。病位主要在肾，与肺、脾密切相关。最常见的包括：

1. 六淫外袭

六淫之邪外袭，内舍于肺，肺失宣降，水道通调失司，以致邪遏水阻，泛溢肌肤，发为水肿。

2.疮毒内陷

肺主皮毛，脾主肌肉，疮疡湿毒侵于肌肤，内犯于肺、脾，肺失宣降，脾失健运，水湿内停，溢于肌肤，而成水肿；湿蕴日久化热，灼伤血络，则可见血尿。

3.脾肾亏虚

先天禀赋不足，或后天饮食失节、劳逸不当、调理失宜而致脾胃虚弱，后而累及肾，导致脾肾俱虚，外邪侵袭，内外两因相合，水液代谢异常，外溢肌肤，发为水肿。肾虚不能固摄，精微外泄，可见蛋白尿。

（二）西医

西医认为急性肾炎有多种病因，常出现在感染之后，以链球菌感染最为常见；亦可见于细菌、病毒、立克次体、螺旋体、支原体、真菌、原虫及寄生虫等细菌或病原微生物感染后。

大部分病例为免疫复合物型肾炎，即抗原（链球菌的某些成分）刺激机体产生相应的抗体（免疫球蛋白），当抗原略多于抗体时，形成可溶性循环免疫复合物，沉积于肾小球引起的一系列炎症反应。本病为良性自限性疾病，经恰当治疗大部分患者的肾脏损害可自行恢复，但重症患者可出现心力衰竭、脑病、急性肾衰竭等并发症。近年来，随着治疗措施的日臻完善、有效，急性肾炎的病死率明显下降至约1%。一般认为，本病的10年存活率儿童约为97%，成人约为90%。部分病例未能及时恢复，可缓慢发展成慢性肾炎。

临床表现

本病临床表现轻重不一，患者多有咽部或皮肤链球菌前驱感染病史，感染后 6 ～ 21 天开始出现急性肾炎表现。

（一）症状与体征

1. 潜伏期症状

大部分病例有前驱感染史，病灶以呼吸道及皮肤为主。轻者可无感染的临床表现，仅抗链球菌溶血素 "O" 滴度上升。

链球菌感染后 7 ～ 20 天开始出现临床症状，此时原发感染灶的临床表现大部分已消失。潜伏期亦可能较短，约 1/5 病例为 4 ～ 7 天，超过 4 周者极少见。但皮肤感染者潜伏期较长，平均为 18 ～ 21 天。

2. 典型症状

（1）血尿：常为起病的第一个症状，几乎全部患者均有血尿，其中肉眼血尿出现率约 40%。尿色成均匀的棕色混浊、酱油样棕褐色或呈洗肉水样，无血凝块。数天至一两周消失。严重血尿时可有排尿困难，排尿时尿道有不适感，但无典型的尿路刺激症状。

（2）蛋白尿：几乎所有患者均有不同程度的蛋白尿，多数病例尿蛋白在 0.5 ～ 3.5g/d，常为非选择性蛋白尿。少数患者（少于 20%）尿蛋白在 3 ～ 5g/d 以上，此时尿中纤维蛋白降解产物（FDP）常增高。

（3）少尿：尿量减少并不少见，但发展到真正无尿者少见。

（4）水肿：亦常为起病的第一个症状，出现率 70% ～ 90%。

典型表现为晨起眼睑水肿，呈所谓"肾炎面容"，严重时可波及全身，甚至出现胸腔积液、腹水及心包积液。体重可较病前增加5kg以上。急性肾炎的水肿指压可凹陷不明显。少于20%的病例可出现肾病综合征。但若患者尿蛋白严重降低（＞3g/24h）也可出现低蛋白性水肿，即指凹性水肿。大部分患者于2～4周内自行利尿消肿。若水肿或肾病综合征持续发展，常提示预后不良。

（5）高血压：常为一过性，见于80%左右的病例，老年人更多见。轻型病例血压可正常，多为轻至中度的血压升高[（130～143）/（90～110）mmHg]，重度高血压和高血压眼底改变均偶见，可见视网膜、小动脉痉挛，偶有火焰状出血及视神经乳头水肿，严重者可导致高血压脑病。急性肾炎的高血压主要是容量依赖性高血压，即少尿引起水、钠在体内潴留，血容量过多引起的高血压。因此，高血压与水肿程度平行一致，并且随利尿而恢复正常。如血压持续升高2周以上无下降趋势者，表明肾脏病变较严重。

（6）肾功能损害：常表现为一过性氮质血症。血肌酐、尿素氮轻度升高，较严重者（血肌酐＞352μmol/L，尿素氮＞21.4mmol/L）应警惕出现急性肾衰竭。经利尿数日后，氮质血症多可恢复正常。

（7）全身症状：大部分患者起病时尿量少于500mL/d，2周后尿量渐增。患者亦常有疲乏、厌食、恶心、呕吐、嗜睡、头晕、视力模糊、腰部钝痛等，小儿可诉腹痛。

3. 不典型症状

临床表现不典型的病例，可全无水肿、高血压及肉眼血尿，仅于链球菌感染后或急性肾炎密切接触者行尿常规检查而发现镜下血尿；甚或尿检也正常，仅血中补体呈典型的规律性改变，即急性期明显降低，而6～8周后恢复。此类患者如行肾活检可见典型的毛细血管内增生及特征性的驼峰病变。

4.体征

（1）水肿：是急性肾炎最为常见的体征，轻者仅累及眼睑，表现为"肾炎面容"；重者波及全身，按之凹陷不明显。胸腔积液、腹腔积液可见于水肿严重的病例。

（2）眼底改变：急性肾炎的眼底改变是由高血压引起的，可见视网膜小动脉痉挛，偶有火焰状出血及视神经乳头水肿。

（二）常见并发症

1.心力衰竭

心力衰竭见于半数以上有临床表现的急性肾炎患者，尤以成年人及老年人多见。临床表现轻重程度不等，可有气促、肺底湿啰音、肺水肿、肝大压痛、心率快、奔马律等左右心力衰竭的典型表现及心脏扩大（主要是心腔扩大，而不是心肌肥厚）。心每搏输出量正常或稍增加，循环时间正常或缩短，动静脉血氧分压差正常或下降。心电图无特异性改变。

2.脑病

儿童患者较多见，发生率为 5% ～ 10%。临床表现为剧烈头痛、呕吐、嗜睡、神志不清、黑蒙，严重者可出现阵发性惊厥及昏迷。眼底改变一般不明显，仅有视网膜小动脉痉挛，严重时亦可出现视网膜出血、渗出、视神经乳头水肿。

3.急性肾衰竭

急性肾炎真正进展到急性肾衰竭尿毒症者极少。但随着心力衰竭与脑病救治成功率的提高，目前急性肾衰竭已成为急性肾炎死亡的主要原因。临床表现为少尿或无尿，血尿素氮、肌酐升高，高血钾，代谢性酸中毒等尿毒症改变。

实验室和其他辅助检查

（一）尿常规

血尿为急性肾炎的重要表现，为肉眼血尿或镜下血尿。此外还可见红细胞管型，这是急性肾炎的重要特点。几乎所有患者尿蛋白均为阳性，定性常为（+～+++）。尿沉渣还常见肾小管上皮细胞、白细胞，白细胞可达每个高倍视野 10 个左右，偶有白细胞管型及大量透明管型和颗粒管型。尿比重在急性少尿时多 > 1.020。尿常规改变较其他临床表现恢复慢，常迁延数月。大部分儿童患者和约 1/2 成人患者尿蛋白在 4～6 个月后转阴；大部分患者 1 年以后尿蛋白转阴。镜下红细胞可于数月甚至 1～2 年中迁延存在。

（二）尿红细胞位相

畸形红细胞 > 8000/mL 或畸形红细胞比例 > 75%。

（三）24 小时尿蛋白定量

多数患者（75% 以上）24 小时尿蛋白定量 < 3.0g，尿蛋白多为非选择性。

（四）血常规

常呈轻度正常色素、正常细胞性贫血，血红蛋白为 110～120g/L；白细胞计数可正常或增高。但少数患者也可有微血管溶血性贫血。

血沉增快。

（五）免疫功能

大部分患者血清总补体活性（CH50）及 C_3、备解素下降，可降至正常的 50% 以下，其后逐渐恢复，6～8 周恢复正常。约 10% 患者 C_{1q}、C_4 等短暂轻微下降，均于 6 周以内恢复到正常水平。部分病例血中循环免疫复合物（CIC）、冷球蛋白均呈阳性。

（六）肾功能与血生化

急性期肾小球滤过率（GFR）下降，肾小管功能相对良好，肾浓缩功能多能保持，莫氏肾功能试验可正常，血肌酐、尿素氮可呈一过性升高，尿钠、尿钙排出减少。可出现轻度稀释性低钠血症、高氯性酸中毒及轻度高血钾，血清蛋白浓度轻度下降。可有一过性高脂血症，与低蛋白血症不一致。

（七）纤溶、凝血因子

血液纤维蛋白原、凝血因子Ⅷ及大分子纤维蛋白原复合物、纤溶酶增加，凝血因子ⅩⅢ（纤维蛋白原稳定因子）下降。尿中出现纤维蛋白降解产物（FDP）。

（八）病灶细菌培养及血清学

未用青霉素等抗感染治疗之前，早期做病灶（咽喉或皮肤）细菌培养，约 1/4 病例可获阳性结果。抗链球菌溶血素"O"抗体（ASO）于链球菌感染后 3 周滴度上升（＞1∶200），3～5 周达高峰，以后逐渐下降，50% 患者于 6 个月内恢复正常，75% 患者 1 年内转阴。抗脱氧核糖核酸酶 B 及抗透明质酸酶抗体在皮肤感染引起的急性肾炎患者中阳性率达 90% 以上，有较高的诊断价值。其正常值因季节、年龄等因素而异，故宜多次测定，滴度增高 2 倍以上时提示近期有链球菌感染。

（九）X 线

有明显循环充血的患者，胸部 X 片可见两肺纹理增粗，肺门阴影扩大模糊，心影可扩大，偶有少量胸腔积液。

（十）肾穿刺活组织检查

典型病例一般不需要行肾活检，但当有急进性肾炎的可能，或起病后 2 ～ 3 个月仍有高血压、持续低补体血症或伴有肾功能损害者，应进行肾活检，以便明确诊断、及时治疗。光镜下大多数呈急性增殖性、弥漫性病变，肾小球内皮细胞增生、肿胀，系膜细胞增生，致使毛细血管管腔狭窄，甚至闭塞；肾小球系膜、毛细血管及囊腔均有明显的中性粒细胞及单核细胞浸润，严重时毛细血管内发生凝血现象。电镜下可见到肾小球基膜的上皮侧有驼峰状沉积物，有时也见到微小的内皮下沉积物。免疫荧光镜检见到沉积物内含免疫球蛋白，主要是 IgG 和 C_3。亦有少数呈肾小球系膜细胞及基质增生。

诊断要点

1. 发病急，一般于前驱感染后 1 ～ 3 周起病。发生血尿、蛋白尿、尿量减少、水肿、高血压等典型表现，严重时呈肺淤血或肺水肿。实验室检查提示镜下血尿伴红细胞管型及轻中度蛋白尿、短暂氮质血症、尿纤维蛋白降解产物（FDP）升高、血清补体 C_3 降低、抗链球菌溶血素 "O" 滴度增高，有助于诊断。

2. 临床表现不明显者，需连续多次检查尿常规，再根据尿液典型改变及补体动态改变做出诊断。

3. 仅有链球菌感染史而尿液检查基本正常者，必要时需做肾穿刺活检，可提示为毛细血管内增生性肾小球肾炎。

鉴别诊断

（一）慢性肾炎急性发作

既往有肾脏病史，多于感染 1～2 日后诱发，随即出现临床症状。多有较重的贫血及持续性高血压，故常伴有心脏及眼底改变。尿比重固定，尿中有时可见宽大的肾衰管型。B 超检查时可见肾脏体积缩小。

（二）以急性肾炎综合征起病的肾小球疾病

包括其他病原感染后急性肾炎、其他原发性肾小球肾炎和全身性系统性疾病肾脏受累三大类。

1. 其他病原感染后急性肾炎

感染性细菌性心内膜炎时，可由感染细菌与抗体引起免疫复合物介导性肾小球肾炎。临床上呈急性肾炎综合征表现，亦可有循环免疫复合物阳性、冷球蛋白血症及低补体血症，但伴有原发性心脏病及感染性细菌性心内膜炎的全身表现，配合血培养及心脏彩色 B

超等理化检查结果可资鉴别；并需及时选用敏感抗生素治疗，否则不能治愈。此外，革兰阴性菌败血症、葡萄球菌败血症、梅毒、伤寒等也可引起急性肾炎综合征表现，均可根据全身症状及相应的理化检验结果加以鉴别。病毒（水痘病毒、乙型肝炎病毒、腮腺炎病毒、EB病毒、柯萨奇病毒及某些流感病毒）急性感染期亦可引起急性肾炎，但其临床过程较轻，常不伴血清补体下降，有自限倾向。

2. 其他原发性肾小球肾炎

其他原发性肾小球肾炎在起病时或病程的某个阶段可呈急性肾炎综合征表现。

（1）IgA肾病及非IgA系膜增生性肾炎：多于急性上呼吸道感染后1～3日内即以血尿起病，而缺乏7～10天的间歇期，多不伴水肿和高血压。约20%患者可呈急性肾炎综合征表现，但前驱感染不是链球菌感染（链球菌培养阴性，ASO滴度不升高），潜伏期短（数小时至数天），血清补体正常。约30%IgA肾病患者血清IgA可升高。近年来发现此类患者血中IgA-FN水平升高。病情易反复发作，与急性肾炎不同。肯定诊断需依靠肾穿刺活检病理诊断，弥漫性系膜区显著的IgA沉积可确诊IgA肾病。

（2）急进性肾炎：起病过程类似重型急性肾炎，一般全身症状较重，但患者呈进行性少尿、无尿及急骤发展的进行性肾功能减退，最终导致尿毒症。如不及时救治，均于数周或数月内死于尿毒症。故若病程在1个月以上，肾功能无好转，反而恶化者，应及早行肾穿刺病理活检，以利早期诊断、治疗。

（3）系膜毛细血管性肾炎：起病过程与本病很相似，也可有呼吸道前驱感染甚至链球菌感染史，约40%患者呈典型急性肾炎综合征表现并伴低补体血症，甚至血清ASO滴度亦可上升，临床过程很难鉴别。据一组 20 例临床诊断为本病的患者中有 12 例经病理检查证实为系膜毛细血管性肾炎。但系膜毛细血管性肾炎无自愈倾向，故诊断为本病者如病程超过 2 个月仍无减轻应考虑系膜毛细血管性肾炎，肾穿刺活检有助诊断。

3. 全身性系统性疾病

多种全身性系统性疾病或某种遗传性疾病引起的急性肾炎综合征如系统性红斑狼疮、过敏性紫癜、系统性血管炎、结节性多动脉炎、溶血性尿毒症综合征的表现与急性肾炎类同，甚至一些疾病（如狼疮性肾炎）的病理改变亦与急性肾炎相似，但具有其他系统性病变的临床表现及特殊检查所见（详见有关章节）。

（三）急性泌尿系感染或急性肾盂肾炎

泌尿系感染性疾病患者有全身及局部感染的表现，如发热、尿路刺激征、尿中大量白细胞甚至白细胞管型、中段尿细菌培养阳性。经抗感染治疗后的疗效亦有助于鉴别诊断。

（四）急性全身性感染发热疾病

高热时可出现一过性蛋白尿及镜下血尿，此种尿改变发生于感染高热的极期。随着热退，尿检查恢复正常。不伴水肿、高血压等肾脏疾病的临床表现。

（五）其他非肾小球疾病

如急性过敏性间质性肾炎、溶血性尿毒症、血栓性血小板减少性紫癜等。其中特别应注意恶性高血压，因为这种患者血压急剧升高，蛋白尿、血尿（甚至亦有红细胞管型），很快出现肾功能损害，易与急性肾炎相混。但这类患者血压增高突出，舒张压常在120mmHg（16kPa）以上，眼底及心脏改变明显，肾活检呈广泛性肾小动脉炎性病变。

本病于下述两种情况需及时做肾活检以明确诊断、指导治疗：

1. 少尿 1 周以上或进行性尿量下降、肾小球滤过功能呈进行性损害者。虽少数急性肾炎患者可呈此种表现，但更多见于急进性肾炎，对后一疾病需早期进行激素冲击治疗或血浆置换治疗，故及时肾穿刺对明确诊断有重要意义。

2. 病程在 2 个月以上，病情无好转趋势者，应考虑以急性肾炎综合征起病的其他原发性肾炎（如 IgA 肾病及非 IgA 系膜增生性肾炎、系膜毛细血管性肾小球肾炎等）及全身系统性疾病肾损害（如系统性红斑狼疮性肾炎、过敏性紫癜肾炎等）。

治　疗

急性肾小球肾炎属于自限性疾病，处理得当可以自愈。本病的总体中西医治疗原则为：西医方面的治疗主要包括卧床休息、控制饮食、对症治疗（包括利尿、降压、高钾血症处理等）、并发症治疗、抗凝及溶栓治疗、治疗感染灶、保护肾功能，促进自然恢复。中医方面，根据病程与正邪缓急的关系分段治疗，或先攻后补，或攻补兼施，或以补虚为主。发展期，根据外邪、湿热毒蕴的特点，分别施以宣肺、清热、利湿、解毒等法以祛邪毒；而病情进入恢复期，则宜调补与祛邪兼用。"血瘀"作为病理产物贯穿疾病始终，并成为第二致病因素作用于机体。故活血化瘀法常运用于本病，体现于各个治疗阶段。

（一）辨证治疗

辨证论治迄今仍是急性肾炎中医治疗的主要方法之一，在本病的治疗中发挥着重要作用。目前，较为统一的认识是根据本病不同的发展时期分别进行辨证，并依据辨证组方用药进行施治。因此，急性肾炎的辨证治疗包括了发展期、恢复期以及急性并发症的辨证治疗等内容。

发展期

1. 风水泛滥

证候特点：见于急性起病之时，常有发热、恶寒、咽痛等，发病迅速，突然出现眼睑及面部浮肿，继而延及四肢及全身。

舌脉：偏于风寒者，舌质淡，苔薄白，脉浮紧。偏于风热者，舌边尖微红，苔薄黄，脉浮数或滑数。

治法：疏风清热，宣肺行水。

推荐方剂：越婢加术汤加减。

基本处方：生麻黄 6g，生石膏 18g，甘草 6g，生姜 9g，白术 12g，连翘 12g，桑白皮 12g，桔梗 9g，茯苓皮 15g，白茅根 15g，荆芥 6g（后下），金银花 12g。每日 1 剂，水煎服。

加减法：偏风热者，可加连翘、鱼腥草、白茅根；偏风寒者，可去石膏，加桂枝、防风、苏叶发汗祛风；咽痛明显者，加牛蒡子、射干、蒲公英；若咳喘甚者，加杏仁、苏子、葶苈子以宣肺降气、止咳平喘。

2. 湿毒浸淫

证候特点：常有先身发疮疡，甚者溃烂，眼睑浮肿，延及全身，尿少色赤，恶风发热。

舌脉：舌红，苔薄黄腻，脉浮数或滑数。

治法：宣肺解毒，利湿消肿。

推荐方剂：麻黄连翘赤小豆汤合五味消毒饮加减。

基本处方：麻黄 6g，连翘 12g，赤小豆 30g，桑白皮 12g，杏仁 9g，生姜皮 9g，金银花 12g，野菊花 12g，蒲公英 12g，紫花地丁 12g，紫背天葵 9g。每日 1 剂，水煎服。

加减法：若脓毒内陷，重用黄芪托毒生肌；若湿盛皮肤糜烂，加苦参、土茯苓；风盛瘙痒者，加白鲜皮、地肤子、赤芍；大便不通者，加大黄通腑泄热；若疮毒不明显，以血尿为主，可用小蓟饮子加减。

3. 水湿浸渍

证候特点：起病缓慢，多由风水进一步发展为皮水，或水湿内困为患。症见肢体浮肿，延及全身，按之没指，身重困倦，胸闷纳呆，泛恶。

舌脉：舌质淡，舌体胖大，苔白腻，脉沉缓。

治法：健脾化湿，通阳利水。

推荐方剂：五皮散合胃苓汤加减。

基本处方：茯苓皮 15g，桑白皮 12g，生姜皮 9g，陈皮 6g，大腹皮 12g，泽泻 15g，猪苓 15g，厚朴 12g，白术 12g，桂枝 6g，大枣 5 枚。每日 1 剂，水煎服。

加减法：若肿甚咳喘者，加麻黄、杏仁、葶苈子以宣肺止咳、降气平喘、利水消肿；若寒湿盛而中焦不运，脘腹胀满者，加熟附子、干姜、白蔻仁以温阳散寒、行气宽中。

4. 湿热内壅

证候特点：全身水肿，皮肤绷紧光亮，尿少色黄，心烦急躁，口苦口黏，脘闷恶心，腹胀便秘，或大便黏滞不爽。

舌脉：舌红，苔黄腻，脉滑数。

治法：分利湿热，导水下行。

推荐方剂：疏凿饮子加减。

基本处方：秦艽 12g，羌活 12g，大腹皮 12g，茯苓皮 15g，生姜皮 10g，泽泻 15g，椒目 6g，赤小豆 30g，槟榔 9g。每日 1 剂，水煎服。

加减法：若腹部胀满、大便不通者，可加用大黄；伤及血络，尿血、尿痛者，加大小蓟、白茅根以清热凉血止血。

5. 下焦热盛

证候特点：尿色鲜红或呈洗肉水样，小便频数，有灼热感，常无尿痛，心烦口渴，腰酸腿软，或伴浮肿。

舌脉：舌红少苔，脉沉数或细数。

治法：清热泻火，凉血止血。

推荐方剂：小蓟饮子加减。

基本处方：生地黄 15g，小蓟 12g，淡竹叶 10g，滑石 15g，藕节炭 10g，栀子 9g，生甘草 9g，炒蒲黄 12g。每日 1 剂，水煎服。

加减法：血尿甚者，可加三七末、琥珀末以活血止血；口渴者，加天花粉、石斛以养阴生津；腰酸乏力者，加黄精、杜仲、桑寄生等以健脾补肾；心烦少寐者，加酸枣仁、黄连、麦冬、夜交藤以清热养阴安神。

恢复期

主要为余邪未清，正气耗损，一般认为湿热内蕴伤阴，故见阴虚、气阴两虚、湿热不清或兼血瘀。

1. 阴虚湿热

证候特点：水肿消退，肉眼血尿消失，病情进入恢复期。症见身倦乏力，腰背酸胀，面红烦热，口干咽痛，小便色黄，镜下血尿，大便不畅。

舌脉：舌红，苔薄黄或少苔，脉细数。

治法：滋阴益肾，清热利湿。

推荐方剂：知柏地黄汤加减。

基本处方：黄柏 12g，生地黄 15g，知母 12g，茯苓 15g，山药 15g，泽泻 15g，牡丹皮 12g。每日 1 剂，水煎服。

加减法：若腰酸乏力，加怀牛膝、杜仲、川断、桑寄生以补肾壮腰。

2. 脾肾阴虚

证候特点：水肿已退，口干，或有低热盗汗，腰酸，小便黄，大便干。

舌脉：舌红少苔，脉细数。

治法：滋阴补肾，养阴健脾。

推荐方剂：六味地黄汤加减。

基本处方：生地黄 15g，牡丹皮 10g，泽泻 15g，太子参 18g，茯苓 15g，山药 15g，石斛 12g，地骨皮 15g，墨旱莲 15g，女贞子 12g，甘草 6g。每日 1 剂，水煎服。

加减法：有低热者，加银柴胡、白薇养阴清热；咽干痛者，加玄参、牛蒡子清热利咽。

3. 脾肾气虚

证候特点：水肿已退，或晨起面部稍肿，神疲乏力，腰酸，夜尿频数，腹胀纳呆，口淡不渴。

舌脉：舌淡红，苔薄白，脉微细。

治法：培本固元，补益脾肾。

推荐方剂：参芪肾气汤加减。

基本处方：党参 15g，黄芪 18g，山药 15g，茯苓 15g，熟地黄 18g，山茱萸 12g，泽泻 10g，牡丹皮 12g，肉桂（焗）1.5g，炙甘草 6g，熟附子 10g（先煎）。每日 1 剂，水煎服。

加减法：镜下血尿不止者，加大小蓟、白茅根、地榆炭凉血止血；尿蛋白不消者，加芡实、金樱子、覆盆子健脾固摄。

恢复期患者一般临床症状已消除，大多数主要为镜检红细胞不消失，或少量尿蛋白存在，过度劳累或受凉后感冒发热，常致尿中红细胞反复增多。因此，除了药物治疗外，注意调养护理，防止外感是十分重要的。

并发症

1. 水气凌心

证候特点：全身水肿，腹胀满，小便短少，胸闷气急不能平卧，咳嗽。

舌脉：舌暗红而胖，苔薄白，脉沉细数。

治法：温通心阳，泻肺利水。

推荐方剂：真武汤合葶苈大枣泻肺汤加减。

基本处方：熟附子 15g（先煎），茯苓皮 30g，葶苈子 12g，白术 20g，紫苏子 15g，泽泻 15g，猪苓 15g，肉桂（焗）3g，生姜 3 片，大枣 5 枚。每日 1 剂，水煎服。

加减法：外感风寒，咳嗽痰多者，加炙麻黄、北杏仁；外感风热咳喘者，去熟附子、肉桂、白术，加炙麻黄、生石膏、北杏仁、黄芩、鱼腥草。

2. 痰浊上蒙清窍

证候特点：头晕或头痛剧烈，恶心呕吐，或嗜睡，或神志昏迷，甚则惊厥，面浮肢肿，或肿不明显，小便短少。

舌脉：舌苔薄黄，脉弦或数。

治法：涤痰降浊，开窍醒神。

推荐方剂：半夏白术天麻汤加减。

基本处方：天麻12g，钩藤15g（后下），白术12g，法半夏12g，陈皮10g，石菖蒲10g，泽泻15g，车前子15g。每日1剂，水煎服。

加减法：便秘者，加生大黄通腑泄浊；口干舌红者，加生地黄、玄参以养阴清热；神志不清而惊厥者，加安宫牛黄丸1粒，研末吞服，以开窍醒神，并针刺风池、百会、太冲穴。病情危重者，中西医结合抢救。

3. 浊邪壅滞三焦

证候特点：全身浮肿，小便少甚至无尿，恶心呕吐，嗜睡，或神志不清，四肢抽搐。

舌脉：舌暗红，苔腻，脉弦细。

治法：化浊降逆，通腑利水。

推荐方剂：黄连温胆汤合千金温脾汤加减。

基本处方：黄连3g，法半夏12g，生大黄6g（后下），枳实10g，陈皮6g，茯苓15g，半枝莲15g，白茅根15g，丹参15g，熟附子12g（先煎）。每日1剂，水煎服。

加减法：恶心呕吐甚者，以玉枢丹3g，分2次吞服，以降逆止呕；呕吐不能服药者，将中药做保留灌肠，每6小时1次；嗜睡或神志不清者，至宝丹1粒，研末吞服，以开窍醒神；肢体抽搐者，加天麻、钩藤、生石决明以平肝息风解痉。

4. 阳虚水泛

证候特点：全身浮肿，腰部酸痛，小便短少，畏寒肢冷，口淡纳呆，或便溏，腹胀。

舌脉：舌淡较胖，苔白腻或薄白，脉沉细。

治法：温肾助阳，利水消肿。

推荐方剂：真武汤加减。

基本处方：熟附子 12g（先煎），茯苓 15g，白术 12g，泽泻 15g，桂枝 6g，淫羊藿 12g，黄芪 15g，生姜 10g。每日 1 剂，水煎服。

加减法：血尿多者，加大小蓟、仙鹤草、地榆炭以凉血止血。

（二）中医其他治疗

1. 中成药

（1）肾炎康复片：本品益气养阴，健脾补肾，清除余毒。用于气阴两虚，脾肾不足，水湿内停所致的急性肾炎水肿患者。

（2）百令胶囊和金水宝：两者均为冬虫夏草制剂。具有健脾益肾、扶正固本的功效。可用于急性肾炎有正虚征象者。

2. 外敷

（1）实证：麻黄、细辛、杏仁、葶苈子、椒目各 20g，商陆、水蛭各 15g，牵牛子 40g，冰片 5g。前 8 味共为粗末，冰片后入，将药装入布袋内平敷于肾区，再以热水袋加温于药袋上，每日 1 剂。

（2）虚证：大戟、甘遂、芫花、泽泻、大黄、地龙、槟榔各 20g，薏苡仁、樟脑各 10g，巴豆 10g，全蝎、椒目、川芎各 15g。

上药共为粗末，樟脑后下，以陈醋调和，装入布袋内，再用锅蒸10分钟后，取之稍凉敷于肾区（药袋下可垫以纱布），每日1剂，敷3次，每次2～3小时。

（3）恢复期：黄芪100g，防风、白术、熟附子、细辛、肉桂、吴茱萸各20g，儿茶15g，生姜、狗脊各30g。上药共为粗末，装入布袋内，紧缚于腰部肾区，每周更换1次。

3. 穴位注射

（1）当归穴位注射液：取肾俞、中极、涌泉穴。先在穴位及其附近找阳性反应点或明显的压痛点，消毒后用4号半针头刺入10～30mm，注入自制20%当归穴位注射液0.1～0.3mL，每日1次。病情好转后可减少穴位数目。

（2）板蓝根注射液：取肾俞、中极、足三里、涌泉等穴。消毒后用4号半针头刺入，轻轻提插，得气后注入药液0.3～0.5mL，每日1次。病情好转后可减少穴位数目。

（三）西医治疗

本病是自限性疾病，因此以对症治疗为主。主要环节是预防和治疗水、钠潴留，控制血容量，从而达到减轻症状、防治急性并发症、保护肾功能的目的。

1. 休息

急性起病后应卧床休息，直至肉眼血尿消失，水肿消退，高血压和氮质血症恢复正常，然后逐步增加活动量，但仍不能从事重体力、脑力劳动，学生则不要复学。

2. 饮食

给予富含维生素的高热量饮食。急性期应限制盐、水和蛋白质的摄入，以减轻肾脏负荷，防止加重水、钠潴留，并预防由此而导致的严重并发症。

（1）水、盐的入量：有水肿及高血压者应采用无盐或低盐饮食（盐摄入量小于 2.0 ～ 3.0g/d），直至利尿开始。水肿重而尿少，应控制入水量，量出为入。

（2）蛋白质：给予优质蛋白饮食，控制蛋白质的摄入量。

（3）钾的摄入：少尿、肾功能不全的患者还应限制钾的入量，若使用中药时应尽量避免选用含钾较高的中药。

3. 对症治疗

（1）利尿：经严格控制水、盐入量后，仍有少尿、水肿、高血压者，均应加用利尿剂。常用噻嗪类利尿剂，但当肾小球滤过率（GFR）< 25mL/min 时，改用强有力的袢利尿剂如呋塞米等。呋塞米用量有时需 400 ～ 1000mg/d，应注意大剂量呋塞米可能引起听力及肾脏的严重损害。

（2）降压：凡经休息、控制水盐摄入、利尿等治疗后血压仍高（儿童舒张压 > 100mmHg，成人舒张压 > 110mmHg）者应予降压药。常用药物为噻嗪类利尿药、血管扩张药，严重者可加 β 受体阻滞剂、钙通道阻滞剂。对发生高血压脑病者可选用硝普钠，也可选用乌拉地尔等。

（3）高钾血症的治疗：通过限制含钾高饮食的摄入，应用排钾利尿剂均可防止高钾血症的发生。对于尿量极少导致的严重高钾，应及时应用透析疗法抢救。

4. 并发症的治疗

（1）控制心力衰竭：本症治疗重点应放在纠正水钠潴留，恢复血容量，而不是应用加强心肌收缩力的洋地黄类药物，即主要措施为利尿、减轻心脏前负荷，必要时可应用酚妥拉明或硝普钠静脉滴注，以减轻心脏前后负荷。洋地黄类药物不作常规应用。如经利尿、扩血管等药物治疗仍不能控制心力衰竭时，可应用肾脏替代治疗以脱水。

（2）高血压脑病：发生高血压脑病，应迅速降压，可静脉滴注硝普钠、乌拉地尔等药；抽搐者可使用地西泮 10mg，静脉注射，必要时可重复使用地西泮或静脉注射苯妥英钠。

（3）尿毒症治疗：参见"急性肾衰竭"的有关内容。

5. 抗凝及溶栓疗法

尿激酶静脉滴注：尿激酶 2 万单位，加入 5% ～ 10% 葡萄糖注射液 250 ～ 500mL 中，静脉滴注，每日 1 次，疗程 5 ～ 25 日，同时可辅以利尿、补钾药。用药方法以小剂量、缓慢静脉滴注、较长疗程为宜，可提高治疗效果，且无明显的副作用。

6. 治疗感染灶

在急性肾炎治疗中，目前一般主张在病灶细菌培养阳性时，积极应用抗生素治疗，常用青霉素或大环内酯类抗生素控制感染，且有预防病菌传播的作用，治疗 2 周左右或直至治愈。

扁桃体切除术对急性肾炎的病程发展无肯定效果。对于急性肾炎迁延 2 个月至半年以上，或病情反复，且扁桃体病灶明显者，可以考虑做扁桃体切除术。手术时机以肾炎病情相对稳定为宜，术前术后抗生素的应用不得少于 2 周。

7. 透析治疗

急性肾炎出现下述两种情况时应使用透析治疗。

（1）急性肾衰竭：少尿 2 天以上，出现高血钾、急性左心衰竭、严重酸中毒。

（2）严重水钠潴留者：此时利尿效果不佳，对血管扩张剂及洋地黄类药物反应亦不佳。

第二章　慢性肾小球肾炎

慢性肾小球肾炎（简称慢性肾炎）是由多种原因、多种病理类型组成的原发于肾小球的一组免疫性疾病。临床特点是起病隐匿，病程冗长，可以有一段时间的无症状期，尿常规检查有不同程度的蛋白尿、血尿及管型尿，大多数患者有程度不等的水肿、高血压，后期可见肾功能损害。从疾病早期演变至终末期肾衰竭阶段，可长达数十年之久。在我国，慢性肾炎是引起终末期肾病（ESRD）的主要疾病。

慢性肾炎属于中医学的"水肿""尿浊""尿血""腰痛""头痛""眩晕""虚劳""慢肾风"等范畴。

病因病机

（一）中医

慢性肾炎临床以水肿、眩晕、蛋白尿、血尿等为主要表现。尽管临床表现不尽相同，但就其疾病演变过程分析，均有其共同的病因病机特点。

脏腑虚损是慢性肾炎的病理基础，外邪侵袭是其主要诱发因素。临床中脾肾虚弱致病者相当见。脾虚及肾虚，两者常相互为患，互为因果，不能分开。外感之邪伤及脏腑，以致肺、脾、肾三脏功能失调，水液代谢紊乱。大多数患者在病程及治疗中常因外感而使疾病反复或加重。

无论外邪伤及脏腑或脏腑本身的虚损，均可致肺、脾、肾三脏功能障碍。水湿、湿热、瘀血是慢性肾炎的主要病理产物。病位主要在肺、脾、肾三脏，危重者可以累及心、肝。

慢性肾炎病程日久，病机错综复杂，每呈本虚标实之证。本虚之源，以脾肾虚损为著，以水湿、湿热、瘀血、风邪为标。

（二）西医

西医学认为慢性肾小球肾炎是一组多病因，如各种细菌、病毒、原虫等感染通过免疫机制、炎症介质因子及非免疫机制等引起的肾小球疾病。急性链球菌感染后肾炎迁延不愈可转入慢性肾炎。目前，较多学者认为慢性肾小球肾炎与急性肾小球肾炎之间无肯定的关联。

慢性肾炎的发病机制，一般认为系变态反应所致的肾小球免疫性炎症损伤，大部分是免疫复合物型。由循环内可溶性免疫复合物沉积于肾小球，或由于肾小球原位的抗原（内源性或外源性）与抗体形成而激活补体，引起肾组织损伤。另外，非免疫介导的肾脏损害在慢性肾炎的发生与发展中亦可能起重要作用。如肾小球病变能引起肾内血管硬化，硬化的小动脉可进一步引起肾缺血而加重肾小球损害。在肾炎后期，患者因水钠潴留或肾素分泌增多出现高血压，导致肾小动脉狭窄、闭塞，可加速肾小球硬化。

临床表现

（一）症状

慢性肾炎可发生于任何年龄，以中青年为主，男性居多，多起病缓慢、隐匿，病史以年计。临床表现多样，蛋白尿、血尿、高血压、水肿为其特征，可有不同程度的肾功能减退，病情时轻时重，渐进性发展为慢性肾衰竭。

1. 水肿

大多数患者有不同程度的水肿，轻者仅表现在面部眼睑和组织松弛部，重则遍及全身，并可有胸腔积液、腹水。

2. 高血压

大多数患者迟早会出现高血压，可持续性升高，亦可呈间歇性，表现为头胀、头晕、头痛、失眠、记忆力减退。持续性血压增高不仅可加速肾功能恶化，还可使心肌肥厚、心脏增大、心律失常，甚至发生心力衰竭以及脑血管意外等并发症。

3. 尿异常改变

尿异常改变是慢性肾炎患者必有的症状。尿量变化与水肿程度及肾功能状况有关。少尿、无尿致水钠潴留，临床上可出现水肿。尿蛋白含量不等，一般在 1～3g/d，亦可呈大量蛋白尿（> 3.5g/d）。尿沉渣中常有颗粒管型和透明管型，并伴有轻度至中度血尿，偶有肉眼血尿。

4. 肾功能不全

慢性肾炎的肾功能损害主要表现为肾小球滤过率下降、肌酐清除率减低，但由于多数患者就诊时未降到正常值的 50% 以下，因此血清肌酐、尿素氮可在正常范围内，临床不出现氮质血症等肾功能不全的症状。继之，则出现肾小管功能不全，如尿浓缩功能减退。到慢性肾炎后期，被毁损的肾单位增多，肾小球滤过率下降至正常值的 50% 以下，此时在应激状态（如外伤、出血、感染、手术或药物损害等）下，肾脏负担加重，则可发生尿毒症症状。

5. 贫血

慢性肾炎可有轻度至中度以上的贫血，多数与肾内促红细胞生成素减少有关，至终末期肾炎，则出现严重贫血。慢性肾炎临床表现多样，个体差异较大，故要特别注意因某一表现突出而造成的误诊。如慢性肾炎高血压突出而易误诊为原发性高血压，增生性肾炎感染后急性发作时易误诊为急性肾炎，应予注意。

慢性肾炎发展过程中，部分患者常因感染、劳累、使用肾毒性药物等因素呈急性发作或急骤恶化，经及时去除诱因和恰当治疗后病情可有一定程度缓解，但也可能由此进入不可逆的肾衰竭进程。多数慢性肾炎患者肾功能呈慢性渐进性损害。肾功能损害进展快慢主要与病理类型相关，但也与是否合理治疗和认真保护等因素密切相关。

（二）体征

患者可有贫血貌，唇甲苍白，眼睑、颜面甚至双下肢水肿，严重者可有胸腔积液、腹水。

（三）常见并发症

主要有上呼吸道感染、肺部感染、尿路感染、急性肾衰竭等。

实验室和其他辅助检查

（一）血常规

可有轻度至中度贫血。

（二）尿常规

尿蛋白含量不等，一般在 $1 \sim 3g/d$，亦可出现大量尿蛋白（ $> 3.5g/d$ ）。尿沉渣中常有颗粒管型和透明管型，并伴有轻度至中度血尿，偶有肉眼血尿。

（三）尿红细胞位相

尿液中红细泡以畸形红细胞为主，超过 8000/mL。

（四）血和尿纤维蛋白降解产物（FDP）的测定

血 FDP 正常或增高，尿 FDP 可增高或呈阳性。

（五）血清、尿 β_2- 微球蛋白（ β_2-MG ）含量的测定

血清或尿液中 β_2-MG 可正常或升高。

（六）免疫功能

部分患者可见血清 IgA 或 IgM 升高，IgG 降低，C_3、CH50 降低。

（七）肾功能

部分患者正常；部分患者血清尿素氮、肌酐升高，二氧化碳结合力下降。

（八）肝功能

严重蛋白尿持续较久的患者，可见血清白蛋白下降，白蛋白与球蛋白比值（A/G）倒置。

（九）双肾 B 超

肾脏正常或稍有缩小。

（十）双肾肾小球滤过率（GFR）

部分患者 GFR 正常，部分患者 GFR 可降低。

（十一）肾活检

肾活检可以确定慢性肾小球肾炎病理改变的类型，对诊断、指导治疗和估计预后有着积极意义。我国常见慢性肾炎的病理类型有系膜增生性肾小球肾炎、局灶节段性肾小球硬化、膜性肾病及系膜毛细血管性肾小球肾炎等。

诊断要点

1. 有不同程度的蛋白尿、血尿、管型尿、水肿及高血压等表现，病史达 1 年以上。

2. 起病缓慢，病情迁延，时轻时重，肾功能逐步减退，后期可出现贫血、电解质紊乱及血尿素氮、血肌酐升高等情况。

3. 病程中可因呼吸道感染等原因导致急性发作，出现类似急性肾炎的表现。

4. 除外继发性肾小球肾炎及遗传性肾小球肾炎。

鉴别诊断

（一）其他原发性肾小球疾病

1. 急性肾炎

慢性肾炎急性发作应与急性肾炎相鉴别。慢性肾炎急性发作多见于成人，多在感染后 2 ～ 3 天内出现临床症状，可有肾炎史或曾有较明显血尿、水肿、高血压等症状，病情多迁延，且常伴有程度不同的贫血、肾功能不全等表现。急性肾炎往往有前驱感染，1 ～ 3周后才出现血尿、蛋白尿、水肿、高血压等症状，血中补体 C_3 降低（8 周内恢复）。肾穿刺活体组织检查可作鉴别。

2. 隐匿性肾小球肾炎

主要表现为无症状性血尿和蛋白尿，无水肿、高血压和肾功能减退。

（二）继发性肾小球肾炎

各种继发性肾小球肾炎如结缔组织病、系统性红斑狼疮、结节性多动脉炎等疾病发生肾脏病的概率很高。首先，应先排除这些疾病引起的继发性肾炎，其临床表现及肾脏的组织学改变均可与

肾脏病中西医结合诊疗手册

慢性肾炎相似，但此类疾病大都同时伴有全身或其他系统疾病表现，如发热、皮疹、关节痛、肝大、血象改变、血清中免疫球蛋白增高等，肾穿刺活体组织检查可鉴别。过敏性紫癜性肾炎、糖尿病肾病、多发性骨髓瘤肾损害、痛风性肾病、肾淀粉样变、直立性蛋白尿、遗传性肾炎等，各具有其特点。在诊断慢性肾炎时，应考虑到这些病，并结合各自特点予以排除，必要时可借助肾活检予以鉴别。

（三）原发性高血压继发肾损害

慢性肾炎多发生在青壮年，而高血压继发肾损害发生较晚。病史非常重要，是高血压在先，还是蛋白尿在先，对鉴别诊断起主要作用。高血压继发肾脏损害患者，尿蛋白量常较少，一般小于 $1 \sim 1.5g/d$，以小分子蛋白为主，罕见有持续性血尿和红细胞管型，肾小管功能损害一般早于肾小球，通常伴有高血压心脏病、脑并发症。慢性肾炎患者病史多较长，先有尿的改变，尿蛋白以大、中分子蛋白为主，血压逐渐升高，或尿改变与高血压同时出现。肾穿刺活体组织检查有助于两者的鉴别。

（四）遗传性肾炎（Alport 综合征）

常为青少年（多在 10 岁之前）起病，有阳性家族史（多为性连锁显性遗传），同时有眼（球形晶状体等）、耳（神经性耳聋）、肾（血尿，轻、中度蛋白尿及进行性肾功能损害）的异常。

治 疗

由于慢性肾炎临床表现复杂多样，不同阶段可出现不同证候，所以治疗应按照不同的阶段进行。一般发作期以标实为主，治疗以"实者泻之"为原则；缓解期以本虚为主或虚实夹杂，应着重益气、健脾、固肾，以防复发。对于没有高血压、感染等并发症者，可以单纯用中医药进行治疗；若合并有严重高血压、感染、水肿及并发急慢性肾衰竭的患者应予以中西医结合治疗。中医治疗主要以防止或延缓肾功能进行性恶化、改善或缓解临床症状，以及防治并发症为主要目的。

（一）辨证治疗

慢性肾炎病程长，缠绵不愈，属本虚标实证。本虚以脾肾气虚、肺肾气虚、脾肾阳虚、肝肾阴虚、气阴两虚为主；标实为外感、水湿、湿热、血瘀。根据实则泻之、虚则补之的原则，或以扶正为主，或以祛邪为主。若出现虚实夹杂证，临床应标本并治。

本虚证

1. 脾肾气虚

证候特点：疲倦乏力，浮肿，纳少，脘胀，腰脊酸痛，大便溏，尿频或夜尿多。

舌脉：舌质淡红、有齿痕，苔薄白，脉细。

治法：健脾补肾。

推荐方剂：四君子汤合二仙汤。

基本处方：党参15g，茯苓15g，白术15g，仙茅12g，淫羊藿12g，黄芪 15g，菟丝子 15g，黄精 15g，怀山药 15g，甘草 5g。每日 1 剂，水煎服。

加减法：若脾虚湿困，头晕肢重，苔白厚浊者，可加藿香、佩兰、炒薏苡仁等；若脾虚便溏者，可加扁豆、芡实、山药等；若浮肿明显者，可加茯苓、车前子、猪苓利水消肿。

2. 肺肾气虚

证候特点：面浮肢肿，面色萎黄，少气乏力，易感冒，腰脊酸痛。

舌脉：舌质淡、有齿痕，苔白润，脉细弱。

治法：益肺补肾。

推荐方剂：玉屏风散合二仙丸。

基本处方：黄芪 15g，白术 15g，防风 15g，仙茅 12g，淫羊藿 12g，山茱萸 15g，菟丝子 15g，茯苓 15g，山药 15g，甘草 5g。每日 1 剂，水煎服。

加减法：下肢浮肿较甚，小便量少，或腹部胀满者，加大腹皮、茯苓、车前草、猪苓；服药后小便仍不利，用上方加葶苈子、二丑加强泄水，注意及时停药；便溏者，加干姜、熟附子。

3. 脾肾阳虚

证候特点：浮肿明显，面色㿠白，畏寒肢冷，腰脊酸痛或胫酸腿软，神疲，纳呆或便溏，男子遗精、阳痿、早泄，女子月经失调。

舌脉：舌嫩淡胖，有齿痕，脉沉细或沉迟无力。

治法：温补脾肾。

推荐方剂：实脾饮合肾气丸。

基本处方：熟附子 15g（先煎），干姜 15g，白术 20g，茯苓

20g，草果 10g，山茱萸 15g，淫羊藿 15g，肉桂 3g，熟地黄 15g，黄芪 15g，党参 15g，炙甘草 5g。每日 1 剂，水煎服。

加减法：若伴胸腔积液，咳嗽气促不能平卧者，加用葶苈大枣泻肺汤以泻肺利水。

4. 肝肾阴虚

证候特点：目睛干涩或视物模糊，头晕，耳鸣，五心烦热，口干咽燥，腰脊酸痛，梦遗或月经失调。

舌脉：舌红少苔，脉弦细或细数。

治法：滋补肝肾。

推荐方剂：六味地黄汤合二至丸。

基本处方：生地黄 15g，山药 12g，山茱萸 12g，牡丹皮 12g，泽泻 15g，茯苓 15g，女贞子 12g，墨旱莲 12g，枸杞子 15g，黄精 15g，甘草 10g。每日 1 剂，水煎服。

加减法：伴肝阳上亢，头痛头晕，视物不清，急躁，夜寐不安者，酌加天麻、钩藤、石决明；男子遗精或滑精，女子白带多者，酌加金樱子、芡实；血尿，小便色红，酌加大蓟、白茅根、仙鹤草、地榆炭止血；咽痛者，酌加玄参、牛蒡子清热利咽。

5. 气阴两虚

证候特点：面色无华，少气乏力，易感冒，午后低热，或手足心热，口干咽燥或长期咽痛，咽部暗红。

舌脉：舌质偏红，少苔，脉细或弱。

治法：益气养阴。

推荐方剂：参芪地黄汤。

基本处方：太子参 15g，党参 10g，牡丹皮 15g，枸杞子 15g，生地黄 15g，菟丝子 15g，甘草 10g，山茱萸 12g，茯苓 15g，泽泻

15g，黄芪 15g。每日 1 剂，水煎服。

加减法：咽痛日久，咽喉暗红者，可加沙参、麦冬、赤芍养阴化瘀；纳呆腹胀，加砂仁、厚朴、炒枳壳行气和胃；五心烦热者，可加地骨皮、女贞子、墨旱莲滋阴清热。

标实证

1. 外感

证候特点：有风寒或风热表证。

治法：风寒者，疏风散寒解表；风热者，疏风清热解表。

推荐方剂：风寒者用麻黄汤；风热者用银翘散。

基本处方：风寒：麻黄 6g，桂枝 10g，杏仁 10g，防风 10g，苏叶 10g；风热：金银花 15g，连翘 10g，淡竹叶 10g，薄荷 5g（后下），板蓝根 15g，大青叶 15g，白花蛇舌草 15g。每日 1 剂，水煎服。

加减法：风寒者，如伴有肢体酸痛，可加用羌活、独活；如有头痛，可加川芎活血散风。风热者，如伴有咳痰黄稠，可加用黄芩、知母、桑白皮、浙贝母清肺化痰；若风热化燥伤津，可加南沙参、天花粉、麦冬。

2. 水湿

证候特点：纳呆，恶心，呕吐，身重困倦。

舌脉：舌淡，苔白腻，脉沉。

治法：利湿化浊。

推荐方剂：平胃散。

基本处方：半夏 15g，陈皮 15g，苍术 15g，白术 15g，藿香 10g，厚朴 10g，生姜 10g，大枣 10g，甘草 10g。每日 1 剂，水煎服。

3. 湿热

证候特点：皮肤疖肿、疮疡等，咽喉肿痛，脘闷纳呆，口干不思饮，小便黄赤，灼热或涩痛不利。

舌脉：舌苔黄腻，脉濡数或滑数。

治法：清热利湿。

推荐方剂：八正散。

基本处方：白茅根 15g，车前草 15g，瞿麦 15g，白花蛇舌草 15g，萹蓄 15g，石韦 15g，蒲公英 15g。每日 1 剂，水煎服。

加减法：若尿路有结石，可加用金钱草、海金沙、鸡内金化石通淋。

4. 血瘀

证候特点：面色黧黑或晦暗，腰痛固定或呈刺痛，肌肤甲错或肢体麻木。

舌脉：舌色紫暗或有瘀点、瘀斑，脉细涩。

治法：活血化瘀。

代表方剂：桃红四物汤。

推荐处方：桃仁 10g，红花 10g，川芎 15g，赤芍 15g，当归 10g，丹参 10g，泽兰 15g，大黄 10g。每日 1 剂，水煎服。

加减法：若久病气血两虚者，可加黄芪、党参补气以加强活血。

（二）中医其他治疗

1. 中成药

（1）百令胶囊：功能补肺肾，益精气。适用于肺肾两虚引起的咳嗽、气喘、腰酸背痛，以及各证型慢性肾炎患者。感冒发热患者不宜服用。

（2）肾炎康复片：功能益气养阴，健脾补肾，清解余毒。适用于气阴两虚，脾肾不足，水湿内停所致的水肿，慢性肾炎、蛋白尿、血尿见上述证候者。

（3）黄葵胶囊：功能清热利湿，解毒消肿。适用于慢性肾炎之湿热内阻证者。

（4）雷公藤多苷片：功能祛风解毒，化湿消肿，舒经通络。适用于慢性肾炎之风湿热瘀，毒邪阻滞者。

2. 穴位注射

选取双侧足三里、肾俞、血海或三阴交穴，穴位交替使用。

药物常选以下几种：

（1）丹参注射液 2～4mL，穴位注射，每天 1 次，10 天为一疗程。适用于兼血瘀者。

（2）黄芪注射液 2mL，穴位注射双肾俞、足三里穴，每天 1 次，两组穴位交替使用，每天一组穴位，10 天为一疗程。适用于兼气虚者。

（三）西医治疗

慢性肾炎的治疗应以防止或延缓肾功能进行性恶化、改善或延缓临床症状及防止严重并发症为主要目的。一般主张采取综合性防治措施。

1. 一般治疗

慢性肾炎患者若无明显水肿、高血压、血尿，蛋白尿不严重，无肾功能不全表现，可以从事轻微工作或学习，但要避免过劳、受寒，防止呼吸道感染，不使用肾毒性药物。有明显水肿、高血压和持续性血尿、肾功能进行性减退者，均应休息和积极治疗。

（1）蛋白质摄入：如果肾功能正常，蛋白质摄入量一般不宜超过 1.0g/（kg·d），以免加重肾小球高滤过等所致的肾小球硬化。对于慢性肾炎肾功能不全患者，应根据肾功能减退程度控制蛋白入量。轻度肾功能减退者蛋白质的摄入量为 0.6g/（kg·d），以优质蛋白（牛奶、蛋、瘦肉）为主，适当辅以必需氨基酸。低蛋白饮食时，可适当增加碳水化合物摄入，满足机体能量需要。

（2）盐的摄入：有高血压和水肿的慢性肾炎患者应限制盐的摄入，建议小于 3.0g/d。

（3）脂肪摄入：高脂血症是促进肾脏病变加重的独立危险因素。慢性肾炎尤其是大量蛋白尿患者更易出现脂质代谢紊乱，临床表现为高脂血症。因此，应限制脂肪摄入，尤其应限制含有大量饱和脂肪酸的肉类。

2. 对症治疗

（1）利尿消肿：必要时可适当选用下列药物。

①氢氯噻嗪，每次 25mg，每日 3 次。

②呋塞米，每次 20mg，每日 3 次。水肿严重者可静脉给药。

③螺内酯，每次 20mg，每日 3 次。

④水肿严重、血浆白蛋白下降明显者，可给予血浆、白蛋白等提高血浆胶体渗透压后，再使用利尿剂，以加强利尿效果。

（2）降压药物：高血压是加速肾小球硬化，促进肾功能恶化的重要危险因素，因此应力争把血压降至理想水平。蛋白尿 ≥ 1g/d 者，血压应控制在 125/75mmHg 以下；尿蛋白 < 1g/d 者，血压可放宽至 130/80mmHg 以下。降血压时注意避免血压波动过大，应平稳降压。降压药物可选择 ACEI、ARB、CCB、β 受体阻滞剂等。

血管紧张素转换酶抑制剂（ACEI）及血管紧张素Ⅱ受体拮抗剂（ARB）代表药物：贝那普利，每次10mg，每日1次；或氯沙坦50～100mg，每日1次。使用ACEI及ARB类药物应定期监测血压、肾功能和血钾。钙离子拮抗剂代表药物：硝苯地平控释片，每次30mg，每日1次；或氨氯地平，每次5mg，每日1次。使用钙离子拮抗剂应注意胫前水肿及便秘等情况。β受体阻滞剂代表药物：美托洛尔，每次47.5mg，每日1次。使用β受体阻滞剂应注意监测心率。顽固性高血压患者可选用不同类型降压药联合应用。

（3）其他治疗：对合并有高脂血症、高血糖、高钙血症和高尿酸血症的患者，应及时予以适当治疗，防止上述因素加重肾脏损害。应注意避免使用肾毒性和易诱发肾功能损伤的药物，如氨基糖苷类、磺胺类及非类固醇类药物。

3. 激素和细胞毒药物的应用

国内外对慢性肾炎是否应用激素和细胞毒药物尚无统一看法。慢性肾小球肾炎因其临床表现、病理类型、轻重程度不一，故在治疗上是否应用激素和免疫抑制剂等，需要根据临床及结合病理类型而制定治疗方案。

4. 避免加重肾脏损害的因素

感染、低血容量、劳累、妊娠以及肾毒性药物（如氨基糖苷类抗生素、含马兜铃酸的中药等）均可能损伤肾脏，导致肾功能恶化，应予以避免。

第三章　肾病综合征

肾病综合征（nephrotic syndrome，NS）是用以概括肾小球疾病的一组综合征。其在儿童肾小球疾病中占 70% ～ 90%，在成人中占 20% ～ 30%。凡临床上具有大量蛋白尿（每天＞ 3.5g ）、低白蛋白血症（白蛋白＜ 30g/L）、明显水肿、高脂血症（血清胆固醇＞ 6.5mmol/L ）等特征者，即可诊为肾病综合征。肾病综合征有原发性和继发性之分。原发性肾病综合征（PNS）指由原发性肾小球病引起者，2/3 成人和大部分儿童的肾病综合征均为原发性。其病理变化主要为微小病变、膜性、系膜增生性、膜增殖性及局灶性节段性肾小球硬化等改变。继发性肾病综合征是指继发于全身其他疾病或由特定病因引起者，如药物介导性肾病综合征，由过敏、中毒引起的肾病综合征，由细菌、病毒、寄生虫等感染引起的肾病综合征，肿瘤以及遗传所致的肾病综合征，结缔组织病、过敏性紫癜等系统性疾病以及糖尿病、淀粉样变等代谢病所引起的肾病综合征等。1/3 成人和 10% 儿童的肾病综合征可由上述病因继发。本文主要叙述原发性肾病综合征。

肾病综合征归属于中医学的"水肿""虚劳"等范畴。

病因病机

（一）中医

肾病综合征是由多种病因和疾病引起的临床上以水肿为特征的综合征。中医学认为其病理机制以脾肾功能失调为重心，阴阳气血不足，尤其阳气不足为病变之本；以水湿、湿热、瘀血阻滞为病变之标，表现为虚中夹实之证。病程中易感外邪，也常因外感而加重病情。如病情迁延，正气愈虚，邪气愈盛，日久则可发生癃闭、肾衰竭等病。其病因主要有以下几条。

1. 风邪外袭

风寒外束或风热上受，可致肺气失于宣畅。肺合皮毛，为水之上源，肺失宣畅，则水液不能敷布，于是流溢肌肤，发为水肿。

2. 湿邪内侵

时令阴雨、居处湿地、涉水冒雨等致湿邪内侵，均能损伤脾胃运化水湿的功能，使脾气不能升清降浊，水液泛于肌肤，而成水肿。

3. 湿热疮毒

痈疖、乳蛾红肿、猩红斑疹、疮疹成脓等，均可致湿热毒邪弥漫三焦，伤及气化，致水液停蓄，发为水肿。

4. 久病伤肾

气滞血瘀，水湿内留，阻滞气机，或久病不愈，由气及血，均可伤及肾络，肾络不通，水道瘀塞，开阖不利，可致水气停着，发为水肿。

5. 劳倦内伤

劳倦内伤或纵欲，均能耗气伤精，累及脾肾，致精血匮乏，水湿内生，发为水肿。

综上所述，水肿的发病都是外因通过内因而起作用的，主要影响肺、脾、肾及三焦的气化功能。本病的基本病机为：其标在肺，其制在脾，其本在肾。病性以肺、脾、肾虚为本，风、湿、热、毒、瘀为标；阳水以标实为主，阴水以本虚为主，病情反复则出现寒热虚实错杂，常见本虚标实之证。总的病势是由表及里、由上而下、由实转虚、由阳转阴。

（二）西医

本病的发病机制迄今尚未完全明了，主要的病理生理改变是肾小球滤过膜对血浆白蛋白的通透性增高。主要临床表现的发生机制如下。

1. 水肿的发生机制

一般认为，由于肾脏病变，导致大量蛋白从尿中漏出，使血浆蛋白浓度及胶体渗透压降低，血管内的水分和电解质漏到组织间隙，从而使血容量减少，刺激了容量感受器和压力感受器，激活肾素－血管紧张素－醛固酮系统以及使抗利尿激素分泌增加等，使肾脏对钠、水重吸收增加，于是导致了水肿的形成。

2. 蛋白尿的发生机制

肾病综合征时蛋白尿产生的基本原因，包括电荷屏障、孔径屏障的变化，而肾小管上皮细胞重吸收原尿中的蛋白，并对之进行分解代谢的能力对蛋白尿的形成也有一定的影响。

3. 低白蛋白血症的发生机制

大多数肾病综合征患者均伴有低白蛋白血症，但程度相差很大，可能与营养、肝脏功能及其他激素代谢情况等有关。

4. 高脂血症的发生机制

血浆白蛋白下降引起脂蛋白代谢紊乱的机制有多种解释：①由于低白蛋白血症，导致肝脏合成极低密度脂蛋白（VLDL）增加，且周围组织对脂蛋白的分解及（或）利用减少；②由于尿中丢失白蛋白及其他调节因子，导致胆固醇代谢紊乱，是原发的因素。

临床表现

（一）临床症状

肾病综合征的主要临床表现包括"三高一低"。"三高"即大量蛋白尿（≥3.5g/d）、水肿和高脂血症；"一低"即低白蛋白血症（<30g/L）。其中，大量蛋白尿和低白蛋白血症为必备的临床表现。临床上有少数患者虽然血浆白蛋白很低，但无明显水肿；部分患者亦可无高脂血症。需要注意的是，随着患者尿蛋白流失，血浆白蛋白逐渐降低，后期尿蛋白定量可能会减少而达不到3.5g/d，此时早期24小时尿蛋白定量结果更有诊断价值。

（二）常见并发症

1. 感染

感染与蛋白质营养不良、免疫球蛋白水平低下有关。常见感染部位有呼吸道、泌尿道、皮肤和腹膜等。临床表现常不明显（尤其在应用糖皮质激素治疗时）。

2. 血栓与栓塞

血栓与血液浓缩、高黏状态、抗凝因子缺乏和纤溶机制障碍有关，发生率为 10% ～ 50%，多为肾静脉血栓，次为下肢静脉血栓，甚至为冠状血管血栓。血栓脱落可伴发致死性肺栓塞。

3. 肾功能损害

主要表现为特发性急性肾衰竭和肾小管功能损害。原发性肾病综合征（PNS）与肾衰竭发生的关系尚不十分清楚，目前考虑与循环血量、肾血浆流量及肾小球滤过率有关。

4. 营养不良

除蛋白质营养不良引起的肌肉萎缩、儿童生长发育障碍外，尚可表现为维生素 D 的缺乏、钙磷代谢障碍、缺铁性贫血，以及微量元素如铜、锌的缺乏等多方面。

实验室和其他辅助检查

（一）尿常规

尿蛋白定性常为（+++ ～ ++++），可伴不同程度的镜下血尿，尿红细胞及尿潜血波动于（+ ～ +++），尿中可出现透明管型和颗粒管型。尿红细胞位相检查以肾小球源性红细胞为主。

（二）24h 尿蛋白定量

成人 ≥ 3.5g/d，儿童尿蛋白定量一般 ≥ 50mg/（kg·d）。

（三）血生化检查

血浆白蛋白 $< 30g/L$。血总胆固醇、甘油三酯以及低密度脂蛋白和极低密度脂蛋白浓度常升高。应常规检测血肌酐、尿素氮等肾功能指标。

（四）免疫学检查

自身免疫病相关指标检查，如抗核抗体（ANA），抗双链 DNA 抗体（dsDNA），补体 C_3 和 C_4 检测等；各型肝炎血清学指标检测；消化系统肿瘤、肺癌等肿瘤学标志物检测；血清和尿免疫固定电泳等以鉴别继发性肾病综合征。

（五）影像学检查

双肾 B 超检查，可以明确双肾大小、形态、结构及皮质厚度等，既可了解病变程度，又可指导肾穿刺活检。

（六）肾穿刺病理组织学检查

为明确肾病病因、病理类型、病变程度等，常依赖于肾穿刺检查。

诊断要点

（一）临床诊断

1. 大量蛋白尿（ $> 3.5g/24h$ ）。

2. 低白蛋白血症（白蛋白＜ 30g/L ）。

3. 明显水肿。

4. 高脂血症。

其中前两条为必备条件，同时必须排除继发性因素，如狼疮性肾炎、过敏性紫癜性肾炎、糖尿病肾病、遗传性肾炎、淀粉样变性、恶性肿瘤等所致者。

（二）病理诊断

肾活检是确定肾组织病理类型的唯一手段，可为治疗方案的选择和预后估计提供可靠的依据。引起肾病综合征的主要病理类型有微小病变型肾病（MCN）、系膜增生性肾小球肾炎（MsPGN）、局灶性节段性肾小球硬化症（FSGS）、膜性肾病（MN）、膜增殖性肾小球肾炎（MPGN）5 种。微小病变型肾病以儿童多见，预后好；膜性肾病成年人多见。各病理类型之间，可以有转化。

鉴别诊断

原发性肾病综合征与以下常见的继发性肾病综合征相鉴别。

1. 过敏性紫癜

青少年多见。典型的皮肤表现为双下肢对称性出血性紫癜，紫癜压之不褪色，可伴有消化道症状，如恶心、呕吐、血便等，也可伴有关节疼痛。

2. 系统性红斑狼疮（SLE）

育龄女性多见。有多系统受累表现，免疫学检查明显异常，如ANA、抗 dsDNA 抗体阳性。按美国风湿病学会制定的 SLE11 项诊断标准，符合 4 项即可诊断为 SLE。如同时合并有尿蛋白、肾功能异常等肾脏受累表现，则可诊断为狼疮性肾炎。

3. 糖尿病肾病

多见于中老年人。发展为糖尿病肾病的患者，往往有 10 年以上的糖尿病病史，眼底检查显示为糖尿病视网膜病变时支持糖尿病肾病的诊断。

4. 淀粉样变性

多见于中老年男性。除累及肾脏外，其他组织和器官常合并有淀粉样物质沉积的表现，如胃肠道症状（消化道出血、腹泻等）、巨舌、心血管系统症状（低血压）、心肌肥厚、心脏扩大、关节病变等。确诊需依靠病理组织（如直肠黏膜、口腔黏膜等）刚果红染色。肾活检也是明确诊断的重要方法。

5. 多发性骨髓瘤

多见于中老年男性。常伴有骨痛。骨髓穿刺检查可见异常浆细胞大量增生，血清蛋白电泳可见大量的单克隆蛋白（M 带），尿本周蛋白常呈阳性，骨 X 线检查显示为溶骨性改变。

6. 病毒性肝炎

常见于乙型或丙型病毒性肝炎患者或病毒携带者。其发病与肝炎病毒定量无相关性。确诊有赖于肾组织病理显示相关肝炎标志物沉积。

7. 实体肿瘤

肺癌、肠癌、乳腺癌等均可并发免疫复合物肾炎，多为不典型膜性肾病。相关肿瘤学标志物检查、影像学检查、组织病理检查等有助于鉴别。

治　疗

肾病综合征至今尚无统一治疗方案，最好能根据病理类型施治。在使用激素、细胞毒药物初、中期阶段，也应配合中医中药分阶段辨证施治。中医中药的治疗目的主要是减轻激素、细胞毒药物的副作用，保证激素、细胞毒药物的治疗疗程完成。在激素撤减阶段，或使用激素后仍然反复发作，或激素无效、激素依赖的患者，中医中药的治疗应转升为主要位置。

（一）辨证治疗

肾病综合征的常见证候，表现为虚象的有气虚、阳虚，表现为实象的有风水、湿热、瘀阻。气虚证候的病位主要在肾；阳虚证候重在脾肾；风水始于风邪外袭，其中风热证多于风寒证，也有始为风寒而后化热者；湿热证缘由湿热侵及，或由湿化热所致；瘀阻证因水肿日久，由气及血而致，也有离经之血酿成者。上述证候可以单见，可以兼具，也可以发生转化和演变。病情日久不愈，正气衰惫，浊毒内留的则是一组以肾阳耗竭为主导，并致水湿泛滥，浊毒中阻，进而侮肝、犯肺、攻心、上脑的极危证候。

1.湿热内蕴

证候特点：浮肿明显，肌肤绷急，腹大胀满，胸闷烦热，口苦，口干，大便干结或便溏灼肛，小便短黄。

舌脉：舌红，苔黄腻，脉滑数。

治法：清热利湿，利水消肿。

推荐方剂：疏凿饮子加减。

基本处方：泽泻 15g，茯苓皮 18g，大腹皮 12g，秦艽 12g，车前草 15g，石韦 15g，白花蛇舌草 15g，蒲公英 15g，苦参 10g，甘草 6g。每日 1 剂，水煎服。

加减法：若伴有血尿者，可加白茅根 25g，茜草根 15g，大蓟、小蓟各 15g，以清热利湿，凉血止血。

2. 水湿浸渍

证候特点：多由下肢先肿，逐渐四肢浮肿，下肢为甚，按之没指，不易恢复，伴有胸闷腹胀，身重困倦，纳少泛恶，小便短少。

舌脉：舌淡，苔白腻，脉濡缓。

治法：健脾化湿，通阳利水。

推荐方剂：五皮饮合胃苓汤加减。

基本处方：桑白皮 15g，陈皮 10g，茯苓皮 18g，生姜皮 10g，白术 15g，泽泻 15g，猪苓 18g，桂枝 6g，石韦 15g，益母草 15g，大枣 5 枚。每日 1 剂，水煎服。

加减法：若肿甚而喘者，可加麻黄 9g，葶苈子 15g 以利水平喘。

3. 阳虚水泛

证候特点：全身高度浮肿，腹大胸满，卧则喘甚，形寒神倦，面色㿠白，纳少，尿短少。

舌脉：舌淡胖，边有齿印，苔白，脉沉细或结代。

治法：温肾助阳，化气行水。

推荐方剂：阳和汤加味。

基本处方：麻黄 6g，干姜 6g，熟地黄 20g，肉桂 3g（另焗），白芥子 6g，鹿角胶 12g（另烊），甘草 6g，黄芪 30g，益母草 15g。每日 1 剂，水煎服。

加减法：若心悸、发绀、脉结代者，则甘草改为炙甘草30g，加丹参20g以活血通脉定悸；若喘促、汗出、脉虚、面浮者，宜重用人参至10g（另炖），加五味子6g，煅牡蛎20g以益气固脱，宁心定悸。

4. 脾虚湿困

证候特点：面浮足肿，反复消长，劳累后、午后加重，腹胀纳少，面色萎黄，神疲乏力，尿少色清，大便或溏。

舌脉：舌淡胖，苔白滑，脉细弱。

治法：温运脾阳，利水消肿。

推荐方剂：实脾饮加减。

基本处方：黄芪30g，白术15g，茯苓15g，桂枝6g，大腹皮12g，广木香12g，厚朴12g，益母草15g，泽泻15g，猪苓18g，大枣5枚。每日1剂，水煎服。

加减法：尿蛋白多者，加桑螵蛸15g，金樱子15g以固涩精气；血清蛋白低，水肿不退者，加鹿角胶10g，菟丝子12g以补肾填精，化气行水。

5. 风水相搏

证候特点：起始眼睑浮肿，继则四肢、全身亦肿，皮肤光泽，按之凹陷，易复发，伴有发热、咽痛、咳嗽等症。

舌脉：舌红，苔薄白，脉浮或数。

治法：疏风清热，宣肺行水。

推荐方剂：越婢加术汤加减。

基本处方：麻黄9g，生石膏30g（先煎），白术12g，大枣5枚，浮萍15g，泽泻18g，茯苓15g，石韦15g，生姜皮10g。每日1剂，水煎服。

加减法：偏于风热者，加板蓝根 18g，桔梗 12g 以疏解风热；偏于风寒者，加紫苏 12g，桂枝 9g 以发散风寒；水肿重者，加白茅根 15g，车前子 15g 加强利水消肿。

（二）中医其他治疗

1. 中成药

（1）雷公藤多苷片：功能祛风解毒，除湿消肿，疏经通络。主治阴水属于风湿热瘀者。适用于难治性肾病综合征或激素有禁忌证者。

（2）火把花根片：功能祛风解毒，除湿消肿，疏经通络。主治阴水属于风湿热瘀者。适用于难治性肾病综合征或激素有禁忌证者。

（3）百令胶囊：功能补肺肾，益精气。主治尿浊属于肺肾两虚者。适用于肾病综合征易感冒或难治性肾病综合征的辅助治疗。

（4）肾炎康复片：功能益气养阴，补肾健脾，清除余毒。主治水肿属于脾肾气阴两虚者。适用于肾病综合征经激素治疗后属于气阴两虚者的辅助治疗。

（5）昆仙胶囊：功能补肾通络，祛风除湿。主治阴水属风湿痹阻兼肾虚者。适用于难治性肾病综合征或激素有禁忌证者。

2. 外治法

（1）中药沐足按摩治疗

适应证：下肢水肿。

操作方法：沐足方（毛冬青 20g，赤芍 15g，红花 6g，桃仁 15g，桂枝 15g）加水煎煮至 1000 ～ 2000mL，取汁倒入沐足按摩器内，浸泡温度为 41℃左右。沐足同时按摩涌泉、三阴交、足三里穴，时间为 30 分钟，每天 1 次，2 ～ 3 周为一疗程。

（2）中药药浴治疗

适应证：全身皮肤水肿。

操作方法：生麻黄、桂枝、细辛各 30 ～ 60g，加水煎煮，煮沸 20 分钟后，加 10 倍于药液量的温水，令患者洗浴，保持水温，以周身出汗为宜，每次 15 ～ 30 分钟，每天 1 ～ 2 次，10 天为一疗程，可连续用 2 个疗程。

（3）甘遂末敷脐疗法

适应证：难治性肾性腹水。

操作方法：甘遂末（甘遂 1g，研细末，用蜂蜜适量调匀）敷于脐部，用无菌纱块覆盖包扎，每日 1 次，从晚 8 点到次日晨 8 点，共持续 12 小时，1 周为一疗程，共治疗及观察 2 个疗程。

（三）西医治疗

根据 2012 年 KDIGO 指南，在肾病综合征的治疗中应尽量找出病因，治疗根底病。原发性肾病综合征一般均须通过肾活检明确其病理类型，为治疗方案的选择和预后的评估提供依据。PNS 的治疗不应仅以减少或消除尿蛋白为目的，还应重视保护肾功能，减缓肾功能恶化的趋势与程度，预防并发症的发生。

1. 一般治疗

（1）休息：严重水肿、体腔积液时应卧床休息；病情缓解后可适当活动，防止肢体静脉血栓形成。

（2）饮食治疗：限钠是治疗 PNS 水肿的基本措施，水肿时摄钠量为 2 ～ 3g/d。蛋白的摄入量，肾功能正常者以 1.0g/（kg·d）为宜，肾功能不全者宜优质低蛋白饮食 [（0.6 ～ 0.8）g/（kg·d）]。

2. 对症治疗

（1）利尿治疗：可选用噻嗪类利尿剂、潴钾利尿剂、袢利尿剂及渗透性利尿剂。临床常并用噻嗪类利尿剂和潴钾利尿剂，一方面可提高利尿效果，另一方面可减少钾代谢紊乱。低蛋白血症者可静脉输注血浆或血浆白蛋白，以提高胶体渗透压，增强利尿，但不宜过多、过频，防止肾小球出现高滤过，严重者损伤肾小球脏层上皮细胞，导致"蛋白负荷肾病"；且滤过的蛋白将被近端肾小管上皮重吸收，过度重吸收将损伤肾小管，导致上皮细胞变性脱落。

（2）降脂治疗：若 NS 难以迅速缓解（如激素抵抗或激素依赖性肾病综合征），脂代谢紊乱将持续较长时间，降脂治疗就应尽早开始。降脂治疗可能减轻高脂血症，从而减少其并发症（动脉粥样硬化、血栓形成及肾脏损害）的发生。

（3）减轻蛋白尿：持续性大量蛋白尿本身即可致肾小球高滤过，加重肾脏病变，促进肾小球硬化。血管紧张素转化酶抑制剂（ACEI）或血管紧张素受体拮抗剂（ARB）有较强的抗蛋白尿作用，可能与其降压、舒张球后血管及改变肾小球通透性有关。若肾病综合征在短期内难以缓解，同时伴有高血压，且肾功能正常，可考虑应用 ACEI/ARB 类药物。

3. 激素和免疫抑制治疗

（1）糖皮质激素：根据 2012 年 KDIGO 指南，糖皮质激素仍然是原发性肾病综合征治疗的最基本药物，尤其对于激素敏感的病理类型，如微小病变、局灶性节段性硬化。激素使用的原则如下：①起始剂量要足。目前一般不主张膜性肾病采用足量激素治疗，而应采用半量糖皮质激素联合免疫抑制剂治疗。②肾病综合征缓解后逐渐递减药物，一般每月减量 5% ~ 10%，减至半量时维持 2 个月，半量以后递减速度再减慢，逐渐过渡至维持剂量。③激素治疗的总疗程一般在 12 ～ 18 个月。④对于常复发的肾病综合征患者，接近肾病综合征复发的剂量时采用最低剂量（一般 10mg 左右）的泼尼松隔日或每日口服，维持足够长的时间，然后再逐渐减量。⑤糖皮质激素治疗 NS 时要注意个体化，并注意药物副作用。

（2）免疫抑制剂：根据 2012 年 KDIGO 指南，治疗肾病综合征的免疫抑制剂主要分为：①烷化剂，如环磷酰胺（CTX）、苯丁酸氮芥；②钙调神经磷酸酶抑制剂，如环孢素 A（CsA）和他克莫司（FK506）；③其他，如吗替麦考酚酯（MMF）、利妥昔单抗（rituximab）等。指南建议当激素使用有禁忌证或为难治性肾病综合征时，可考虑使用免疫抑制剂。难治性肾病综合征一般分为两类：一类是激素抵抗，病理类型常表现为局灶性节段性硬化、膜性肾病、中重度系膜增生、膜增殖性病变；另一类是常复发或激素依赖，病理类型常表现为微小病变，部分为 FSGS。根据不同的临床病理类型，选择免疫抑制剂的种类也有所不同。总体来讲，指南对于难治性肾病综合征，一般采用烷化剂，如环磷酰胺（CTX）作为一线治疗药物；钙调神经磷酸酶抑制剂，如环孢素 A（CsA）作为二线治疗药物；其他如 MMF 作为三线治疗药物。

第四章　IgA 肾病

IgA 肾病是一个免疫病理学诊断名称，是一组不包括继发性肾脏疾病，肾活检病理检查在肾小球系膜区有以 IgA 为主的颗粒样沉积，临床上以血尿为主要表现的肾小球肾炎。IgA 肾病是目前世界上最常见的原发性肾小球肾炎，也是导致终末期肾衰竭的一个主要原因。20% 的 IgA 肾病患者 10 年内进展至终末期肾脏病（ESRD），30% 的患者于 20 年内进展至 ESRD。IgA 肾病可发生在任何年龄，但以 16～35 岁的患者居多，约占 80%，通常男性发病率高于女性，我国男女之比为 3∶1。

IgA 肾病属于中医学的"尿血""尿浊""水肿"等范畴。

病因病机

（一）中医

IgA 肾病的常见临床表现为肉眼血尿或镜下血尿，故可以从中医的"尿血"中探求其病因病机。尿血在《内经》中称为溺血、溲血，如《素问·气厥论》有"胞移热于膀胱，则癃溺血"，《素问·痿论》有"悲哀太甚则胞络绝，胞络绝则阳气内动，发为心下崩，数溲血也"，基本上认为尿血的病机与热有关。本病的病理性质总属本虚标实。一般发作期多为风热犯肺或火热炽盛，或湿热瘀阻，终致络伤血溢，以邪实为主；慢性持续阶段多因脾肾气虚，或气血双亏，或阴亏阳伤，或因虚致瘀，以致阴络损伤，血溢于外。故辨证以正虚为主，或虚中夹实，或虚实错杂。

1. 风邪外袭

风夹热邪外袭，内舍于肺，下传膀胱，水道不利，热结下焦，可致水肿和尿血。

2. 肝肾阴虚

素体阴虚，或烦劳过度，以致肝肾阴虚，阴虚则生内热，热伤肾络则尿血。

3. 脾肾气虚

素体气虚，或劳累过度，伤及脾肾，以致脾肾气虚，脾不升清，肾失封藏，则出现蛋白尿；气不摄血，可出现血尿。

综上所述，IgA 肾病的发病转化，在脏器上，关乎肾、肝、脾、肺。除肾脏不但有发病学的意义，而且是受害的靶器官外，其他脏器表现为功能低下，尤以胃肠道黏膜免疫功能低下最为突出。脾胃为中枢之官，脾胃虚弱，气无所生，"百病皆生于气也"。所以，IgA 肾病的发生、发展是以气虚为本的。

（二）西医

在西医学关于 IgA 肾病的发病机制认识中，由于黏膜免疫功能异常，造成血中 IgA 异常增多，这些增多的 IgA 与正常血清中存在的 IgA 不同，可能系由黏膜的浆细胞或分泌组织的淋巴细胞所产生的，经血流到达肾小球，并激活补体，共同沉积于系膜区。但是，真正出现临床表现的，却是由炎症反应形成肾脏局部增殖、硬化等病理破坏所造成的。

IgA 肾病确切的发病机制尚未清楚，可能与多种因素有关。由于肾小球系膜和毛细血管球有颗粒状 IgA 和 C_3 沉积，且皮肤也有沉积，并且部分病例可测出循环免疫复合物，提示 IgA 肾病可能是由循环免疫复合物、多聚 IgA 等大分子聚合物介导的肾小球疾病，亦有原位自泌体抗原致病的可能。

遗传因素参与了 IgA 肾病的发病。IgA 肾病与遗传易患性有关，是一种多基因病。IgA 肾病患者体内高水平的半乳糖缺乏的 IgA1（Gd–IgA1）、特异性的 IgG 与 Gd–IgA1 结合并沉积于系膜区、触发免疫炎症反应攻击肾脏是 IgA 肾病发病的三个步骤。该复合物沉积于肾脏，尤其是系膜区，激发免疫炎症反应。免疫炎症反应对肾脏的损害直接反映在肾活检的病理表现、临床表现以及最终的预后中。

临床表现

IgA 肾病的临床表现呈现多样性的特点。除有发作性肉眼血尿、镜下血尿及无症状性蛋白尿等典型表现外，尚可表现为肾病综合征、急性肾炎综合征、急性肾损伤、慢性肾衰竭以及一些其他表现，如突发腰痛、腹痛等。发作性肉眼血尿通常出现于上呼吸道感染（扁桃体炎等）、急性胃肠炎、腹膜炎、带状疱疹等感染后，且往往与上呼吸道感染的间隔时间很短（24 ~ 72 小时，偶可更短），故有人称之为"咽炎同步血尿"。也有部分患者会出现水肿、高血压。高血压好发于年龄偏大者，成人占 20%，是 IgA 肾病病情恶化的重要标志。IgA 肾病患者多数伴有肾功能减退。

实验室和其他辅助检查

（一）尿常规

尿常规检查可以有不同程度的血尿或蛋白尿。

（二）血清免疫学

部分患者血清 IgA 增高，急性感染后反复检测可以提高阳性率。血清 IgA 抗体、IgA 免疫复合物和 IgG 免疫复合物可见增多。少数患者 ASO 升高，补体 C_3、C_4 正常。

（三）肾功能

IgA 肾病患者可有不同程度的肾功能减退，主要表现为肌酐清除率减低，血尿素氮和肌酐逐渐增高。血 β_2- 微球蛋白增高，常发生在有肾小球硬化者，为预后不良的指征。

（四）肾穿刺活检

IgA 肾病光镜下最常见的变化是系膜区由于基质增生和细胞增多而扩大。免疫荧光检查最具有特征性的表现为，在肾小球系膜区有以 IgA 为主或只有 IgA 融合成块状或散在的颗粒状沉积物，而在电镜下呈均一的颗粒状电子致密沉积物，这是 IgA 肾病诊断的标志。

诊断要点

1. 青年男性多见。

2. 呼吸道或肠道感染后较早出现肉眼血尿或镜下血尿，伴或不伴无症状性蛋白尿。

3. IgA 肾病确诊需做肾组织免疫荧光检查。典型的表现是系膜区以 IgA 为主的免疫复合物呈颗粒样沉积，近半数病例可见到 IgA 沿毛细血管袢沉积，系膜区常伴有与 IgA 相同的 C_3 呈颗粒样沉积，部分患者可伴有 IgG、IgM 或纤维蛋白在系膜区呈颗粒样沉积。

鉴别诊断

IgA 肾病经肾活检诊断不难，但应与以下疾病相鉴别。

1. 链球菌感染后急性肾小球肾炎

链球菌感染后急性肾小球肾炎与 IgA 肾病一样均易发生于青少年，并在感染后出现血尿、蛋白尿、水肿及高血压。但 IgA 肾病患者于感染后间隔很短即出现症状，部分患者血清 IgA 水平增高。而急性肾炎多在链球菌感染后 2 周以上出现急性肾炎综合征的表现，如血清 C_3 下降，IgA 水平正常有助于鉴别。少数 IgA 肾病患者临床表现为急性肾炎综合征，与急性肾炎难以鉴别，应依据肾活检病理检查加以鉴别。

2. 薄基底膜肾病

该病主要临床表现为反复血尿，约 1/2 病例有家族史，临床表现为良性过程。测定尿中血小板因子 4（PF4）浓度有助于与 IgA 肾病鉴别，但明确诊断须依靠肾活检电镜检查。

3. 过敏性紫癜性肾炎

患者可以表现为镜下血尿甚至肉眼血尿。肾活检可有与原发性IgA 肾病同样的广泛系膜区 IgA 沉积。但过敏性紫癜性肾炎患者常有典型的皮肤紫癜、腹痛、关节痛的表现。过敏性紫癜性肾炎预后与组织学病变有关，且多为自限性疾病。IgA 肾病预后与组织学改变常不一致，呈慢性进展性。

4. 其他

慢性酒精性肝病、强直性脊柱炎、银屑病、狼疮性肾炎等病的患者虽然肾脏免疫病理显示系膜区有 IgA 沉积，但各有其临床特点，不难与 IgA 肾病鉴别。

治 疗

（一）辨证治疗

本病总属本虚标实，虚实错杂。故临床辨证时，首当明辨虚实、标本之主次。一般急性发作阶段尿血一症突出，以邪实为主，需辨风热、火热、湿热、血瘀之偏盛。而慢性持续阶段尿血不甚或仅见镜下血尿，以正虚为主，当辨气、血、阴、阳之不足。注意虚中夹实之见证临床亦多见。本病的治疗，当遵循"实则泻之""虚则补之"的原则，攻邪治以宣散风热、清热利湿、泻火解毒或理气化瘀等法；补虚治以补气养血、健脾益肾等法，以达泻实不伤正、补虚不碍邪之功。

急性发作阶段

1. 风热扰络

证候特点：发热，咽痛，咳嗽，尿赤，血尿，腰酸。

舌脉：舌质淡红，苔薄微黄，脉浮数。

治法：宣肺清热，凉血止血。

推荐方剂：银翘散（《温病条辨》）加味。

基本处方：金银花 30g，连翘 12g，豆豉 10g，牛蒡子 15g，薄荷 10g，荆芥穗 9g，桔梗 12g，甘草 6g，淡竹叶 10g，芦根 10g，大小蓟各 15g，白茅根 30g，藕节 10g，蒲黄 10g。每日 1 剂，水煎服。

加减法：咳甚者，加杏仁、贝母；咽痛者，加射干、玄参、山豆根之属。

2. 下焦湿热

证候特点：尿赤，血尿，尿频不爽，脘闷纳呆，腰酸。

舌脉：舌质红，苔黄腻，脉滑数。

治法：清热利湿泻火，凉血止血。

推荐方剂：小蓟饮子（《济生方》）加减。

基本处方：生地黄 15g，大小蓟各 15g，滑石 20g，蒲黄 10g，藕节 10g，栀子 10g，淡竹叶 10g，甘草 6g，白茅根 20g，茯苓 15g。每日 1 剂，水煎服。

加减法：若见大便秘结、腹胀者，重用生大黄，并加枳实；湿热伤阴者，则去大黄，加知母、玄参；小便热涩不爽者，加萹蓄、瞿麦、车前草；脘闷纳呆者，加薏苡仁、山药、白术等；若见舌质暗红者，加丹参、益母草。

3. 心火亢盛

证候特点：尿赤，血尿、心烦失眠，面赤，口舌糜烂，夜寐不安，腰酸，口苦。

舌脉：舌尖红，苔薄黄，脉细数。

治法：清心泻火，凉血止血。

推荐方剂：导赤散（《小儿药证直诀》）加味。

基本处方：生地黄 20g，淡竹叶 12g，通草 10g，甘草 9g，栀子 12g，茜草 10g，蒲黄 10g，荆芥炭 10g。每日 1 剂，水煎服。

加减法：若心烦失眠者，加炒杏仁、合欢皮、夜交藤；口舌糜烂者，加黄芩。

慢性持续阶段

1. 阴虚火旺

证候特点：尿色淡红或镜下血尿，腰膝酸软无力，咽喉干痛不适，消瘦，颧红，手足心热。

舌脉：舌暗红，苔薄黄或少苔，脉细数。

治法：滋阴降火，化瘀止血。

推荐方剂：知柏地黄汤（《医宗金鉴》）合二至丸（《医方集解》）加减。

基本处方：知母 12g，黄柏 10g，生地黄 15g，山药 12g，茯苓 20g，泽泻 15g，牡丹皮 12g，女贞子 15g，墨旱莲 15g。每日 1 剂，水煎服。

加减法：若手足心热，加鳖甲、地骨皮；咽喉干痛者，加玄参、麦冬、射干；若阴虚及阳、畏寒、腰膝清冷者，加巴戟天、淫羊藿；腰部刺痛、舌紫暗者，加地龙、川芎、杜仲、续断。

2. 气不摄血

证候特点：神疲乏力，面色无华，镜下血尿不断，劳累后加重，心悸气短。

舌脉：舌质淡，边有齿痕，苔薄白，脉沉细弱。

治法：补脾摄血。

推荐方剂：归脾汤（《济生方》）加减。

基本处方：党参 15g，黄芪 30g，白术 10g，当归 20g，龙眼肉 15g，远志 12g，木香 6g，生姜 5 片，大枣 6 枚。每日 1 剂，水煎服。

加减法：可酌加仙鹤草、地榆、蒲黄、紫草、棕榈炭等以加强止血化瘀之功。若气虚下陷而见少腹坠胀者，可加升麻、柴胡；气虚及阳，脾胃虚寒，畏寒、便溏者，可改用柏叶汤合理中丸，或上方加炮姜、艾叶、鹿角霜、桂枝等。

3. 气滞血瘀

证候特点：病程日久，腰部刺痛，面色黧黑，血尿不断。

舌脉：舌边瘀紫，脉沉涩。

治法：活血祛瘀，化瘀止血。

推荐方剂：桃红四物汤加参、芪，或用补阳还五汤加减。

基本处方：桃仁 10g，红花 10g，当归 20g，白芍 20g，川芎 15g，熟地黄 10g，党参 20g，黄芪 30 ～ 50g。每日 1 剂，水煎服。

加减法：血尿不断者，加蒲黄、艾叶炭、大小蓟之属；瘀血明显者，加赤芍、地龙或三棱、莪术。

（二）中医其他治疗

中成药

（1）知柏地黄丸：功能滋阴降火，补中有泻。适用于尿血之属肝肾阴虚者。

（2）无比山药丸：功能补益肾气，固涩止血。适用于肾阳虚，肾不固涩者。

（3）归脾丸：功能益气健脾，养血安神。适用于血尿持续出现，日久不消者。

（三）西医治疗

尽管目前对 IgA 肾病的发病机制已有了更深入的研究，但尚缺乏 IgA 肾病的特异性治疗方案。2012 年 KDIGO 指南对 IgA 肾病的临床治疗给出了推荐意见。KDIGO 指南强调，通过 ACEI 或 ARB 抑制血管紧张素 II 的作用来控制蛋白尿和高血压，尿蛋白高于 1g/d 时，推荐长期口服 ACEI 或 ARB，并根据血压调整药物剂量；尿蛋白在 0.5 ～ 1g/d 时，建议采用 ACEI 或 ARB 治疗。尿蛋白低于 1g/d 时，血压控制目标为 < 130/80mmHg，尿蛋白高于 1g/d 时血压控制目标为 < 125/75mmHg。对于经过 3 ～ 6 个月 ACEI 和（或）ARB 治疗，尿蛋白仍 ≥ 1g/d 并且 GFR > 50mL/min 的患者，KDIGO 指南建议加用 6 个月疗程的糖皮质激素。

新月体型 IgA 肾病是指肾活检证实超过 50% 的肾小球有新月体，伴进行性肾功能减退。对迅速进展的新月体型 IgA 肾病患者，KDIGO 指南推荐采用激素联合环磷酰胺治疗。

一些患者表现为肾病综合征，光镜病理表现为轻微肾小球病变，电镜下见足突广泛融合，免疫荧光显示以 IgA 沉积为主。在这些患者中，微小病变型肾病和 IgA 肾病并存，推荐治疗方案与微小病变肾病相同。口服足量激素治疗，能够获得较好的疗效。

病情轻微的患者（血压正常，GFR 正常，尿蛋白 / 肌酐比值持续小于 0.20），不需要药物治疗。但由于患者病情可能波动，需要定期监测肾功能、蛋白尿和血尿。

临床上反复肉眼血尿的患者，肉眼血尿发作与感染密切相关。清除病灶在反复发作肉眼血尿的患者治疗中有重要意义，能够迅速改善尿检异常。但由于缺乏临床随机对照试验，KDIGO 指南未推荐此法。

第五章　膜性肾病

膜性肾病（membranous nephropathy，MN）是成人肾病综合征常见的病理类型之一，是以非炎症介导的肾小球基底膜上皮细胞下免疫复合物沉积伴基底膜弥漫增厚为特征的一组免疫性疾病。本病根据病因可分为特发性膜性肾病（IMN）和继发性膜性肾病（SMN）。成人患者中约75%为IMN，25%为继发于感染、肿瘤、药物、自身免疫疾病等其他疾病的SMN。在西方国家，IMN的发病率为（6～10）/100万人口，在原发性肾小球肾炎中约占30%，发病高峰多在40～50岁，男女比例约为2∶1。而在我国，据统计，IMN占原发性肾小球肾炎的比例约为9.89%，较之明显偏低。但近年来，IMN占原发性肾小球肾炎的比例有上升趋势，且40岁以下膜性肾病患者的发病率增加，具体原因未明。本文主要叙述IMN。

膜性肾病归属于中医学的"水肿""虚劳"等范畴。

病因病机

（一）中医

膜性肾病临床上以水肿为主要特征。水肿的发病都是外因通过内因而起作用的，主要影响脾、肾及三焦的气化功能。本病的基本病机为脾肾虚为本，水湿、湿热及瘀血为标，标实中常以瘀血为著。因"虚"生"湿"，因"虚"生"瘀"，致"湿""瘀"夹杂，为膜性肾病反复发作、缠绵难愈的病理基础。

1. 正虚

主要以脾肾亏虚为主。脾虚失于运化，水湿内留，日久形成湿浊。脾为湿困，不能升清，精微下注，症见蛋白尿。肾精亏虚，肾失封藏，精气外泄，故见蛋白尿。长期蛋白尿，大量精微物质随小便而去，脾肾失于濡养，虚损进一步加重。

2. 邪实

主要为湿、热、瘀互结。膜性肾病久病缠绵，各脏腑功能减退，脾虚水湿内停，郁久化热，湿热内蕴，凝滞成痰。肾虚水液蒸腾气化失常，水无所主，水湿内聚。痰湿、湿热既是病理产物又是致病因素，易阻滞三焦，影响其正常功能，由此变生他证，如气滞、血瘀等。

（二）西医

本病目前发病机制虽未完全阐明，但普遍认为与肾小球上皮免疫复合物形成、补体激活有关。近年来研究认为，抗磷脂酶 A_2 受体（anti-PLA$_2$R）、1 型血小板反应蛋白 7A 域（THSD7A）在膜性肾病的发病机制中起着重要作用。抗 PLA$_2$R 相关抗体能够识别足细胞相关抗原，形成原位免疫复合物，进一步激活补体旁路途径，导致足细胞损伤，进而破坏肾小球滤过屏障。与抗 PLA$_2$R 抗体类似，抗 THSD7A 抗体通过结合肾小球足细胞足突表面的 THSD7A 抗原，形成抗原-抗体复合物以激活补体系统，进而形成膜攻击复合物 C5b-9，损伤肾小球足细胞，破坏肾小球的滤过屏障，从而导致机体产生蛋白尿。

临床表现

MN 发病较隐匿，无明显前驱感染病史，70% ~ 80% 患者表现为典型的肾病综合征，余可表现为无症状、非肾病范围的蛋白尿；约 30% 患者伴有镜下血尿，部分患者伴高血压和（或）肾功能损伤。水肿是本病的主要症状，严重者伴有胸腔积液、腹水、心包积液，多为漏出液。患者还可有乏力、恶心、腰酸、食欲下降等症。少数患者可无临床症状。肾病综合征的并发症均可出现在膜性肾病中，如感染、血栓、营养不良、急性肾损伤等。血栓、栓塞的情况尤其突出，常见肾静脉血栓、下肢静脉血栓及肺栓塞，发生率为 10% ~ 60%。

实验室和其他辅助检查

（一）尿液检查

尿蛋白定量通常大于 3.5g/d，但很少超过 15g/d；伴或不伴尿红细胞。尿红细胞位相检查以畸形红细胞为主。

（二）血液检查

低白蛋白血症，血浆白蛋白 < 30g/L；高脂血症，以胆固醇升高为主；自身抗体阴性，血清补体水平正常；乙型肝炎和丙型肝炎病毒标记物检查阴性。

（三）肾活检病理检查

必须依靠肾活检才能明确膜性肾病的诊断。

1. 光镜

肾小球毛细血管祥基底膜病变是膜性肾病的特征性改变。肾小球无增生性和炎症渗出性病变；晚期可出现系膜区增宽、节段性细胞增生；也可表现为肾小球毛细血管祥节段性塌陷、废弃，甚至整个肾小球毁损。早期光镜下肾小球体积正常或稍增大，毛细血管祥开放好、轻度扩张状，PASM–Masson 和 Masson 三色染色上皮侧可见颗粒状的嗜复红物沉积，沉积物间可见基底膜反应性增殖，向外延伸形成"钉突"。随着疾病进展，肾小球毛细血管祥基底膜增厚，祥僵硬。GBM"钉突"与"钉突"融合，将嗜复红物包绕，致 GBM 增厚不规则。晚期 GBM 内嗜复红物溶解、吸收，基底膜呈"链条样"改变。上述不同时期病变可同时出现在一个病例中。原发性膜性肾病肾小球系膜区和内皮下一般无免疫复合物沉积，如存在则应与继发性膜性病变相鉴别，如狼疮性肾炎等。随着疾病进展，可发生肾小管萎缩和间质纤维化，间质可见泡沫细胞。由于膜性肾病起病年龄多为中老年，因此常见动脉透明变性和弹力层分层。如早期就存在肾小管和间质病变，应注意除外继发性膜性肾病。

2. 免疫荧光

IgG 沿基底膜呈颗粒状、弥漫性沉积，为膜性肾病的特征性表现，大部分患者伴 C_3 沉积，部分患者可合并 IgM 和 IgA 的沉积。对于 IgG 沉积亚型分类，特发性膜性肾病 IgG 沉积以 IgG4 亚型为主。

3. 电镜

早期可见颗粒状电子致密物沉积于上皮细胞下，上皮细胞足突广泛融合。晚期电子致密物被吸收。根据电镜表现，膜性肾病可分为四期：Ⅰ期：基底膜基本正常，基底膜与上皮细胞之间可见小块状电子致密物，足突广泛融合；Ⅱ期：上皮细胞下可见大块状电子致密物，致密物之间可见钉突形成，基底膜弥漫增厚；Ⅲ期：部分电子致密物被吸收，可出现电子致密物形状不一、密度不等，之间可见透亮区；Ⅳ期：电子致密物逐渐被吸收，基底膜明显增厚。

诊断要点

1. 确诊 IMN 需靠肾活检病理检查，并需排除狼疮性肾炎、乙型肝炎病毒相关性肾炎、肿瘤相关性膜性肾病等继发性膜性肾病。

2. 起病隐袭的中老年肾病综合征，易并发血栓栓塞合并症，应做肾活检以明确诊断，并除外继发性因素后方可诊断为 IMN。

鉴别诊断

特发性膜性肾病常需与继发性膜性肾病相鉴别。

1. 狼疮性肾炎

狼疮性肾炎常见于年轻女性，有系统性红斑狼疮的多有系统损害表现，病理表现为具有增殖性病变的非典型膜性肾病的特点，免疫荧光常表现为"满堂亮"现象（即各种免疫球蛋白、补体成分均呈阳性表现）。个别患者以肾脏病为首发表现，病理接近典型的膜性肾病，在此后数年中才逐步符合系统性红斑狼疮的诊断标准。因此，严格的随访具有重要意义。

2. 乙型肝炎病毒相关性肾炎

儿童及青少年膜性肾病患者常继发于乙型肝炎病毒感染，可有乙型肝炎的临床表现或乙型肝炎病毒的血清学异常，病理上表现为具有增殖性病变的非典型膜性肾病，在肾组织中能够检测出乙肝病毒抗原成分。

3. 肿瘤相关性膜性肾病

肿瘤相关性膜性肾病见于各种恶性实体瘤及淋巴瘤，在病理上常表现为特发性膜性肾病，少数患者可以在确诊膜性肾病后 2～4 年后才发现肿瘤，故对于老年患者，即使诊断为特发性膜性肾病的患者也应定期排查肿瘤及严密随访。

4. 药物或毒物相关性肾炎

药物或毒物相关性肾炎有接触史，停药后多数患者可自发缓解，在病理上可与 IMN 无区别。

治 疗

特发性膜性肾病可发生自然缓解和复发。治疗前应综合评估患者的病情，结合年龄、是否存在感染等因素，综合激素及细胞毒药物治疗的利弊，选择合适的治疗方案。近年来，中西医结合治疗膜性肾病的疗效逐渐获得国内肾病学者的肯定。

（一）辨证治疗

膜性肾病病性多为虚实夹杂，以脾肾两虚为本、水湿及瘀血为标，尤其以瘀血为著。本病初期，本虚多以脾、肾、肺气虚为主，继而出现水湿、瘀血内阻，加之服药所蓄药毒，耗气伤阴，久则出现脾肾阳虚、气阴两虚等证。上述证候可以单见，可以兼具，也可以发生转化和演变。因本病病性为虚实夹杂，所以治疗多标本兼治。

1. 水湿浸渍

证候特点：多由下肢先肿，逐渐四肢浮肿，下肢肿甚，按之没指，不易随复，身体困重，胸闷，纳呆，泛恶，小便短少。

舌脉：舌淡红，苔白腻，脉濡缓。

治法：健脾化湿，行气利水。

推荐方剂：五皮饮合胃苓汤加减。

基本处方：桑白皮 15g，大腹皮 15g，陈皮 10g，茯苓皮 30g，生姜皮 10g，苍术 10g，厚朴 10g，猪苓 10g，泽泻 15g，甘草 5g，肉桂 10g。每日 1 剂，水煎服。

加减法：若肿甚而喘者，可加麻黄 9g，葶苈子 15g 以利水平喘，若寒湿盛而中焦不运，脘腹痞胀者，加干姜 9g，白蔻仁 6g 温脾化浊，行气宽中。

2. 瘀血内阻

证候特点：气虚或阳虚夹瘀者，可见面色黧黑，肌肤甲错，腰部刺痛，痛有定处，血尿暗红或夹血块，或妇女经色暗红、有紫块，夜尿频数，便溏，腹胀纳呆，口淡不渴，气损及阳者伴形寒肢冷、渴不欲饮；阴虚夹瘀者，见尿色淡红或镜下血尿，血尿暗红或夹血块，腰膝酸软，咽干口燥，消瘦颧红，五心烦热，大便不畅，口干思饮或渴不欲饮。

舌脉：舌红苔薄黄或少苔，舌边瘀紫，脉沉涩或细数。

治法：气虚或阳虚夹瘀者，宜活血通络、补益脾肾；阴虚夹瘀者，宜滋阴降火、凉血活血。

推荐方剂：桃红四物汤加减。

基本处方：桃仁 10g，红花 6g，当归 10g，白芍 15g，川芎 12g，熟地黄 15g，牛膝 15g。每日 1 剂，水煎服。

加减法：气虚或阳虚夹瘀者，合参芪肾气汤加减，如黄芪 30g，党参 20g，山药 15g，茯苓 15g，熟附子 9g（先煎），淫羊藿 15g，芡实 20g，以益气温阳；阴虚夹瘀者，合知柏地黄汤加减，如熟地黄 15g，知母 10g，黄柏 10g，山药 15g，茯苓 15g，牡丹皮 15g，以滋阴清热；瘀血不去者，加蜈蚣、全蝎活血破瘀。

3. 脾肾两虚，水湿瘀阻

证候特点：面浮足肿，反复消长，劳累后、午后加重，脘腹胀闷，纳减便溏，面色不华，神疲肢冷，腰膝酸软，尿少色清。

舌脉：舌淡暗，苔白滑，脉细弱或结代。

治法：益气健脾补肾，利水消肿活血。

推荐方剂：实脾饮加减。

基本处方：黄芪 30g，白术 15g，茯苓 15g，桂枝 6g，大腹皮 12g，广木香 12g（后下），丹参 20g，益母草 15g，泽泻 15g，猪苓 18g，炒薏苡仁 20g，大枣 5 枚。每日 1 剂，水煎服。

加减法：形寒肢冷明显者，加制附子 15g，干姜 15g，淫羊藿 15g 以温阳利水；尿蛋白多者，加桑螵蛸 15g，金樱子 15g 以固涩精气；血清蛋白低下，水肿不退者，加芡实 20g，菟丝子 15g 以补肾健脾填精，化气行水；瘀血明显者，可加川芎 10g，当归 9g，桃仁 10g，水蛭 10g 以活血化瘀。

4. 气阴两虚，水湿瘀阻

证候特点：倦怠乏力，少气懒言，五心烦热，盗汗，口燥咽干而饮水不多，水肿不甚。

舌脉：舌质暗红，舌底络脉迂曲，少苔，脉细数。

治法：益气养阴，活血利水。

推荐方剂：参芪地黄汤加减。

基本处方：党参 20g，黄芪 20g，生地黄 15g，山茱萸 15g，茯苓 30g，牡丹皮 10g，金樱子 15g，芡实 20g，玉米须 30g，丹参 20g，桃仁 10g，甘草 5g。每日 1 剂，水煎服。

加减法：瘀血重者，可加丹参 15g，三七粉 6g（冲）以活血通络；兼湿热者，可加白花蛇舌草 15g，半枝莲 15g 以清热祛湿；尿少水肿明显者，可加车前子 15g，生薏苡仁 20g 以利水消肿。

（二）其他治疗

1. 中成药

（1）黄葵胶囊：功能清利湿热，解毒消肿。主治水肿病属湿热证者。适用于膜性肾病属湿热证者。

（2）肾炎康复片：功能益气养阴，健脾补肾，清解余毒。主治水肿病属气阴两虚或脾肾不足所致水湿内停者。适用于膜性肾病属气阴两虚或脾肾不足者。

（3）雷公藤多苷片：功能祛风解毒，除湿消肿，疏筋通络。主治风湿热瘀，毒邪阻滞者。适用于膜性肾病大量蛋白尿者。

（4）昆仙胶囊：功能补肾通络，祛风除湿。主治风湿痹阻兼肾虚证。适用膜性肾病大量蛋白尿者。

（5）丹参多酚注射液：功能活血，化瘀，通脉。主治心血瘀阻证。适用于膜性肾病水肿明显、瘀血内阻或血栓形成者。

2. 中药离子导入

中药离子导入法是用直流电电场（或低频脉冲电场）的作用，将药液中离子经皮肤或黏膜导入人体的一种治疗方法，具有活血化瘀、软坚散结、抗炎镇痛等作用。取丹参注射液，浓度为1%～10%，将衬垫浸于药液中，取出衬垫置于患处，根据治疗部位调节电流量，治疗15～20分钟，每日1次，7日为一疗程。

3. 中药局部药浴

麻黄、桂枝、桃仁、毛冬青各30g，煮沸20分钟后，加10倍温水，令患者沐足，保持水温，每次15～30分钟，每日1次，10日为一疗程，可连续使用2个疗程。

（三）西医治疗

膜性肾病患者的临床自然病程差异悬殊，表现为三种转归形式，即自发缓解、持续蛋白尿伴肾功能稳定、持续蛋白尿伴肾功能进行性减退。因此，对膜性肾病的治疗一直存在很大的争议。有学者认为，膜性肾病有较高的自发缓解率（30%），故不主张确诊后马上开始使用免疫抑制剂治疗；另一种观点则认为，有部分膜性肾病患者逐渐进展至终末期肾衰竭，应积极给予免疫抑制剂治疗。目前，较为共识的观点是，对于初发的、表现为非肾病范围蛋白尿、肾功能正常的患者可以暂不给予免疫抑制剂治疗，在进行非特异性治疗的同时，密切观察病情进展；对于临床表现为大量蛋白尿者，早期进行免疫抑制剂治疗可能是必要的，以达到降低蛋白尿、减少并发症、延缓肾功能恶化的目的。

治疗建议如下：

1. 肾功能正常、尿蛋白 < 3.5g/d 的 IMN

不推荐使用免疫抑制剂，给予 ACEI、ARB 类药物治疗，同时密切随访病情，监测肾功能、蛋白尿和血压，及时调整治疗方案。

2. 肾功能正常、尿蛋白 > 3.5g/d 的 IMN

一般认为，此类患者需要激素联合免疫抑制剂治疗。特别是对于血浆白蛋白浓度较低，保守治疗后仍无上升趋势者，更支持给予免疫抑制剂治疗。也有观点认为，对于尿蛋白 < 6g/d 的患者，可首先考虑给予 ACEI、ARB 类药物治疗，并随访 6 个月，病情无好转者再给予免疫抑制剂治疗。

3. 伴有肾功能损害的 IMN

对于伴有肾功能轻度损害的 IMN 患者，可以考虑试用激素联合免疫抑制剂治疗，但应密切观察肾功能变化，必要时减量或停药。对于血清肌酐 > 4mg/dL 的患者，若肾活检显示广泛肾小球硬化和严重肾小管间质纤维化，一般不应给予免疫抑制剂治疗。

免疫抑制剂治疗方案：

循证医学证据表明，单用糖皮质激素对 IMN 无效，故不建议单独使用糖皮质激素。

1. 糖皮质激素联合细胞毒药物

主要有激素 + 苯丁酸氮芥和激素 + 环磷酰胺（CTX）两种方案，疗效肯定，能减少蛋白尿和保护肾功能。在我国，建议采用糖皮质激素 + 静脉注射 CTX 方案：CTX 200mg，隔日静脉注射 1 次；或 CTX 600 ~ 1000mg，每月 1 次，达到累积剂量（6 ~ 8g）。

2. 糖皮质激素联合钙调磷酸酶抑制剂（CNI）

一般建议 CNI 从小剂量开始应用 [他克莫司从 0.05mg/（kg·d）开始，环孢素 A 从 3mg/（kg·d）开始]，诱导治疗 6 个月，然后逐渐减量维持 6 ～ 12 个月。初始治疗期间应定期监测 CNI 血药浓度，他克莫司的血药谷浓度控制在 5 ～ 10ng/mL，环孢素 A 的血药谷浓度控制在 100 ～ 150ng/mL。如出现不明原因的血清肌酐升高（大于基础值 20%），应及时检测血药浓度，必要时减量。CNI 与小剂量糖皮质激素 [0.4 ～ 0.5mg/（kg·d）] 的联用方案起效较快。

3. 糖皮质激素联合吗替麦考酚酯（MMF）

糖皮质激素（20 ～ 60mg/d）联合 MMF（1 ～ 2g/d）治疗 6 个月，对部分膜性肾病患者有效。MMF 可能有助于加快激素的减量速度。

4. 利妥昔单抗（rituximab）

Rituximab 是一种特异性针对 B 淋巴细胞表面 CD_{20} 的人鼠单克隆抗体，能与 CD_{20} 抗原高亲和力结合，从而导致 B 淋巴细胞的清除。每周静脉注射一次 $375mg/m^2$，共 4 次，对部分难治性膜性肾病患者有效。

预后不良因素比较肯定的是：尿蛋白量及其持续时间、起病时肾功能不全或病程中肾功能恶化、高血压、重度肾小管间质病变。可能的影响因素有：老年、男性、西方人（与亚洲人比较）、尿中 C5b-9 持续增高、病理分期较晚等。

第六章　系统性红斑狼疮性肾炎

系统性红斑狼疮（systemic lupus erythematosus，SLE）是一种累及多系统、多器官的自身免疫性疾病，主要见于女性患者，80%为育龄期女性，儿童、青少年、老年人及男性少见。

狼疮性肾炎（lupus nephritis，LN）是 SLE 常见且严重的系统损害，也是导致患者死亡的主要原因。25% 的 SLE 患者以肾脏受累为首发症状，约 50% 的 SLE 患者在病程发展中会导致肾脏损害，最终逐渐发展为狼疮性肾炎，而经肾活检，几乎所有的 SLE 患者均有不同程度肾脏损害。狼疮性肾炎既可与 SLE 其他临床表现同时出现，也可为首发表现，是常见的继发性肾病。

狼疮性肾炎多属于中医学"阴阳毒""蝴蝶斑""水肿""腰痛"的范畴。

病因病机

（一）中医

本病主要的临床表现为皮肤红斑、水肿、蛋白尿、血尿等。中医认为本病的形成，内因多为禀赋不足，素体虚弱，肝肾亏损，气阴两虚，脉络瘀阻；外因多与感受邪毒有关，还可能与过度劳累、七情内伤、房事不节等因素有关。阴虚、热毒、瘀血是本病的关键病机。阴虚火旺，热毒炽盛，一为虚火，一为实热，二者同气相求，肆虐不已，戕害内脏，耗伤气血。随着病情的迁延和病程的推移，可渐致气血亏虚，从而显现出正虚邪实、虚实夹杂的复杂病机。若邪热耗气伤津，阴液亏耗，正气耗伤，则可呈现气阴两虚之征象。后期常因久病不愈，阴损及阳，致阳气衰微或阴阳两虚。此外，本病由于邪毒炽盛、脏腑受损、水液代谢等多个环节障碍，气化失司，致水湿内停，表现为水肿；脏腑虚损，精微外泄，可见蛋白尿等。本病治不及时，病变可弥漫三焦，致五脏六腑俱损，如上入颠脑，则为危证。

（二）西医

SLE 是一个复杂的自身免疫性疾病，病因尚未完全明确。其发病机制与遗传、环境、内分泌异常及免疫调节紊乱等多个因素有关。目前对于 LN 病因的研究认为，可能与以下几个因素有关。

1. 免疫复合物（immune complex，IC）病变

目前认为三种机制可能参与了肾内免疫复合物的沉积：①循环中的抗体直接与肾小球抗原结合，导致肾脏系膜区和内皮下出现免疫复合物沉积；②循环抗原植入肾小球后，再与循环中的自身抗体相结合，激发自身免疫反应；③循环免疫复合物直接沉积于肾小球。沉积于肾脏的免疫复合物，通过经典途径和旁路途径激活补体系统，引起一系列免疫损伤反应。

2. 表观遗传异常

表观遗传参与了包括 LN 在内的多种自身免疫性疾病的发生，通过调节机体免疫力和自身抗体的产生来发挥作用。DNA 甲基化、

miRNA 的表达异常等是表观遗传异常的主要方面，且这些改变可在细胞生长和增殖过程中稳定传递。通常 SLE 患者的淋巴细胞基因处于低甲基化状态，这种 DNA 低甲基化状态和血清中的去甲基化 DNA 片段均可诱导机体产生抗 DNA 抗体，由此参与 LN 的发生。miRNA 是一类内源性的非编码 RNA，可诱导 mRNA 降解或阻断蛋白质翻译。miRNA 功能异常可使大量的靶基因失调，从而影响 LN 的病情发展。

3. 其他

补体系统异常、性激素紊乱及环境作用也与 LN 发生发展有关。补体基因缺陷可引起补体成分缺失及功能紊乱，使得 IC 在肾脏大量沉积，增加 LN 的发病率。雌激素能降低 NK 细胞活性，抑制 T 淋巴细胞功能，介导激活 B 淋巴细胞，使抗 dsDNA 抗体的表达水平升高，进一步损害肾脏，是 LN 重要的发病因子。环境因素对于具有遗传易感性的 SLE、LN 患者也是较确定的诱因，包括紫外线、化学损伤和可疑刺激。

临床表现

（一）肾脏表现

LN 的临床表现差异很大，可为无症状性蛋白尿和（或）血尿、高血压，也可表现为肾病综合征、急性肾炎综合征或急进性肾炎综合征等。

蛋白尿是 LN 最常见的临床表现，约 25% 的患者可出现肾病综合征。镜下血尿多见，肉眼血尿发生率低，部分患者还会出现白细胞尿和管型尿。血尿、白细胞尿和管型尿的多少一定程度上反映肾脏病变的活动性。少数患者还会出现肾小管功能障碍，表现为肾小管性酸中毒及钾代谢紊乱。

15%～50%的LN患者存在高血压，并伴有肾功能损伤；严重者表现为少尿、高血压、肾功能进行性减退。

（二）肾外表现

1. 全身症状

活动期患者多有全身症状，包括发热、全身不适、乏力、纳差和消瘦。

2. 皮肤与黏膜

面部蝶形红斑、盘状红斑、口腔溃疡、光敏感、脱发、雷诺现象、网状青斑、肢端血管炎等。

3. 肌肉关节

肌痛、肌无力、肌炎、关节炎、关节痛等。

4. 浆膜炎

胸膜炎、心包炎。

5. 血液系统

溶血性贫血、白细胞和（或）血小板减少、淋巴结炎。

6. 神经系统

持续性偏头痛、性格改变、认知障碍、舞蹈病、神经麻痹、脑血管意外、昏迷、癫痫发作等。

7. 其他

病变累及心血管，可表现为心肌损害、心律失常、心绞痛、疣状心内膜炎、Libman-Sacks心内膜炎等；累及肺，可表现为间质性肺炎、肺血管炎、肺动脉高压等；累及消化系统，可表现为食欲减退、腹痛、腹水、肝酶升高、脾脏肿大等。此外，还可出现口干、眼干、视网膜血管炎、反复流产、血栓形成。

实验室和其他辅助检查

（一）尿常规

尿常规是发现 SLE 肾脏受累的简单方法，可表现为单纯蛋白尿，亦可见血尿、白细胞、红细胞、管型等。

（二）血常规

约 80% 的患者有中度贫血，为正细胞正色素性贫血；约 50% 的患者白细胞下降；约 20% 的患者血小板减少，约 25% 的患者全血细胞减少，还有少数患者可出现溶血性贫血（Coombs 试验阳性）。

（三）自身抗体

自身抗体检测对 SLE 诊断意义重大。90% 以上 SLE 患者血清抗核抗体（ANA）呈阳性。虽然阳性率高，但特异性相对较低，ANA 也可见于其他自身免疫性疾病。抗双链 DNA 抗体（dsDNA）是 SLE 的特异性抗体，阳性率可达 50% 以上，与狼疮性肾炎关系密切。ANA 和抗 dsDNA 抗体不仅是 SLE 的诊断标准，其滴度变化还可以反映疾病的活动程度。抗 Sm 抗体的阳性率偏低，但特异性较高。约 1/3 的 SLE 患者存在血清抗磷脂抗体阳性。SLE 患者血清中还存在多种其他自身抗体，包括针对细胞内的抗核糖核蛋白抗体（抗 RNP）、SSA/Ro 抗体、SSB/La 抗体、单链 DNA 抗体或抗组蛋白抗体等，以及针对细胞膜上抗原的抗红细胞、血小板、淋巴细胞抗体和细胞外抗体（抗补体 C_{1q}、类风湿因子）。不同抗体对应不同的临床表现和组织系统损害。

（四）补体

SLE 患者存在低补体血症，未经治疗的患者低补体血症达75%，表现为补体 C_3 和 C_4 下降，尤其是 C_4 下降显著，并存在抗 C_4 抗体。

诊断要点

1. 青中年女性患者有肾脏疾病的表现

伴有多系统病变，特别是发热、关节炎、皮疹、血沉显著增快、贫血、血小板减少及球蛋白（主要为 γ 球蛋白）明显增高者，应高度怀疑本病。对于生育年龄妇女肾脏疾病均应常规检查本病的有关免疫指标。

2. 符合 SLE 及 LN 诊断标准

LN 是 SLE 的肾脏损害，因此 LN 首先必须符合 SLE 的诊断。目前，SLE 的诊断多采用 1997 年美国风湿病学会（ACR）修订的分类标准。11 条诊断条件中如有 4 条以上符合即可诊断。其敏感性和特异性都较高。典型的 SLE 诊断并不困难，但是对于不典型或早期 SLE 仍然容易漏诊或误诊。为了提高 SLE 诊断的敏感性，2012年 SLE 国际临床协助组（SLICC）重新修订了 SLE 的分类标准。

1997 年 ACR 修订的 SLE 分类标准与 2012 年 SLICC 修订的 SLE 分类标准比较

	ACR 修订的 SLE 分类标准		SLICC 修订的分类标准	
临床标准	颊部红斑	遍及颊部的扁平或高出皮肤的固定性红斑，常不累及鼻唇沟部位	急性或亚急性皮肤型狼疮	急性皮肤型狼疮包括颧部红斑（不包括颧部盘状红斑）、大疱型皮疹、中毒性表皮坏死松解症、斑丘疹样皮疹、光敏感皮疹 亚急性皮肤型狼疮包括非硬化性银屑病样皮疹和（或）环状皮疹，缓解后不留瘢痕，偶有炎症后色素异常沉着或毛细血管扩张
	盘状红斑	隆起红斑上覆有角质性鳞屑和毛囊栓塞；陈旧病灶可有皮肤萎缩性瘢痕	慢性皮肤型狼疮	包括典型的盘状红斑[局灶性（颈部以上）和广泛性（颈部以上和以下）]、增殖型（疣状）皮疹、脂膜炎（深层脂膜炎型）、黏膜疹、肿胀型皮疹、冻疮样皮疹、盘状红斑/覆有扁平苔藓
	光过敏	对日光有明显反应，可引起皮疹（依据病史和/或医师观察）	口腔溃疡或鼻溃疡	
	口腔溃疡	医师检查到的口腔或鼻部无痛性溃疡	脱发	非瘢痕性脱发（广泛的发质变细或脆弱伴断发）
	关节炎	非侵蚀性关节炎，累及2个或2个以上的周围关节，特征为关节肿胀、触痛或积液	关节炎	累及≥2个关节的滑膜炎，以肿胀或渗出为特征，或≥2个关节触痛伴至少30分钟晨僵

肾脏病中西医结合诊疗手册

084

		ACR 修订的 SLE 分类标准		SLICC 修订的分类标准
临床标准	浆膜炎	①胸膜炎：胸痛、胸膜摩擦音或胸膜腔渗液 ②心包炎：心电图异常、心包摩擦音或心包渗液	浆膜炎	胸膜炎和心包炎
	肾脏疾病	①蛋白尿：尿蛋白定量＞0.5g/24h，或尿常规蛋白＞+++ ②管型：可为红细胞、血红蛋白、颗粒、小管上皮细胞或混合管型	肾脏病变	尿蛋白与肌酐比值＞0.5，或尿蛋白定量＞500mg/24h，或有红细胞管型
	神经系统异常	①抽搐：非药物或代谢紊乱（如尿毒症、酮症酸中毒、电解质紊乱）所致 ②精神病：非药物或代谢紊乱所致	神经病变	包括癫痫、精神病、多发性单神经炎、脊髓炎、周围神经病变或颅神经病变、脑炎（急性精神混乱状态）
	血液学异常	溶血性贫血伴网织红细胞增多；或白细胞减少（＜4×10⁹/L）至少2次；或淋巴细胞减少（＜1.5×10⁹/L）至少2次；或血小板减少（＜100×10⁹/L），除外药物影响	溶血性贫血	
			白细胞或淋巴细胞减少	白细胞减少（＜4×10⁹/L），至少1次；或淋巴细胞减少（＜1×10⁹/L）至少1次
			血小板减少	血小板减少（＜100×10⁹/L）至少1次

	ACR 修订的 SLE 分类标准		SLICC 修订的分类标准	
免疫学标准	抗核抗体阳性	在任何时候或未用药物诱发"药物性狼疮"情况下，免疫荧光或相当于该法的其他试验，抗核抗体滴度异常	抗核抗体阳性	ANA 水平超过实验室参考值范围
	免疫学异常	抗 dsDNA 抗体阳性；或抗 Sm 抗体阳性；或抗磷脂抗体阳性（包括抗心磷脂抗体，或狼疮抗凝物，或至少持续 6 个月梅毒血清试验假阳性）	抗 dsDNA 抗体阳性	抗 dsDNA 水平超过实验室参考值范围（或用 ELISA 法需两次高于参考值范围）
			抗 Sm 抗体阳性	抗 Sm 抗体阳性
			抗磷脂抗体阳性	符合以下任一项即可：狼疮抗凝物阳性，梅毒血清学试验假阳性，抗心磷脂抗体中高水平阳性或抗 β_2 糖蛋白 1 抗体阳性
			无溶血性贫血者，补体降低	低 C_3、低 C_4 或低 CH50
			无溶血性贫血者，直接抗人球蛋白（coombs）试验阳性	

SLICC 制定的 SLE 分类标准是累积的，无须同时符合。患者必须满足至少 4 项分类标准，其中包括至少一项临床标准和至少一项免疫学标准，或患者经肾活检证实为狼疮性肾炎伴抗核抗体或抗 dsDNA 抗体阳性。

SLE 病情活动情况可以采用 1992 年制定的 SLEDAI 评分系统来判定：抽搐 8 分，精神异常 8 分，器质性脑病 8 分，视觉异常 8 分，脑神经病变 8 分，狼疮性头痛 8 分，脑血管事件 8 分，血管炎 8 分，关节炎 4 分，肌炎 4 分，管型尿 4 分，血尿 4 分，蛋白尿 4 分，白细胞尿 4 分，新发红斑 2 分，脱发 2 分，黏膜溃疡 2 分，胸膜炎 2 分，心包炎 2 分，低补体血症 2 分，抗 dsDNA 抗体高滴度 2 分，发热 1 分，血小板减少 1 分，白细胞减少 1 分。0 ～ 4 分为基本无活动，5 ～ 9 分为轻度活动，10 ～ 14 分为中度活动，≥ 15 分为重度活动。

3. 肾脏病理 LN 治疗方案的选择

肾脏病理 LN 治疗方案的选择需以肾活检病理类型为基础。因此，在治疗前应积极行肾活检以明确肾脏病理类型。

（1）病理分型：目前狼疮性肾炎的病理分型主要是根据肾小球的光镜、免疫荧光和电镜下改变进行分型。

现临床上广泛采用 2003 年国际肾脏病学会和肾脏病理学会（ISN/RPS）共同制定的病理分型标准。具体分型如下：

Ⅰ型：系膜轻微病变型狼疮性肾炎，光镜下肾小球形态正常，但免疫荧光可见系膜区免疫复合物沉积。

Ⅱ型：系膜增生性狼疮性肾炎，光镜下见不同程度的系膜细胞增生或系膜基质增多，伴系膜区免疫复合物沉积。电镜或免疫荧光检查除系膜区沉积物外，可存在少量孤立的上皮侧或内皮下沉积物。

Ⅲ型：局灶性狼疮性肾炎累及少于 50% 的肾小球（局灶）。病变可表现为活动性或非活动性、节段性或球性、毛细血管内或毛细血管外增殖。通常伴有节段内皮下沉积物，伴或不伴系膜增殖性病变。

Ⅲ（A）：活动性病变——局灶增殖性狼疮性肾炎。

Ⅲ（A/C）：活动和慢性病变并存——局灶增殖伴硬化性狼疮性肾炎。

Ⅲ（C）：慢性非活动性病变伴肾小球瘢痕形成——局灶硬化性狼疮性肾炎。

Ⅳ型：弥漫性狼疮性肾炎受累肾小球 ≥ 50%。病变可表现为活动性或非活动性、节段性或球性、毛细血管内或毛细血管外增殖。通常伴弥漫内皮下沉积物，伴或不伴系膜增殖性病变。肾小球的病变又分为节段性（S）——指病变范围不超过单个肾小球的 50%，或球性（G）——指病变范围超过单个肾小球的 50%。当 50% 以上受累的肾小球为节段性病变时，称弥漫节段狼疮性肾炎（Ⅳ–S）；当 50% 以上受累肾小球表现为球性病变时，称弥漫性球性肾小球肾炎（Ⅳ–G）。此型还包括弥漫性"白金耳"，但不伴明显肾小球增生性病变者。

Ⅳ–S（A）：活动性病变——弥漫节段增殖性狼疮性肾炎。

Ⅳ–G（A）：活动性病变——弥漫球性增殖性狼疮性肾炎。

Ⅳ–S（A/C）：活动和慢性病变并存——弥漫节段增殖伴硬化性狼疮性肾炎。

Ⅳ–G（A/C）：活动和慢性病变并存——弥漫球性增殖伴硬化性狼疮性肾炎。

Ⅳ-S（C）：慢性非活动性病变伴瘢痕形成——弥漫节段硬化性狼疮性肾炎。

Ⅳ-G（C）：慢性非活动性病变伴瘢痕形成——弥漫球性硬化性狼疮性肾炎。

Ⅴ型：膜性狼疮性肾炎光镜、免疫荧光或电镜检查见大部分肾小球存在弥漫或节段上皮侧免疫复合物沉积，伴或不伴系膜病变。Ⅴ型狼疮性肾炎合并Ⅲ型或Ⅳ型病变，需同时诊断Ⅴ+Ⅲ型或Ⅴ+Ⅳ型。Ⅴ型可存在节段或球性肾小球硬化（但非肾小球毛细血管祥坏死或新月体导致的肾小球瘢痕）。

Ⅵ型：终末期硬化性狼疮性肾炎Ⅵ型指 90% 以上肾小球球性硬化，无活动性病变。

（2）免疫荧光：LN 患者肾小球免疫荧光通常为 IgG 为主的沉积，并出现 C_4、C_{1q} 与 C_3 共同沉积。IgG、IgA、IgM 以及 C_3、C_4、C_{1q} 染色均呈阳性，称为"满堂亮"，对 LN 的诊断有重要的提示意义。免疫复合物在小管-间质沉积也是 LN 的特点之一。LN 各型均可见小管-间质免疫荧光染色阳性（以Ⅳ型最突出）。

（3）电镜：多数肾小球电子致密沉积物呈颗粒状。少数患者可出现直径为 10～15nm 的指纹状结晶及发夹样结构等。在 LN 患者肾脏中，还经常可见直径 24nm 的管状包涵体，主要分布于肾脏内皮细胞的内质网中。

LN 除累及肾小球外，肾小管间质和血管也常受累，伴间质和血管病变者肾功能损害往往较重，对治疗的反应差，预后不好。

肾活检不仅可以为狼疮性肾炎进行病理分型，更重要的是可以提供活动度和慢性化程度的相关信息。狼疮性肾炎的病理学活动性积分和慢性化积分指标分别为：①活动指标：细胞增生、核碎裂和坏死、细胞性新月体、铁丝圈透明血栓、白细胞浸润、间质炎症细胞浸润；②慢性指标：肾小球硬化、肾小管萎缩、纤维性新月体、间质纤维化。

鉴别诊断

系统性红斑狼疮性肾炎需与其他原因引起的肾病综合征、肾炎、肾性高血压、肾功能减退相鉴别，如慢性肾炎、紫癜性肾炎、糖尿病肾病、痛风性肾病、乙型肝炎相关性肾病等。另外还需与其他结缔组织疾病和药物引起的红斑狼疮相鉴别。

1. 原发性肾小球疾病

原发性肾小球疾病如急慢性肾炎、原发性肾病综合征等，多无关节痛或关节炎，无皮损，无多脏器损害表现，血中抗 dsDNA 抗体阴性。

2. 混合性结缔组织病

混合性结缔组织病是一种可兼有 SLE、硬皮病与多发性肌炎症状的疾病。本病皮肤发硬，很少出现肾损害，ENA 抗体阳性，抗 Sm 抗体缺乏，抗荧光素标记抗体纯粹为斑点型，血清补体正常或升高。这些都有别于 SLE。

3. 系统性硬皮病

常有雷诺现象，关节痛或关节炎，可有胃肠道、心、肺、肾等器官受累。ANA 阳性（78%），LE 细胞阳性（8%），故需与 SLE 鉴别。系统性硬皮病具有特征性的皮肤发硬，尤以肢端明显。另外，做胃肠道钡餐检查，可见食管下端扩张、收缩功能减弱等。这些可与 SLE 区别。

4. 皮肌炎

常易误诊为 SLE，因皮肌炎可有与 SLE 类似的紫红色斑疹，ANA 及 LE 细胞可出现阳性，且可合并有各系统的损害。但皮肌炎的色紫红、色泽较暗，且较弥散，没有典型的蝶状分布。SLE 多在四肢末端，特别是在手指、足趾尖部及甲沟处出现小红斑丘疹、紫癜、萎缩性皮疹。皮肌炎最具诊断意义的特点是两眼睑有浮肿的红斑，这在 SLE 是极其少见的。皮肌炎的肌肉损害明显，常有吞咽困难及声音嘶哑等情况；且尿肌酸明显升高，特别是醛缩酶及肌酸激酶的增高，也支持本病。此外皮肌炎的白细胞常增高，血清补体正常或增高，肾损害不明显，也可与 SLE 相鉴别。

5. 药物引起的红斑狼疮

本病是由药物引起的一种和 SLE 相同的综合征。它与 SLE 在临床、病理和血清学等方面很难区别，其 ANA、狼疮细胞常呈阳性，胸膜炎和肺的表现比 SLE 稍多，但皮损和肾的损害较 SLE 少。可根据其发病前有服药史（常见的药物有普鲁卡因胺、肼屈嗪和苯妥英钠），且停药后临床症状和实验室检查结果的变化随之恢复等加以鉴别。

6. 慢性活动性肝炎

本病也可出现多发性关节炎、疲劳、浆膜炎、抗核抗体阳性、狼疮细胞阳性、全血细胞下降，也可有肾炎样尿改变，但一般肝大明显，有蜘蛛痣、肝病面容及肝掌等肝病表现，必要时可进行肝穿刺活检明确诊断。

7. 发热应与并发感染鉴别

SLE 并发感染时，经仔细检查可发现感染病灶，且无其他疾病活动的表现，如关节痛、皮疹等；同时，并发感染时血沉和 C 反应蛋白均可升高。而狼疮活动时，血沉可加快，而C反应蛋白不变或轻度升高。

治　疗

现代医学中激素、免疫抑制剂、生物制剂等药物的广泛应用显著延缓了狼疮性肾炎患者的病程进展，但同时存在毒副作用大等问题。我国传统中医药治疗虽不如西药作用快速显效，但在减轻西药毒副作用、提高治疗效果、降低复发率等方面具有一定优势。故目前对于狼疮性肾炎的治疗多主张采用中西医结合的方法。

（一）辨证治疗

早期邪毒炽盛，治疗总以清热解毒、祛邪扶正为则；后期阳气衰微或阴阳两虚，则当益气固本、扶正补虚为要。而对瘀血、痰浊、水湿等兼夹证候，又应详查细辨，随证施治。

1. 热毒炽盛

证候特点：壮热烦渴，面部或肢体红色斑疹，全身乏力，口舌生疮，关节肌肉酸痛，脱发多汗，神昏谵语，手足抽搐，小便短赤，大便干结。

舌脉：质红润、红绛或紫暗，苔黄腻或黄干，脉弦数或洪数。

治法：清热解毒，泻火凉血。

推荐方剂：犀角地黄汤合五味消毒饮加减。

基本处方：水牛角30g，生地黄15g，赤芍15g，牡丹皮15g，知母15g，金银花15g，野菊花10g，紫花地丁10g，紫背天葵10g，蒲公英15g，甘草8g。每日1剂，水煎服。

加减法：若神昏谵语，可选用安宫牛黄丸、紫雪丹、安脑丸、新雪丹、清开灵、醒脑静等以清热解毒，开窍醒神；抽搐可酌加钩藤 15g，白僵蚕 12g，地龙 12g 等以解痉息风。

2. 肝肾阴虚

证候特点：不发热或偶有低热，局部斑疹暗褐，腰酸腿痛，关节轻度酸楚，毛发脱落，月经不调或闭经，或伴头晕目眩，耳鸣，口燥咽干，大便偏干，小便黄。

舌脉：舌质红，苔少或光剥，脉细数。

治法：补益肝肾，滋阴清热。

推荐方剂：左归丸合二至丸加减。

基本处方：生地黄 15g，枸杞子 12g，山药 15g，山茱萸 12g，牛膝 12g，菟丝子 15g，龟甲胶 10g（烊化），牡丹皮 12g，女贞子 15g，墨旱莲 15g。每日 1 剂，水煎服。

加减法：若阴虚火旺而见尿热、血尿者，可改用知柏地黄汤加茜草 12g，白茅根 15g，仙鹤草 15g，侧柏叶 12g，大小蓟各 12g 等以清热凉血止血；若阴虚阳亢而头晕耳鸣者，可去龟甲胶、菟丝子，加天麻 9g，钩藤 12g 平肝潜阳。若伴水肿者，可加泽泻 15g，茯苓 15g，猪苓 15g 利水消肿。

3. 脾肾气（阳）虚

证候特点：面色无华，四肢面目浮肿，腹胀满，腰膝酸软，乏力，足跟痛，肢冷面热，尿少或尿闭；或见悬饮，胸胁胀满，咳嗽气促痰鸣，精神萎靡。

舌脉：舌质淡，舌体胖嫩，苔白腻，脉沉细弱。

治法：温肾健脾，化气行水。

推荐方剂：济生肾气丸合四君子汤加减。

基本处方：生地黄 15g，泽泻 15g，山药 12g，淫羊藿 12g，肉桂 2g（焗服），牡丹皮 12g，川牛膝 12g，车前草 15g，党参 15g，黄芪 15g，白术 12g，炙甘草 6g，茯苓 15g。每日 1 剂，水煎服。

加减法：若水肿明显，偏脾阳虚者，以实脾饮为主加减；偏肾阳虚者，以真武汤为主加减。

4. 气阴两虚

证候特点：倦怠乏力，少气懒言，恶风，易感冒，低热盗汗，五心烦热，口燥咽干而饮水不多，手足心热，大便先干后稀。

舌脉：舌红少津，脉细或结代。

治法：益气养阴。

推荐方剂：参芪地黄汤加减。

基本处方：党参 15g，黄芪 20g，山茱萸 15g，茯苓 18g，牡丹皮 15g，泽泻 12g，生地黄 18g，麦冬 12g，五味子 6g，甘草 6g。每日 1 剂，水煎服。

加减法：如兼瘀血，可加丹参 15g，益母草 15g 以活血通络；如兼湿热，可加白花蛇舌草 15g，半枝莲 15g 以清热祛湿。

（二）中医其他治疗

中成药

（1）六味地黄丸：功效滋补肾阴。主治肾阴亏损，头晕耳鸣，腰膝酸软，盗汗遗精，骨蒸潮热。适用于狼疮性肾炎而见肾阴亏耗，阴虚火旺者。

（2）知柏地黄丸：功效滋阴清热，补肾填精。适用于肝肾阴虚或气阴两虚而见阴虚火旺者。

（3）醒脑静注射液：功效清热解毒，开窍醒神。适用于狼疮性肾炎活动期高热、神志模糊者。

（三）西医治疗

不同病理类型的 LN，免疫损伤性质不同，治疗方法不一，应根据肾活检病变性质选择治疗方案。一般来讲，Ⅰ型及轻症Ⅱ型LN 患者无须针对 LN 的特殊治疗措施，可给予中、小剂量糖皮质激素治疗；当有严重肾外表现时，则按肾外情况给予相应治疗。对于较重的Ⅱ型和轻症Ⅲ型 LN，可给予单纯的糖皮质激素治疗，如泼尼松 0.5 ～ 1.0mg/d，待病情控制后逐渐减量并维持。如单纯激素治疗反应不佳或有激素治疗禁忌时，可给予免疫抑制剂治疗。

重症Ⅲ型及Ⅳ、Ⅴ型（包括Ⅴ＋Ⅳ型、Ⅴ＋Ⅲ型）LN，治疗一般包括诱导阶段及维持阶段。诱导阶段主要是针对急性严重的活动性病变，应迅速控制免疫性炎症及临床症状。免疫抑制药物作用较强，剂量较大，诱导时间一般为 6 ～ 9 个月。维持阶段重在稳定病情，防止复发，减轻组织损伤及随后的慢性纤维化病变。免疫抑制药物剂量小，副作用少。

1. 治疗 LN 的主要免疫抑制剂

（1）诱导期常用药物及用法

①糖皮质激素：甲基泼尼松龙，0.5g/d，静脉滴注，连续 3 日为一个疗程，必要时可重复一个疗程。冲击治疗后，续以泼尼松，1.0mg/（kg·d），口服，4 ～ 8 周后逐渐减量，每 2 周减 5 ～ 20mg/d，再每 2 周减 2.5mg/d，直到每日或隔日 5 ～ 15mg 维持。

诱导期为了控制症状，激素是不可缺少的药物。大剂量激素发挥效应快，但是副作用也大，只能在诱导初期使用，后期要逐渐减量，直到维持量。单纯大剂量激素作为诱导治疗不合适，必须与其他抗增殖药物如环磷酰胺（CTX）、吗替麦考酚酯（MMF）等免疫抑制剂联合应用。

②环磷酰胺（CTX）：CTX 属于细胞毒性药物，是增殖型 LN 的经典治疗药物。目前多采用静脉 CTX 冲击疗法，分为 NIH 方案和欧洲改良疗法。NIH 方案中，CTX 起始剂量为 $0.75g/m^2$，以后每月 $0.5 \sim 1.0g/m^2$，连续使用 6 个月，可根据年龄、肾功能、外周血白细胞变化及治疗反应调整剂量。欧洲改良疗法中，CTX 的剂量为 $0.5g/m^2$，每 2 周一次，治疗 3 个月。CTX 的副作用包括胃肠道反应、感染、脱发、性腺抑制、白细胞减少、出血性膀胱炎等。欧洲改良疗法的副作用低于 NIH 方案。

③吗替麦考酚酯（MMF）：MMF 用于狼疮性肾炎的治疗已近二十年。临床上观察到 MMF 对 Ⅳ 型狼疮性肾炎患者的诱导缓解率高于 CTX，并对伴血管病变的患者疗效较好。MMF 选择性抑制淋巴细胞，需要定期监测淋巴细胞，避免过度免疫抑制，导致严重感染。KDIGO 指南推荐诱导期 MMF 剂量为 3.0g/d，分 2 次服用，使用 6 个月。因存在种族差异，建议我国成年患者诱导剂量不超过 2.0g/d，并根据体重、血红蛋白、血浆白蛋白和肾功能水平酌情调整药物剂量。

④环孢素 A（CsA）：CsA 剂量为 $4 \sim 5mg/$（kg·d），分 2 次服用。CsA 谷浓度在 $100 \sim 200ng/mL$。3 个月后，根据病情逐渐减量，每月减 1mg/（kg·d），直至 2mg/（kg·d）维持，疗程不短于 1 年。6 个月内无效或肌酐倍增者，应停药。CsA 常见的毒性是小管间质慢性化改变、血清肌酐升高和高血压等。停用 CsA 后，大多数患者会复发。

⑤他克莫司（FK506）：诱导治疗起始剂量为 $0.1 \sim 0.15mg/$

（kg·d）（分2次，间隔12小时），空腹或餐后2小时服用。FK506
谷浓度为5～15ng/mL。根据血药浓度、Scr升高>基础值的25%
或Scr>132μmol/L，调整剂量。连续应用6个月，如病情缓解
（完全或部分缓解）可以减量至0.07mg/（kg·d），连续应用半年。
1年后改为维持治疗。临床上应用FK506的主要副作用是血糖、血
压升高及对肾功能的影响。

（2）维持期常用药物及用法：LN经过诱导治疗缓解后，可进
入维持治疗。缓解分为完全缓解（complete response，CR）和部分
缓解（partial response，PR）。CR是指尿蛋白定量<0.3g/24h，尿
沉渣检查正常，血清白蛋白≥35g/L，Scr正常或上升不超过正常范
围的15%，无肾外狼疮活动。PR是指尿蛋白定量>0.3g/24h，尿蛋
白下降超过基础值的50%，同时血清白蛋白≥30g/L，肾功能稳定，
无肾外狼疮活动。

①泼尼松：维持期剂量10mg/d，口服。如果持续缓解，可调整
为隔日服用。

②硫唑嘌呤（Aza）：维持期剂量1～2mg/（kg·d），口服。

③吗替麦考酚酯：维持期剂量0.5～0.75g/d，口服。

④环孢素A：每日2～3mg/kg，口服。

⑤他克莫司：每日0.05～0.075mg/kg。

⑥雷公藤多苷（TW）：维持期剂量60mg/d，口服。

⑦来氟米特（LFM）：维持剂量20mg/d，口服。

2. 重症LN的治疗

（1）重型Ⅲ型LN：诱导治疗可以选用激素联合MMF、激素联
合CTX或激素联合MMF及FK506的疗法。维持期可选用激素联
合MMF、激素联合雷公藤多苷、激素联合Aza或激素联合LFM等

治疗。

（2）Ⅳ型LN：诱导治疗可以选用激素联合MMF、激素联合CTX或激素联合MMF及FK506的疗法。维持期可选用激素联合MMF、激素联合雷公藤多苷、激素联合Aza或激素联合LFM等治疗。

（3）Ⅴ+Ⅳ型和Ⅴ+Ⅲ型LN：诱导治疗采用激素联合MMF、FK506的疗法。维持期可选用激素联合MMF、激素联合雷公藤多苷、激素联合Aza或激素联合LFM等治疗。

（4）其他：对于一些严重LN患者如有大量新月体形成、合并栓塞性微血管病变、抗核抗体或ANCA高滴度阳性，或有弥漫性肺泡出血者，可采用血浆置换或免疫吸附治疗。

（5）Ⅴ型LN

①非免疫抑制治疗：包括严格控制血压（＜130/80mmHg），使用血管紧张素转换酶抑制剂（ACEI）和（或）血管紧张素Ⅱ受体拮抗剂（ARB）以减少蛋白尿，给予抗凝剂和降脂治疗预防血栓和心血管并发症。同时给予小剂量泼尼松及TW治疗。

②免疫抑制治疗：针对肾病综合征型患者，尤其是有肾病综合征并发症的高危患者。具体方案包括激素联合MMF、FK506疗法或激素联合FK506疗法，疗程一般为6～9个月，激素联合MMF、FK506疗法可延长至12个月。维持期可选用激素联合TW、激素联合FK506、激素联合Aza等治疗。

3. LN 的缓解、复发与预后

（1）缓解与复发：达到临床完全缓解可以明显改善LN患者的远期预后。有利于缓解的因素包括血清肌酐低、尿蛋白少、病理改变轻、病变慢性指数低等。抗dsDNA抗体滴度增高和血清补体下降，往往是病情复发的标志。相反，若抗 dsDNA 抗体在维持治疗期持续阴性，可以适度减少免疫抑制剂的用量。由于持续缓解病例也可能在若干年后复发，所以一般不主张完全停用免疫抑制治疗。通常可以采取小剂量激素维持。对不能遵从长期药物治疗的患者，可以考虑在持续缓解至少 5 年以后再停止药物治疗，但必须密切观察患者尿液检查和免疫学指标的变化。

（2）预后：影响 LN 预后的因素较多。种族、经济状况、性别、大量蛋白尿、高血压、血清肌酐增高、贫血、血小板减少、低补体血症、抗 dsDNA 抗体高滴度阳性，均被认为是具有预后意义的临床因素。细胞性新月体、肾小球硬化的程度、间质纤维化的比例以及肾脏血管病变，是影响预后的重要病理改变参数。肾小管间质严重损害、治疗初期大量蛋白尿和持续不缓解是影响存活率的独立风险因素。

第七章　过敏性紫癜性肾炎

过敏性紫癜（HSP）是以皮肤紫癜、出血性胃肠炎、关节炎及肾脏损害为特征的综合征。该病是 IgA 免疫复合物介导的白细胞破碎性全身性小血管炎。过敏性紫癜引起的肾损害称过敏性紫癜性肾炎（HSPN），其临床症状轻重不一，可从单纯的尿检异常（血尿和/或蛋白尿）至典型的急性肾炎综合征、肾病综合征，甚至肾衰竭。血尿（肉眼或镜下）是其常见表现，大多数患者呈良性、自限性过程，多于数周内痊愈，但也有反复发作或迁延数月、数年者。约50%的患者反复发作。本病预后取决于病理变化的严重程度。

国内报道 HSPN 发病率在 HSP 中占 30% ～ 50% 不等，但可因所采用的诊断标准不同而异。国外以肾活检为标准，则发病率达90% 以上。本病任何年龄均可发病，多见于儿童及青少年。儿童紫癜性肾炎的发病率仅次于急性肾炎和肾病综合征，且在儿童继发性肾脏病中占首位。

过敏性紫癜性肾炎属于中医学的"尿血""肌衄""葡萄疫""水肿""斑疹"等范畴。

病因病机

（一）中医

中医认为 HSPN 是由于内有脏腑虚损，或血热内蕴，或湿热内阻，外感时邪（风、湿、热、毒、瘀），或过食燥热荤腥动风之品，或因药物过敏，禀体不受，以致风热相搏，扰动血络，迫血妄行，血不循经，外溢肌肤则为紫癜发斑；湿热迫于胃肠，则腹痛频作、便血；湿热毒邪损伤肾络，血溢脉外而为尿血；耗伤肾气，肾虚固摄无权，则见泡沫尿；气血循行不畅，瘀滞于关节之脉络，不通则痛，则关节疼痛；病情缠绵，反复发作，则致脾肾两亏，浊邪内停而成溺毒之重症。

概而言之，本病初期多由风、湿、热、毒、瘀所致，中后期瘀热互结，气血阴阳俱虚，其中瘀血是贯穿病程的重要因素。

（二）西医

本病病因可能与遗传、感染、食物及药物有关。部分病例起病前有感染史，最常见的是上呼吸道感染（非特异性或链球菌感染），其他如衣原体、水痘和寄生虫等。一些病例病前有药物（抗生素、磺胺、异烟肼、水杨酸盐等）过敏或食物（乳类、鱼虾、蟹等）过敏史。此外也有报告发生于接种疫苗或昆虫蜇咬之后。本病非遗传性疾病，但存在遗传好发倾向。本病与 HLA–B35 之间有弱关联。

西医认为，本病发病机制尚未明确，主要与免疫、炎症、凝血异常等相关。

1. 免疫机制

（1）体液免疫：现有的研究证实，HSPN 是一种免疫复合物介导的系统性疾病，部分患者血中可检测出 IgA，主要是 IgA1。最新研究表明，多聚糖化 IgA1 免疫复合物不能被降解，在血中集聚，最后在肾小球系膜区沉积，刺激系膜细胞增殖，分泌细胞外基质，引起肾脏损伤，提示多聚糖化 IgA1 可能在 HSPN 中有重要作用。补体亦参与免疫复合物的形成，可诱发炎症反应而加重肾损害。

（2）细胞免疫：急性期 HSP 患者中可见 CD_4^+/CD_8^+ 和 Th1/Th2 比值异常，提示 T 细胞亚群功能紊乱可引起免疫系统病理性应答，并造成肾脏损害。

2. 炎症机制

HSPN 患者肾小球内有单核－巨噬细胞浸润，释放炎症因子和细胞因子。有研究发现，HSPN 患者血清 IL-4、IL-10、TNF-α 含量高于健康人，IL-2 含量低于健康人。另有研究显示，细胞间黏附分子、血管细胞黏附分子 -1 在 HSPN 急性期显著上调，且与皮肤紫癜、关节炎、胃肠道症状有相关性。

3. 凝血系统异常

HSP 是免疫复合物介导的血管炎，肾血管内皮细胞受损，释放血管性假血友病因子（vWF），与血小板膜糖蛋白Ⅱb、Ⅲa 结合，刺激血小板活化因子（PAF）的分泌，后者可引起肾小球系膜细胞受损，降低肾小球滤过率，使肾小球基底膜通透性增加，诱导多种炎症因子释放，促进血栓形成等。

临床表现

本病临床表现包括肾内症状和肾外症状。

（一）肾内症状

肾脏病多发生在其他脏器受累后数天或数周。常规尿检发现肾脏受累率为 40% ～ 60%，尿检正常者肾活检亦可发现肾小球病理改变。症状主要为短暂或持续镜下血尿和（或）蛋白尿，肉眼血尿少见，蛋白尿一般不多，但可有肾病综合征范围的大量蛋白尿。部分患者可表现为急性肾衰竭、高血压，肾脏受累程度与皮肤、关节、胃肠道等其他系统病变程度无关；大部分患者能迅速缓解；少部分患者（2% ～ 5%）可进展至终末期肾脏病（ESRD）；如伴大量蛋白尿，则有 50% 患者进展至 ESRD。2008 年中华医学会儿科学分会将 HSPN 分为 6 型：①孤立性血尿或孤立性蛋白尿；②血尿和蛋白尿；③急性肾炎型；④肾病综合征型；⑤急进性肾炎型；⑥慢性肾炎型。

（二）肾外症状

1. 皮疹

发生于 95% 的患者，多为首发症状。皮疹多对称性分布在四肢远端、臀部，分批出现，为出血性斑点，稍高出皮肤表面，压之不褪色，可有痒感，1 ～ 2 周后逐渐消退，严重时可有皮肤坏死，发作时可伴低热。

2. 关节症状

约半数病例有游走性多发性关节痛，多为轻度疼痛，部分可有关节肿胀和活动受限。常见受累的关节有膝、踝和手。症状多于数日内消退，不遗留关节变形，但在活动期可复发。

3. 胃肠道症状

最常见为腹痛，以脐周和下腹部为主，呈阵发性绞痛，可伴恶心、呕吐及血便，偶见吐血。检查无压痛及肌卫。在儿童有时可并发肠套叠、肠梗阻和肠穿孔。

4. 其他症状

淋巴结肿大，肝脾肿大，较少见的临床表现有肺出血所致的咯血，肾炎所致的高血压脑病或紫癜性脑病所致的抽搐、瘫痪、昏迷。个别报道尚有肌肉内出血、类风湿关节炎、胰腺炎、睾丸炎、心肌炎和肝炎等。

（三）常见并发症

神经系统并发症有脑血管痉挛、颅内出血。消化系统并发症有消化道出血、肠穿孔、肠出血。肺出血；心肌炎。

实验室和其他辅助检查

1. 尿液检查

患者可有轻重不一的血尿、蛋白尿和管型尿。

2. 血液检查

血小板、出血时间、凝血时间、血块回缩时间和凝血酶原时间均在正常范围。急性期部分患者毛细血管脆性试验（束臂试验）可以呈阳性。血清 C_3 和 CH50 多数正常，血清 IgA 可增高，血沉增快。严重病例可有肌酐清除率降低和血尿素氮、血肌酐增高。表现为肾病综合征者，可有血清白蛋白降低和胆固醇增高。

3. 肾活检组织学分类

按病理特点分为 6 级：

Ⅰ级：肾小球轻微病变。

Ⅱ级：单纯系膜增殖。

Ⅲ级：（a）局灶性和（b）弥漫性系膜增生伴新月体形成（＜50%）和（或）肾小球硬化。

Ⅳ级：同Ⅲ级，新月体和（或）肾小球硬化比例在 50%～75%。

Ⅴ级：同Ⅲ级，新月体和（或）肾小球硬化比例在＞75%。

Ⅵ级：假性膜增殖肾炎改变。

诊断要点

1. 最常见于儿童，但任何年龄均可发病。

2. 斑点状紫癜，常见于臀部和下肢。较常有腹痛和关节痛。

3. 紫癜后 8 周内出现肾损害，可仅表现为血尿，但常伴有蛋白尿。较重者可表现为急性肾炎、肾病综合征及急进性肾炎。肾活检有助于本病的诊断。

4. 血小板计数多正常，50% 患者血清 IgA 增高，血冷球蛋白多为阳性。

鉴别诊断

本病在某些情况下须注意与下列疾病相鉴别。

1. 急性肾炎

当紫癜性肾炎发生于皮疹已消退时需与急性肾炎相鉴别。此时应追询病史，包括回顾皮疹形态、分布、关节和胃肠道症状，有助于本病的诊断。缺乏上述症状，早期有血清补体降低有助于急性肾炎的诊断。必要时可做皮肤活检和肾活检作为鉴别。

2. Goodpasture 综合征

当紫癜性肾炎伴肺出血、咯血时应注意与此病鉴别。由于本病有典型的皮疹关节和胃肠道症状，以及血清 IgA 增高等，鉴别并不困难。必要时可做肾活检，两者有截然不同的免疫荧光表现，Goodpasture 综合征免疫荧光为典型的线状 IgG 沉积。

3. 狼疮性肾炎

由于系统性红斑狼疮可有皮疹、关节痛和肾损害，故须与此病相鉴别，但两者皮疹在形态和分布上均有显著区别，诊断并不困难。两者肾活检有不同之处，如免疫荧光检查，狼疮性肾炎虽然也有 IgA 沉积，但常有大量其他免疫球蛋白沉积，且有 C_{1q} 沉积；肾小球毛细血管壁白金耳样变也有助于鉴别。两者皮肤活检也不同，狼疮性肾炎可见狼疮带，而紫癜性肾炎可见 IgA 沿小血管壁沉积。

4. IgA 肾病

单纯根据肾脏病理很难鉴别两者，主要从临床症状区别，如紫癜性肾炎有典型的皮肤改变、胃肠道症状、关节痛等。

治 疗

紫癜性肾炎多属本虚标实，发病初期常以风热、血热等标实为主，治疗以疏风清热、凉血止血、解毒祛湿为主，病程迁延不愈，紫癜反复不退，或尿血持续迁延，应予益气养阴、补益脾肾兼活血化瘀法治疗。另外，有的患者先天不足，或后天失养，导致正气不足，卫外不固，易感外邪，而感外邪后，更易戕伤元气，治宜扶正与祛邪兼顾。

（一）辨证治疗

紫癜性肾炎的辨证应注意风、热、毒、瘀、虚五个方面。

1. 风热外侵

证候特点：急性起病，皮肤紫癜，色鲜红，可觉瘙痒，尿色深，可兼有发热、咽痛、咳嗽等外感症状，或有关节痛，腹痛，便干。

舌脉：舌红，苔薄黄，脉数。

治法：祛风清热，凉血止血。

推荐方剂：消风散合小蓟饮子。

基本处方：防风 10g，牛蒡子 10g，荆芥 10g，蝉蜕 6g，生地黄 15g，黄芩 10g，苍术 10g，小蓟 10g，蒲黄 10g，僵蚕 10g，赤芍 10g，牡丹皮 10g，甘草 4g。每日 1 剂，水煎服。

加减法：兼有水肿者，加麻黄、桑白皮、茯苓皮以利水消肿；尿血甚者，加茜草、地榆凉血止血；咽喉肿痛者，加金银花、连翘、山豆根清热解毒利咽；水肿者，加茯苓、猪苓等利水消肿。

2. 热毒亢盛

证候特点：皮肤紫癜，色鲜红，分布稠密，此起彼伏，尿涩赤，色略深或暗红，口干渴，伴腹痛、便血，甚则见高热烦躁、头痛、抽搐、谵语等重症。

舌脉：舌红绛，苔黄，脉洪数或滑数。

治法：清热解毒，凉血止血。

推荐方剂：清营汤合犀角地黄汤。

基本处方：水牛角片 15g，白茅根 10g，牡丹皮 10g，赤芍 10g，生地黄 10g，金银花 15g，连翘 15g，玄参 10g，黄连 4g，淡竹叶 10g，车前子 30g（包煎），小蓟 15g，地榆 10g。每日 1 剂，水煎服。

加减法：大便干燥者，加大黄、芒硝以通腑泻实；血尿甚者，加茜草、三七、蒲黄炭等止血；热重者，加石膏、知母清热泻火；如见热扰神明者，可灌服安宫牛黄丸，或加用水牛角解毒开窍。

3. 湿热瘀阻

证候特点：皮肤紫癜，尿深赤，口苦，口黏，身重乏力，头重如裹，胸脘痞闷。

舌脉：舌红，苔黄腻，脉滑数。

治法：清热利湿，活血止血。

推荐方剂：桃红四物汤合甘露消毒丹。

基本处方：茵陈 10g，黄芩 15g，连翘 10g，石菖蒲 10g，白豆蔻 10g，滑石 10g，桃仁 10g，红花 8g，当归 10g，白芍 10g。每日 1 剂，水煎服。

加减法：尿血明显者，加三七粉、蒲黄；蛋白尿较多者，加金樱子、芡实。

4. 阴虚火旺

证候特点：皮肤紫癜，时发时止，血尿、蛋白尿反复，大便干，伴五心烦热，口干咽燥，头晕耳鸣，潮热盗汗。

舌脉：舌质红，苔薄黄或少苔，脉细数。

治法：滋阴降火，清热凉血。

推荐方剂：六味地黄汤加减。

基本处方：生地黄 10g，牡丹皮 10g，山萸肉 10g，茯苓 15g，山药 15g，泽泻 10g，女贞子 10g，墨旱莲 10g，仙鹤草 20g，茜草 10g，知母 10g，黄柏 10g。每日 1 剂，水煎服。

加减法：紫癜尚在者，加蝉衣、白蒺藜祛风脱敏；腰膝酸软甚者，可加枸杞子、杜仲；血热偏甚者，加紫草、赤芍清热凉血；津液亏极者，加龟甲、鳖甲滋阴复脉；尿中红细胞多者，加地榆炭、蒲黄炭收敛止血；白细胞多者，加半枝莲、马齿苋等清利湿热。

5. 肺脾气虚

证候特点：紫癜散在，斑色暗淡，身倦乏力，气短纳呆，尿赤，尿中以蛋白为主，面浮肢肿，易感冒。

舌脉：舌质淡胖，边有齿印，苔薄白，脉弱。

治法：补益脾肺。

推荐方剂：参苓白术散。

基本处方：党参 10g，白术 10g，茯苓 15g，甘草 6g，桔梗 10g，山药 15g，白扁豆 10g，赤小豆 10g，冬瓜皮 20g，莲子 10g。每日 1 剂，水煎服。

加减法：尿浊者，加萹蓄、瞿麦清利湿热；腹痛、腹泻者，加黄连、黄芩、葛根清肠止泻；蛋白尿明显者，加重黄芪用量以补气固涩。

6.气阴两虚

证候特点：紫癜基本消退，遇劳则发，面色少华，口干，头晕耳鸣，气短乏力，自汗盗汗，手足心热。

舌脉：舌红，少苔，脉沉细数。

治法：益气养阴。

推荐方剂：参芪地黄汤合二至丸加减。

基本处方：太子参 10g，黄芪 20g，熟地黄 15g，山萸肉 10g，茯苓 15g，桃仁 10g，女贞子 10g，墨旱莲 10g，地骨皮 10g，芡实 15g，莲子 10g。每日 1 剂，水煎服。

加减法：偏气虚者，加党参、山药、白术；偏阴虚者，加何首乌、龟甲；潮热甚者，加青蒿、牡丹皮以清虚热；血尿明显者，加白茅根、大小蓟以凉血止血。

7.脾肾阳虚

证候特点：皮肤紫癜色暗，神疲乏力，腰膝冷痛，四肢欠温，纳呆便溏，全身浮肿，甚至有胸水、腹水，尿少。

舌脉：舌淡胖，苔白滑，脉沉细迟。

治法：温阳利水，活血化瘀。

推荐方剂：真武汤加减。

基本处方：附子 10g，茯苓 15g，白术 10g，白芍 10g，生姜 3 片，泽泻 15g，桂枝 6g，杜仲 10g，枸杞子 10g。每日 1 剂，水煎服。

加减法：水肿甚者，加防己、车前子以利水消肿；尿蛋白多者，加黄芪、芡实以补气固涩；邪实明显，腹胀甚者，可先用中满分消丸以祛邪扶正。

（二）中医其他治疗

中成药

（1）雷公藤多苷片：适用于紫癜性肾炎有蛋白尿、血尿者。

（2）肾康宁片：适用于紫癜性肾炎属脾肾阳虚，水湿内停而兼有血瘀者。

（3）六味地黄丸：适用于肾阴亏虚者。

（4）知柏地黄丸：适用于阴虚火旺者。

（5）肾炎四味片：功能利尿消肿，消除蛋白尿。适用于紫癜性肾炎有蛋白尿者。

（三）西医治疗

本病尚无特异治疗方法，对于大部分呈轻微、一过性尿检异常者，无须特殊治疗。重症患者，如表现为急性肾炎综合征、肾病综合征和急进性肾炎综合征者需积极治疗，包括采用肾上腺皮质激素、免疫抑制剂、抗凝治疗和血浆置换等，但疗效难于确切评价。

1. 一般治疗

急性期应注意休息，重症应予卧床休息。去除可疑诱因，如感染、食物、药物等因素，如有明确感染和存在感染灶时，应予抗生素治疗和清除病灶。停止服食和接触可能是过敏原的食物和药物，必要时予脱敏治疗。

有皮肤损害者可用抗阻胺药物如氯雷他定、扑尔敏等，并予改善血管通透性的药物如维生素 C、复方芦丁、H_2 受体阻断剂等；亦可静脉使用钙剂脱敏。

腹痛明显及便血者可使用肌注维生素 K_1、阿托品等。H_2 受体阻断剂可改善血管通透性，减轻黏膜及内脏水肿、出血。

严重关节肿痛和腹痛患者可使用糖皮质激素。一般采用泼尼松每日 1～2mg/kg，连用 7～14 日即可。

此外，可酌情使用降压、利尿等药物。

2. 紫癜性肾炎的治疗

（1）对于尿常规轻度改变、肾功能正常、肾活检呈轻微或局灶性系膜增生者，应对症处理（如水肿者利尿消肿，高血压者予降压处理），随访观察，定期监测。

（2）糖皮质激素：适用于临床表现为肾炎综合征、肾病综合征或急进性肾炎，病理表现为弥漫性系膜增生，伴局灶性细胞新月体生成，或膜增生性肾炎者。泼尼松 1～2mg/kg，疗程 3 个月，必要时可适当延长。严重患者可用甲泼尼龙冲击治疗，15～30mg/kg，每日或隔日 1 次，3 次为一疗程，后续予泼尼松 1mg/kg 口服，并逐渐减量至停用。

（3）免疫抑制剂：用于一般治疗无效的肾炎综合征、肾病综合征或急进性肾炎，尤其是有明显新月体形成并有肾功能不全的患者。一般与糖皮质激素联用。

①吗替麦考酚酯（MMF）：能有效控制血管炎病情，缩短病程，改善预后。每日 15～30mg/kg 分次口服，至少 6 个月，常用 1～2 年。

②环磷酰胺（CTX）：适用于重症 HSPN 单用激素效果不佳者，剂量每日 2.5mg/kg，分次口服，或静脉冲击，疗程 8～12 周。累计口服不超过 250mg/kg，静脉注射不超过 150mg/kg，以减少副作用。

③硫唑嘌呤：每日 2～3mg/kg，疗程视病情而定，在 12 个月

左右。

④雷公藤多苷：有较强的抗炎和免疫抑制作用，每日 1mg/kg，分次服用，疗程 3～6 个月。

3. 抗血小板、抗凝治疗

HSP 虽无血小板数量改变，但血小板存在活化亢进，可予双嘧达莫或阿司匹林等抗血小板药物。血液黏稠度增高易使免疫复合物沉积、血小板黏附增加等，以下情况可启动抗凝治疗：血白蛋白＜ 20g/L，纤维蛋白原＞ 6g/L，抗凝血酶原＜ 70%，和（或）D- 二聚体＞ 1mg/L。可选用肝素、低分子肝素等治疗，疗程 1～2 周。

4. 应用 ACEI/ARB 类药物

ACEI/ARB 可减少细胞外基质堆积，延缓肾小球硬化及肾间质纤维化。对新月体 50% 以上，表现为急进性肾炎患者的治疗，一般认为应早期采用四联疗法（糖皮质激素＋免疫抑制剂＋双嘧达莫＋肝素、华法林）、甲泼尼龙冲击疗法和血浆置换等。

对终末期肾衰竭患者应予透析治疗和肾移植，但移植肾后约有 1/3 患者复发，故应在活动性病变静止 1 年以后再做肾移植。

第八章　糖尿病肾病

糖尿病肾病（diabetic kidney disease，DKD）是指由长期高血糖所导致的肾脏损害，是糖尿病常见的并发症，也是糖尿病患者的主要死亡原因之一。DKD病变可累及肾脏所有结构，包括肾小球、肾小管、肾间质、肾血管等。DKD的主要临床特征是持续性白蛋白尿和（或）肾小球滤过率（GFR）进行性下降，可进展至终末期肾脏病（ESRD）。

2013年，国际糖尿病联盟统计结果显示，全球20～79岁成人中有3.82亿糖尿病患者，患病率高达8.3%，其中中国以9840万糖尿病患者数居首位。

DKD作为糖尿病并发症，其发病率也快速升高。据调查，我国2009—2012年，社区糖尿病患者中DKD患病率为30%～50%，住院患者中为40%。在发达国家，DKD人数占ESRD的50%，成为引起ESRD的首因。我国DKD患者占ESRD的比例为16.3%，成为ESRD第二病因。而随着我国人民生活水平的提高、人均寿命的增加，以及诊断水平的提高，这一比例可能会快速增长。

糖尿病肾病依据其不同病变阶段分别属于中医学的"消渴""水肿""关格"等范畴。

病因病机

（一）中医

中医学认为饮食不节、情志失调、房劳伤肾、先天禀赋不足或失治误治等是 DKD 发生的重要原因。虚、瘀、浊是其基本病机。一般初期多为燥热阴虚或气阴两虚。中期阴阳两虚（脾肾两虚）为多，同时有痰瘀阻络，此时肾失封藏，精微下泄，则见蛋白尿；水湿不能运化，则见肢肿。终末期糖尿病肾病则以气血阴阳俱损、浊毒瘀阻为主要表现，可见三焦受阻，气机逆乱而见关格。病程日久，可累及多个脏腑而出现心悸、水肿、喘证、虚劳等危候，终至正衰邪实，阴竭阳亡。概括来说，肺、脾、肾三脏虚损是本，瘀血阻滞是贯穿病程的重要因素，浊毒是最终的结果，根据病程阶段的不同，各有侧重。

（二）西医

1. 遗传背景

DKD 的发生受遗传因素的影响很大，其在不同种族和人群中的发生率有所差异，且有家族聚集性。在所有 1 型和 2 型糖尿病患者中，可有 30%～40% 的患者最终发展至 DKD。

2. 高血糖所致的代谢紊乱

目前普遍公认，高血糖是引发 DKD 的最主要因素，近年来认为，如早期不能有效控制血糖，那么即使晚期控制了血糖，仍会出现各种微血管并发症，包括 DKD，即"代谢记忆"。高糖状态下，葡萄糖可以与脂类、蛋白质、核酸等物质发生非酶糖基化反应，产生不可逆的晚期糖基化终产物（AGE），其通过上调转化生长因子-β、结缔组织生长因子、白介素、肿瘤坏死因子等，造成肾脏损害。如 AGE 堆积在基底膜和系膜，使胶原纤维蛋白难以降解，导致基底膜增厚和系膜基质增生。此外，己糖胺通路、多元醇通路以及二酰基甘油-蛋白激酶 C 通路的激活等，都参与 DKD 的发生。

3. 肾小球高滤过

长期血糖升高可刺激多种血管活性物质增加，这些血管活性物质可导致入球小动脉扩张，进一步造成肾小球"三高"，即高压力、高灌注、高滤过。另外，高血糖刺激肾内多种生长因子分泌，促进肾小球系膜细胞和毛细血管袢的增生，导致肾小球肥大，肾脏体积可增大数厘米。这时肾脏滤过面积相应增加，从而导致肾小球滤过率增加。在 DKD 早期，控制血糖能够逆转肾脏高滤过状态，延缓 DKD 进展。

4. RAAS 激活

肾素-血管紧张素-醛固酮系统（RAAS）在调控动脉血压、细胞外容积的动态平衡中发挥重要作用。高血糖可导致肾内局部 RAAS 激活，在 DKD 的发生发展中起着重要作用，包括肾血管扩张、肾小球高压力、高滤过等。肾素可能通过上调炎症因子参与 DKD 进展。血管紧张素 II（Ang II）可诱发炎症因子、纤维化调控因子、增加血管压力等，是 RAAS 中最强的生物活性物质，对 DKD 进程有重要影响。RAAS 激活参与肾内高滤过状态的形成，还可以诱导细胞增殖、系膜增生。而 RAAS 拮抗剂可以有效地延缓 DKD 的发生发展。

5. 蛋白尿

蛋白尿不仅是 DKD 的重要表现，还是 DKD 中肾功能恶化的重要原因。DKD 中的尿蛋白以肾小球源性为主，其形成与肾小球高压力、基底膜增厚、电荷屏障受损有关。此外，足细胞数量的减少及功能异常在蛋白尿的形成中可能扮演了重要角色。DKD 早期的蛋白尿是高度选择性的，以白蛋白为主。随着病情进展和基底膜结构的破坏，血浆大分子蛋白可以通过基底膜，导致非选择性的蛋白尿。蛋白尿的形成可进一步加重肾脏病变，因小管液中蛋白含量的增多，促进小管上皮分泌血管紧张素原、上皮素等细胞因子，会导致间质成纤维细胞活化、间质纤维化。

6. 氧化应激

当机体遇到有害刺激时，会应激性产生过量的氧自由基，如肾脏中的黄嘌呤氧化酶、一氧化氮合酶等，是 DKD 发病的重要因素。此类氧化剂可损伤肾小管间质细胞、肾小球内皮细胞、系膜细胞等。最新的研究表明，不但氧化剂的过度激活是造成 DKD 的原因，它的过度抑制同样可以加速 DKD 进展，故维持氧化剂的动态平衡可能在 DKD 的治疗中获益。

7. 自噬抑制

自噬行为是指细胞内分解代谢以维持细胞在不同应激状态下的稳定。细胞学实验发现，高糖状态可抑制肾脏内皮细胞和足细胞的自噬，导致肾小球硬化和肾小管间质纤维化。

临床表现

（一）症状

1.肾外典型临床表现

有多尿、多饮、多食、消瘦、水肿、皮肤瘙痒，特别是其他器官的糖尿病微血管损害，如糖尿病视网膜病变、周围神经炎、动脉硬化、冠心病等。

2.KDOQI 指南将 DKD 分为 5 期

Ⅰ期：肾小球高滤过期（GFR 约 150mL/min）。

肾血流量、肾小球毛细血管灌注压、肾小球滤过率（GFR）增高和肾体积增大为特征，尿白蛋白排出率（UAE）正常（＜ 20μg/min，或＜ 30mg/24h），血压正常。

病理：肾小球肥大，肾小球基底膜（GBM）和系膜正常。这种糖尿病肾脏受累的初期改变与高血糖水平一致，是可逆的，经过治疗可以恢复，但不一定能完全恢复正常。此期没有病理组织学的损害。

Ⅱ期：间断微量白蛋白尿期。

GFR 正常或增高；UAE 正常（＜ 20μg/min，或＜ 30mg/24h），应激后可升高，休息后可恢复；血压可正常或轻度升高。

病理：肾小球基底膜（GBM）增厚和系膜基质增加。以上两期为临床前期，不属于临床诊断。

Ⅲ期：早期糖尿病肾病期。

GFR 大致正常；持续性微量白蛋白尿，UAE 持续高于正常

（20 ～ 200μg/min，或 30 ～ 300mg/24h）；血压轻度升高，降低血压可部分减少尿微量白蛋白的排出。

病理：GBM 增厚和系膜基质增加更明显，已有肾小球结带型和弥漫型病变以及小动脉玻璃样变，并已开始出现肾小球荒废。此期多发生于病程大于 5 年的糖尿病患者。

Ⅳ期：临床糖尿病肾病期。

GFR 下降（早期 130 ～ 70mL/min，后期 70 ～ 30mL/min），平均每月下降 1mL/min；大量蛋白尿（UAE > 200μg/min 或 > 300mg/24h），或持续尿蛋白 > 0.5g/24h，为非选择性蛋白尿。约 30% 的患者可出现典型的糖尿病肾病"三联征"——大量尿蛋白（> 3.5g/24h）、水肿和高血压的肾病综合征特点，往往伴不同程度的氮质潴留和糖尿病眼底病变。

病理：GBM 明显增厚，系膜基质增宽，荒废的肾小球增加（平均占 36%），残余肾小球代偿性肥大，灶状肾小管萎缩及肾间质纤维化。

Ⅴ期：肾衰竭期。

GFR 进行性下降，多低于 10mL/min；尿蛋白量增多或可因肾小球荒废而减少，血尿素氮和肌酐增高；伴严重高血压、低蛋白血症、水肿以及尿毒症症状。

病理：肾小球广泛硬化、荒废，肾小管萎缩及肾间质纤维化。

（二）体征

早期无明显体征，临床期可见水肿，肾衰竭期可见高度水肿及贫血。

（三）常见并发症

可见各系统感染，如呼吸道感染、尿路感染、皮肤感染，以及急性肾衰竭等。

实验室和其他辅助检查

（一）早期糖尿病肾病诊断

尿白蛋白排出率持续高于 20 ～ 200μg/min 或相当于 30 ～ 300mg/24h。

（二）临床期糖尿病肾病诊断

这一期的特点是大量白蛋白尿，UAE > 200μg/min 或持续尿蛋白 > 0.5g/d，为非选择性蛋白尿，GFR 开始下降，平均每月下降约 1mL/min。

（三）肾衰竭期糖尿病肾病诊断

GFR 不断下降，多小于 10mL/min，血尿素氮和肌酐增高伴严重高血压、低蛋白血症、水肿以及尿毒症症状。

（四）尿常规

主要为蛋白尿，为大、中分子蛋白尿；如有合并尿路感染或肾乳头坏死，则可有较多白细胞和镜下血尿。

（五）肾脏影像学

可见肾大小正常或增大，部分肾影缩小。

（六）眼底

可发现糖尿病眼底改变，如早期可发现微血管瘤等。

（七）肾活检

仅适用于糖尿病肾病早期及临床期，可明确诊断、进行鉴别诊断、治疗评定、判断预后。

（八）双肾 ECT

可了解双肾或分肾的血浆流量及肾小球滤过率。糖尿病肾病进入临床期，肾小球滤过率开始下降，一旦出现氮质血症，则以不同的速度发展至尿毒症。

诊断要点

典型病例诊断依据如下，可疑患者需做肾活检确诊。

1. 确诊为糖尿病时间较长（超过 5 年），或有糖尿病视网膜病变者。

2. 持续白蛋白尿，尿白蛋白／肌酐比值＞ 300μg/mg，或尿白蛋白排泄率＞ 20μg/min，或尿白蛋白定量＞ 300mg/d，或尿蛋白定量＞ 0.5g/d。早期可表现为微量白蛋白尿。

3. 临床和实验室检查排除其他肾病或尿路感染。

4. 糖尿病肾病的基本病理特征是肾小球系膜基质增多，基膜增厚和肾小球硬化，包括弥漫性病变、结节性病变和渗出性病变，早期表现为肾小球体积增大。

鉴别诊断

糖尿病患者合并肾脏损伤，不一定是糖尿病肾病。有下列情况之一者，需排除其他肾脏疾病：①无糖尿病视网膜病变；② GFR很低或迅速降低；③蛋白尿急剧增多或突然发生的肾病综合征；④顽固性高血压；⑤尿沉渣活动表现（血尿、白细胞尿、管型尿等）；⑥其他系统性疾病和体征；⑦ ACEI/ARB 治疗后 1 ～ 3 个月内 GFR 下降＞ 30%。

1. 原发性肾病综合征

DKD 的大量蛋白尿与糖尿病并发原发性肾病综合征很难鉴别，但两者在治疗上有根本的不同，故必须做好鉴别诊断：①糖尿病肾病综合征常有糖尿病病史 10 年以上，而糖尿病并发原发性肾病综合征者则不一定有这么长时间；②前者多同时有眼底改变，必要时做眼底荧光血管造影，可见微动脉瘤等糖尿病眼底变化，后者则不一定有；③前者多同时有慢性多发性神经炎、心肌病、动脉硬化和冠心病等，后者不一定有；④前者尿检查通常无红细胞，后者可能有；⑤对鉴别诊断有困难的肾病综合征，应做肾活检。

2. 高血压肾病

糖尿病患者常合并高血压，而高血压肾病患者尿中有形成分少，以肾小管损害为常见，可有夜尿增多等，少见大量蛋白尿；眼底改变主要为高血压动脉硬化，而非糖尿病视网膜病变。

3. 肥胖相关性肾病

肥胖相关性肾病主要表现为肥胖、代谢综合征、轻微蛋白尿、肾小球肥大、局灶节段性肾小球硬化等，如果同时合并糖尿病，与糖尿病肾病有时很难鉴别。但是，肥胖相关性肾病的蛋白尿在减肥后可以减轻或消失，不合并糖尿病视网膜病变和周围神经病变，没有糖尿病肾病的渗出性病变和结节性病理改变。明确的糖尿病患病时间短，对鉴别诊断具有重要价值。

4. 肾淀粉样变

肾淀粉样变表现为大量蛋白尿，即使肾功能不全，肾脏也不一定缩小，常规试纸法检测尿白蛋白较少，24 小时尿蛋白定量较多，眼底检查无糖尿病视网膜病变，部分患者有多发性骨髓瘤、类风湿关节炎和慢性感染的全身表现。

治 疗

糖尿病肾病为难治病之一，目前已为国内外学者所公认。一旦糖尿病患者出现临床蛋白尿，提示病情已进入中晚期，肾功能损害已很难逆转。故治疗的重点应该放在早期，采用中医药治疗，延缓并发症的发生，同时积极控制血糖及血压。一旦出现肾功能不全，应积极采用中西医结合疗法，力争延缓肾功能损害进展速度，终末期肾病时适时进行透析以提高生活质量。

（一）辨证治疗

在 DKD Ⅰ～Ⅱ期，即肾小球滤高滤过期及间断微量白蛋白尿期，中医辨证以燥热阴虚为主；DKD Ⅲ期，即早期糖尿病肾病期，以气阴两虚为主；而临床糖尿病肾病期则以阴阳两虚为多；终末期糖尿病肾病以阳衰湿浊瘀阻为主。中医疗效方面，DKD Ⅲ期以前效果较好，一旦进入 DKD Ⅳ期，即属阳虚浊毒瘀阻型，往往需中西医结合治疗。所以，中医治疗的立足点应放在糖尿病肾病早期，才能防生变证，取得较佳的疗效。

1. 燥热阴虚

多见于 DKD Ⅰ～Ⅱ期，即功能亢进期，临床可无特殊表现或有间歇性微量白蛋白尿。

证候特点：烦渴多饮，多食善饥，形体消瘦。

舌脉：舌尖边红，少苔，脉细数。

治法：养阴清热。

推荐方剂：白虎人参汤加味。

基本处方：石膏 15g，知母 15g，太子参 15g，麦冬 12g，玄参 15g，沙参 15g，生地黄 12g，天花粉 15g，玉竹 12g，桃仁 10g，大黄 6g。每日 1 剂，水煎服。

加减法：口苦、大便干结者，大黄用量加至 10g，再加黄芩 15g，厚朴 12g，以增加清热解毒之力；胃纳差、舌苔厚腻者，加苍术 12g，藿香 12g，薏苡仁 18g，以健脾除湿、芳香化浊。

2. 气阴亏虚

此型相当于 DKD Ⅲ期，即早期糖尿病肾病期，临床可见持续的尿微量白蛋白大于 30mg/24h；也可见于部分临床糖尿病肾病期的患者，其特征是持续出现蛋白尿大于 300mg/24h。

证候特点：口渴多饮，消瘦乏力，气短懒言，尿频清长，尿浊且甜，腰膝酸软；或有五心烦热，心悸不宁，夜寐不安。

舌脉：舌瘦暗红，少苔，脉细数。

治法：益气养阴。

推荐方剂：参芪地黄汤加减。

基本处方：太子参 15g，黄芪 30g，生地黄 15g，山茱萸 12g，山药 15g，丹参 15g，桃仁 10g，黄精 15g，金樱子 15g，玄参 15g，覆盆子 15g。每日 1 剂，水煎服。

加减法：腰膝酸痛者，可加杜仲 15g，桑寄生 15g，以补肾壮腰；夜尿频多表现突出者，可加益智仁 15g，乌药 12g，以暖肾固精缩尿；口干甚者，可加天花粉 15g，葛根 15g，以清热生津止渴。

3. 脾肾气（阳）虚

此型多见于临床糖尿病肾病期，即持续蛋白尿期，特征为出现持续大量蛋白尿（UAE ＞ 200μg/min，或尿蛋白 ＞ 0.5g/24h），甚至达到肾病综合征水平，伴水肿、高血压，可有肾小球滤过率（GFR）下降。

证候特点：小便清长，浑浊如膏脂，或尿少肢体浮肿，面色㿠白，畏寒肢冷，腰膝酸软，大便溏薄或五更泄泻。

舌脉：舌淡胖，边有齿痕，苔薄白或水滑，脉沉迟无力。

治法：健脾温肾渗湿。

推荐方剂：理中汤合右归丸。

基本处方：党参 15g，干姜 10g，白术 12g，熟地黄 10g，怀山药 15g，山萸肉 9g，牡丹皮 10g，泽泻 10g，茯苓 15g，制附子 10g，菟丝子 15g，杜仲 10g，鹿角胶 10g。每日 1 剂，水煎服。

加减法：大便溏泄者，加炒扁豆 15g，炒薏苡仁 15g，以益气健脾止泻；失眠者，加柏子仁 12g，炒枣仁 15g，以养心安神；全身窜痛者，加鸡血藤 15g，蜈蚣 2 条，以通络活血；胸痹者，加丹参 15g，降香 12g，以理气活血、通络止痛。

4. 阳虚浊毒瘀阻

此型相当于糖尿病肾病终末期，即尿毒症期，特征为水肿、高血压均趋恶化，GFR 进行性下降（可 < 10mL/min）。此型最为凶险，由于肾元虚衰，浊毒内停，耗气伤血，使气血阴阳俱虚，痰瘀互结，水湿浊毒停滞，甚至凌心射肺，上犯清阳，蒙闭清窍。此期需中西医结合治疗。

证候特点：神疲乏力，胸闷憋气，纳呆呕吐，头晕目眩，面色黧黑或苍白，小便少，浑浊如膏脂，甚至尿闭，腰膝酸软，浮肿，阳痿。

舌脉：舌质淡胖，苔黄腻，脉沉滑。

治法：滋肾助阳，降浊化瘀。

推荐方剂：真武汤合二陈汤加减。

基本处方：熟附子 12g，白术 12g，茯苓 20g，淫羊藿 15g，陈皮 6g，法半夏 12g，大黄 6g，桃仁 10g，泽泻 15g，何首乌 15g，益母草 15g，肉桂 2g。每日 1 剂，水煎服。

加减法：若肾气虚衰，阳不化气，水湿停聚，而致四肢肿甚，按之凹陷不起，心悸，头晕者，加白术 15g，生姜 15g，以化气利水；若浊阴不降而见神倦神昏、嗜睡、恶心，甚至口中有尿味者，加枳实 12g，石菖蒲 10g，以理气止呕；若瘀象较甚，见肌肤甲错、面色黧黑者，加大黄 6g，红花 6g，地龙 12g，丹参 15g，以活血化瘀；若见喘促、汗出、脉虚浮而散，上盛下虚，水邪射肺之证者，可加人参 10g（另煎兑入），蛤蚧 1 对，五味子 15g，以补肾纳气；若少尿者，可加车前子 15g，茯苓 15g，益母草 15g，大腹皮 12g，以活血利尿；若呕恶不能食者，加鲜生姜汁 15g，鸡内金 15g，砂仁 6g，法半夏 10g，以开胃止呕；若皮肤瘙痒者，可加地肤子 12g，蝉蜕 6g，以祛风止痒；若血肌酐、尿素氮增高者，可用中药灌肠治疗以促进毒素排出。糖尿病肾病发展到本期，病情严重多变，常需配合西药降压、利尿、抗感染等，必要时需进行血液透析或腹膜透析治疗。

（二）中医其他治疗

1. 中成药

（1）六味地黄丸：本方滋阴补肾。用于肝肾阴亏者。

（2）麦味地黄丸：本方滋阴补肾，养肺生津。用于肺肾阴虚者。

（3）金匮肾气丸：本方温补肾阳。用于肾阳不足，命门火衰者。

（4）济生肾气丸：本方温补肾阳，化气行水。用于肾阳不足，水肿尿少者。

（5）消渴丸：用于阴虚燥热者。

（6）黄连素片：本方清热泻火。用于兼有燥热者。

2. 体育运动

进行适度的有节制的体育运动，是治疗糖尿病的一种重要辅助疗法。患者可根据个人体质选择适合的体育项目，如快走、自行车、太极拳、易筋经、八段锦、五禽戏等，长期坚持，可起到有益的积累效应，有益于糖尿病及其并发症的恢复和治疗。

3. 针灸

糖尿病及其并发症的病理机制以阴津亏虚，燥热内生为主；晚期则以脏腑虚损，正虚邪实为特点。其中阴虚燥热颇符合西医学自主神经功能紊乱的病机解释，是导致胰岛功能障碍的主要因素之一。针灸疗法能通过调整脏腑阴阳平衡，对糖尿病起到治疗作用。治疗原则：上消，润肺清胃，针神门、复溜、内庭穴；中消，清胃滋肾，针中脘、内庭、三阴交穴；下消，滋阴降火，灸关元、带脉、然谷穴。方法：留针15分钟，用轻泻法。应注意的是，糖尿病肾病水肿显著者，慎用针灸疗法，以免针灸部位渗水或感染。

（三）西医治疗

DKD的治疗以控制血糖、血压、蛋白尿为主，还包括生活方式干预、纠正脂质代谢紊乱、治疗肾功能不全的并发症和透析治疗等。

1.控制血糖

各临床指南和专家共识均推荐糖化血红蛋白（HbA1c）目标低于7%，以预防和延缓DKD及其他糖尿病微血管病变的发生发展。若有低血糖风险或预期寿命较短等情况时，不推荐HbA1c低于7%，可适当放宽至7%～9%。

降糖药物包括双胍类、磺脲类、格列奈类、噻唑烷二酮类、α-葡萄糖苷酶抑制剂、二肽基肽酶Ⅳ（DPP-4）抑制剂、胰高血糖素样肽1（GLP-1）类似物及胰岛素。

（1）格列奈类：可刺激胰岛β细胞，其中瑞格列奈（诺和龙）92%经粪便排泄，且半衰期短，不易产生低血糖反应，故可安全地用于各期DKD患者，不需要调整剂量。那格列奈可用于中度肾功能不全患者，GFR＜60mL/min的患者需减量。

（2）磺脲类：可刺激胰岛β细胞，其中因格列喹酮只有5%是经过肾脏排泄，且药物半衰期短，同样可用于肾功能不全患者，GFR＞30mL/min的患者无须减量，GFR 15～30mL/min者需调整剂量，GFR < 15mL/min 者慎用。

（3）α-葡萄糖苷酶抑制剂（阿卡波糖）：其代谢产物 35% 经肾脏排泄，可用于 GFR > 30mL/min 的患者。

（4）二甲双胍：为胰岛素增敏剂，肾脏受损时易蓄积，有增加乳酸性酸中毒的风险，仅用于轻度肾功能不全的患者，GFR 45 ~ 60mL/min 的患者需减量。

（5）DPP-4 抑制剂：作用于肠促胰岛素系统，其中利格列汀可在 GFR > 15mL/min 的患者中不减量使用，西格列汀在 GFR 30 ~ 45mL/min 的患者中减量使用。

（6）胰岛素：一般主张较早采用胰岛素治疗。有研究证明，严格控制血糖接近正常水平能有效地延缓糖尿病肾病的发生并减慢其发展。但肾功能不全患者胰岛素在体内的半衰期延长，容易有低血糖的发生，应严密监测血糖，及时调整胰岛素的用量。

2. 控制血压

糖尿病患者血压控制目标为低于 140/90mmHg，年轻患者及 DKD 患者血压控制目标为低于 130/80mmHg。药物首选血管紧张素转换酶抑制剂（ACEI）和血管紧张素受体拮抗剂（ARB）。ACEI/ARB 能扩张肾小动脉，特别是出球小动脉，从而减少肾小球内压力，减轻肾小球的高滤过。另外，其还能减少系膜细胞增殖，抑制细胞外基质堆积，以减少蛋白尿和延缓肾衰竭的进程。但此类药物可能引起血清肌酐及血钾水平升高，故使用期间需检测血清肌酐及血钾。使用 ACEI/ARB 后 GFR 升高大于 30% 需减量，大于 50% 需停用。对于使用 ACEI/ARB 效果不理想或有使用禁忌证的患者，可选用或加用长效钙拮抗剂、利尿剂及 β 受体阻滞剂。

3. 纠正血脂紊乱

高脂血症不仅直接参与胰岛素抵抗及心血管并发症的发生，低密度脂蛋白还可以导致系膜细胞及足细胞损伤，加重肾衰竭进程。高脂血症是糖尿病代谢紊乱的表现，故应积极纠正血脂紊乱。血脂控制目标：总胆固醇 < 4.5mmol/L，甘油三酯 < 1.5mmol/L，低密度脂蛋白 < 2.5mmol/L，高密度脂蛋白 > 1.1mmol/L。根据情况选用他汀类或贝特类降脂药。

4. 减少蛋白尿，保护肾功能

ACEI/ARB 除了有降压作用，还有减少糖尿病肾病蛋白尿、减轻肾组织病变、延缓肾功能不全进展的作用。

5. 肾脏替代治疗

DKD 患者相对其他原因的 ESRD 患者，透析指征应适当放宽。当 GFR < 15mL/min 时，应开始制订替代性治疗计划，如可选择血液透析、腹膜透析或肾移植治疗。由于患者常兼有动脉硬化、冠心病、视网膜病变等，可优先考虑腹膜透析治疗，但需考虑腹透液中葡萄糖对血糖的影响，适当调整胰岛素。腹膜透析时腹膜炎的发生率比其他患者高，应予注意。

第九章　乙型肝炎病毒相关性肾炎

乙型肝炎病毒相关性肾炎（hepatitis B virus-associated glomerulonephritis，HBV-GN）是由慢性乙型肝炎病毒（hepatitis B virus，HBV）感染导致的免疫复合物性肾小球疾病，临床表现轻重不一，肾脏病理表现多样。世界卫生组织报道，全球约20亿人曾感染过HBV，其中3.5亿人为慢性HBV感染者，每年约有100万人死于HBV感染所致的肝衰竭、肝硬化等疾病。我国是HBV感染高发地区，慢性HBV感染者超过1.2亿人，约占总人口的9.8%，占世界HBsAg携带者人数的1/3。HBV-GN发病率远低于HBV感染率，8%～20%的患者有肾脏损害。儿童发病率高于成人，男性患者约为女性患者的1.5～2倍。

根据临床表现，本病多属于中医学"臌胀""胁痛""尿血""水肿""腰痛"等范畴。

病因病机

（一）中医

HBV-GN多以无症状性蛋白尿、肾小球肾炎、肾病综合征或单纯性血尿等的临床表现形式出现。在消化系统方面，部分病例可同时伴有慢性乙型病毒性肝炎、肝硬化等的症状。肝炎、肾炎的症状既可同时出现，又可先后发生，甚至没有任何乙型病毒性肝炎的临床表现和体征，而肾炎成为唯一的症状。尽管临床表现不尽相同，但均有其共同的病因病机特点。

中医学认为本病病因主要为外感湿热疫毒，内蕴脏腑；饮食不节，湿热疫毒内伤；正气虚损，湿热毒邪乘虚而入。其中湿热疫毒是本病的主要病因。

本病病机主要是肝脏气血失调，疏泄失常，导致脾受肝制，运化失常，日久伤肾。其病初起在肝木，后传脾土、肾水。病理特点为虚实夹杂，最终可出现正虚邪实或气血两虚的结果。湿热毒邪损伤肾络，血液不循常道，溢于络外，而见血尿；湿热之邪扰动肾关，肾失封藏，精关不固，故见蛋白尿；肾脏气化失司，肾不主水，水湿泛滥肌肤，故见水肿。病程中湿热之邪阻滞气机，影响血运，瘀血内生，使病情加重。湿热和瘀血是疾病过程中的病理因素，可促进本病发展，日久不愈，可见肝肾亏虚，影响预后。

总之，本病的病位主要在肝、脾、肾。病机主要是湿热毒邪阻滞脾胃，蕴蒸肝胆，损伤肾脏所致。感受外邪可以加重肝、肾的损害，本虚标实，虚实夹杂，形成恶性循环。

（二）西医

HBV-GN 的确切发病机制至今不清，目前主要有以下几种观点：

1. 免疫复合物沉积于肾小球造成免疫损伤

①原位免疫复合物：HBeAg 可通过非免疫机制穿过基膜植入上皮下，与循环中的抗体在上皮下形成免疫复合物，引发肾损害。

②循环免疫复合物：HBV 感染后可在血清中产生抗 -HBc、抗 -HBe、抗 -HBs，形成免疫复合物，沉积于毛细血管袢，激活补体，造成肾脏的免疫损伤。HBV 抗原尤其是分子量较小的 HBeAg，可直接穿过肾小球基底膜植入上皮下，与循环中的相应抗体在上皮下结合，形成原位免疫复合物，导致肾炎，并加重肾脏损害。故目前认为，以 HBeAg 为主的原位复合物在肾小球内沉积是 HBV-GN 中膜性肾病的主要发病机制之一。且研究发现 HBV 相关性膜性肾病时由于大量的免疫复合物覆盖于红细胞（RBC）表面，占据了 C_{3b} 受体，导致 RBC 不能黏附更多的免疫复合物，使得 RBC C_{3b} 受体花环率继发性下降，机体不能有效地清除免疫复合物，增加了其在肾小球沉积的可能性。因此，RBC 黏附功能下降可能参与了乙型肝炎病毒相关性膜性肾病（HBV-MN）的发病过程。

2. 直接感染肾脏细胞

研究发现，肾组织内（以肾小管上皮细胞为主）存在 HBV 的复制，且肾小管中 HBV-DNA 的持续存在可影响蛋白尿的减少和消失等现象，提示 HBV 在 HBV-GN 的发生中可能具有直接作用。肾组织内核因子 -Kappa B（NF-κB）的核转位表达增多可能与 HBV 的感染有关，NF-κB 可能参与了 HBV 引发 HBV-GN 的发生过程。系膜细胞增生、肾小球基底膜（GBM）增厚、肾小管间质损伤及蛋白尿的形成正是 HBV-GN 肾脏损害的主要特征。体外培养的肾小球系膜细胞中 NF-κB 的活化能够促进系膜细胞增殖。在 Heymann 肾炎模型中肾小球内 NF-κB p65 的活化与 GBM 增厚程度呈明显的正相关。NF-κB 活化可以介导非免疫性慢性肾小球肾炎的肾小管间质损害及诱导趋化因子的产生，并与蛋白尿程度及肾小管间质损害呈正相关。

3. HBV 感染诱发自身免疫而致病

感染 HBV 后，体内可出现多种自身抗体，如抗 DNA 抗体、抗细胞骨架抗体、抗肝细胞膜特异脂蛋白抗体等。考虑 HBV 感染靶细胞后，特异性细胞毒性 T 淋巴细胞（CTL）对靶细胞的免疫杀伤，引起靶细胞的抗原决定簇，引起自身免疫反应。

4. T 细胞和 B 细胞免疫力缺陷

宿主无法在 HBV 释放大量 HBeAg 到血液中时，相对应地产生足够的高亲和力 HBeAb 去中和 HBeAg。过剩的 HbeAg 由于分子量较小，可以穿过肾小球内皮细胞孔隙，因其不能穿过足细胞裂缝而沉积在上皮下，后续产生的高亲和力 HBeAb 与沉积的 HbeAg 形成原位免疫复合物。

5. 基因多态性

研究证明，基因 HLA-DQB1*0603 以及 HLA-DQB1*0303 的阳性与 HBV-GN 的发病相关。携带 HLA-DQB1*0603 基因者的免疫系统对 HBeAg 清除不良。

6. HBV 致肾小管上皮细胞损伤的机制

①HBV-DNA 阳性血清可诱导人肾小管上皮细胞 HK-2 凋亡，细胞 Fas 表达率明显增高，且细胞凋亡比例与 HBV-DNA 定量及 Fas 表达率呈正相关。提示 HBV 感染血清可诱导肾小管上皮细胞凋亡、肾小管萎缩，进而引起肾间质纤维化；且其凋亡程度与 HBV 复制水平有关，途径可通过 Fas/FasL 配体介导。②研究发现，健康人外周血单个核细胞（PBMC）可抑制 HBV-DNA 阳性血清诱导的人肾小管上皮细胞 HK-2 凋亡，对 HK-2 起保护作用，而 HBV-DNA 阳性患者 PBMC 此抑制作用降低，且存在活化诱导的淋巴细胞凋亡（AICD），而且 HBV-DNA 阳性血清有诱导或加重活化诱导

的淋巴细胞凋亡的作用，导致患者体液及细胞免疫功能降低。提示 HBV–DNA 阳性患者 PBMC$_S$ 功能缺陷，且考虑 PBMC 的功能缺陷可能与其发生 AICD 有关。此考虑为 HBV–GN 的发病机制之一。

临床表现

HBV 相关性肾炎无特异性的临床表现。

（一）症状

1. 泌尿系统症状

儿童多无临床表现，体检时可发现有镜下血尿、蛋白尿，肉眼血尿者少见。蛋白尿可呈非肾病综合征性蛋白尿或大量蛋白尿，小便泡沫明显增多。部分患者可出现轻重不一的水肿、少尿，甚至腹水等。

2. 消化系统症状

可有厌油、腹胀、食欲不振、右胁肋隐痛等症状，晚期可出现恶心呕吐等症状。

3. 全身症状

可有倦怠乏力、面色无华，伴有急性肝损害时可出现黄疸、尿黄等。

（二）体征

1. 水肿

部分患者可出现不同程度的水肿，以眼睑和双下肢浮肿多见，严重者可出现全身高度浮肿，甚至出现腹水、胸腔积液，小便少等症状。

2. 高血压

约 45% 的 HBV–GN 患者可合并血压升高。

3. 肝脾肿大

大部分患者可出现肝脏肿大、肝区压痛和（或）叩击痛；肝损害严重或合并肝硬化者，可同时扪及肿大的肝脏和脾脏。

4. 贫血

HBV–GN 发展到晚期肾功能不全后，可出现贫血相关症状，如面色苍白，眼睑、口唇、指甲色淡。

5. 腰痛

本病可出现腰酸和（或）腰部叩击痛。HBV–GN 的临床表现在一定程度上与其病理类型有关，常见的病理类型有：膜性肾病、膜增生性肾炎、IgA 肾病、系膜增生性肾小球肾炎、局灶性节段性肾小球硬化、微小病变肾病等。

（三）常见并发症

部分患者可合并慢性迁延性肝炎、慢性活动性肝炎、肝硬化及暴发性肝炎等，严重者可出现肝肾综合征、深静脉血栓、急性肾衰竭等。

实验室和其他辅助检查

（一）尿常规

尿常规异常是早期发现本病的重要指标，多有蛋白尿、血尿及尿沉渣异常等。

（二）血清免疫学

HBsAg、抗 –HBc 大多数为阳性，HBeAg 大部分阳性，IgG、IgA 可增高，可出现低补体血症。部分患者血清 C_3 水平下降，被一些学者认为是 HBV–GN 的一项重要指标。

（三）肾组织活检

本病患者肾脏组织切片中，HBV 抗原阳性。肾组织活检主要用于血清 HBV 抗原阳性，且有肾损害的表现，临床上难以做出诊断者。光镜下观察到的典型改变为膜性肾病、膜增生性肾炎，还可见到系膜增生性肾小球肾炎、局灶性节段性肾小球硬化、IgA 肾病、毛细血管内增生性肾小球肾炎、新月体形成等。

（四）其他

尿红细胞形态、B 超、生化中的肝肾功能等检查可协助诊断，判断预后。

诊断要点

（一）符合乙肝相关性肾炎的诊断

HBV–GN 的诊断目前国际上尚无统一标准。1989 年"北京乙型肝炎病毒相关性肾炎专题座谈会"建议试用下列三条对 HBV–GN 进行诊断。

1. 血清 HBV 抗原阳性。

2. 临床上常表现为肾小球肾炎，但需排除狼疮性肾炎等继发性肾小球疾病。

3. 肾组织找到 HBV 或其抗原的沉积（如能发现 HBV-DNA 或 HBeAg，提示乙型肝炎病毒在肾组织中复制）。

上述标准中第三点是诊断的必备条件。在诊断 HBV-GN 过程中，对于出现血清乙肝病毒抗原阴性，而肾组织切片乙肝病毒抗原阳性的患者，多数学者认为结合病理表现如为膜性肾病或膜增生性肾小球肾炎，可以诊断为 HBV-GN。

（二）目前诊断标准存在的缺陷

上述诊断方法缺陷有二：其一，肾组织切片上找到 HBV 或其抗原，但 HBV 及其抗原并不致病（因肾脏为富血器官，可能出现含 HBV 的血液污染肾组织标本），而是合并其他肾小球肾炎。其二，HBV 导致肾小球肾炎，但染色时 HBV 及其抗原阴性，可能是假阴性也可能是 HBV 启动肾脏损害后，肾活检时肾组织已无 HBV 或其抗原。因此，南京军区总医院肾脏病研究所采用以下诊断标准：①存在 HBV 感染；②肾脏病理提示免疫复合物性肾炎（病理形态学改变在儿童主要为膜性肾病，成人主要为膜增生性肾小球肾炎），HBV 抗原（HBsAg、HBeAg、HBcAg）抗体复合物在肾小球内染色阳性，但肾小球内是否存在 HBV 不能作为确诊或排除该病的依据；③存在免疫系统清除功能障碍（如儿童免疫系统发育不完善，成人肝脏病变、肝硬化或脾切除后导致网状内皮系统功能受损等）；④排除其他病因引起的免疫复合物性肾炎。

鉴别诊断

诊断 HBV-GN 时必须排除其他继发性肾小球疾病方可诊断。

1. 狼疮性肾炎

诊断 HBV-GN 首先必须排除狼疮性肾炎。狼疮性肾炎的临床表现及病理表现复杂，较多的狼疮性肾炎患者肾组织中可见有 HBsAg 沉积，但患者并无肝病的临床证据。HBsAg 的沉积是非特异性滞留抑或是导致狼疮性肾炎的病原，其意义目前尚不清楚。狼疮性肾炎依据其临床表现、生化检查及肾穿刺病理检查综合判定确诊。

2. 特发性膜性肾病

HBV-GN 病理类型为膜性肾病（HBV-MN）者应注意与特发性膜性肾病相鉴别。后者多见于成人，与儿童 HBV-GN 类似。但除临床表现外，两者的肾脏病理表现不完全一致。HBV-MN 多有系膜区免疫复合物沉积，部分有内皮下沉积；而特发性膜性肾病极少伴有系膜区沉积物，未发现有内皮下沉积物。另外，HBV-MN 常伴有肾小球系膜细胞节段性增殖，电镜下可见内皮细胞中有小管网状结构，有时可见病毒颗粒。

治 疗

HBV-GN 至今尚缺少特效治疗方案，应采取综合措施。原则上所有 HBV-GN 都可采用中西医结合治疗。使用中药可减轻激素、免疫抑制剂的副作用，使激素、免疫抑制剂的治疗能够完成。在上述药物疗效不佳或不适宜应用的情况下，中药应上升为主要位置。

（一）辨证治疗

HBV-GN 主要以祛邪利水和扶正利水为治疗法则。祛邪利水有发汗消肿、泻下逐水、祛风利水、活血利水等方法；扶正利水又分为益气利水、温肾利水、滋阴利水等法。各法并非拘泥不变，在具体临床实践中，应辨证论治，或祛邪为主，或扶正为主，抑或攻补兼施，以祛邪而不伤正、扶正而不滞邪为准则。

1. 肝郁脾虚

证候特点：胁肋胀痛，胸闷心烦，恶心呕吐，腹胀纳呆，神疲乏力，肢体浮肿，小便短赤、多泡沫，大便稀溏。

舌脉：舌红，苔黄腻，脉弦数。

治法：疏肝健脾。

推荐方剂：逍遥散合五苓散。

基本处方：柴胡 12g，白芍 15g，白术 15g，茯苓 15g，泽泻 15g，郁金 15g，猪苓 15g，延胡索 12g，甘草 3g。每日 1 剂，水煎服。

加减法：口黏腻者，加苍术 10g，藿香 15g，佩兰 15g，砂仁 10g 以化湿行气；腹胀者，加厚朴 10g，大腹皮 15g 以降气宽中；纳差者，加山楂 15g，炒麦芽 15g 以健运脾胃；如面色晦暗，两胁及腰痛反复发作，舌质暗紫或有瘀斑，可加用当归 10g，丹参 15g，赤芍 15g，桃仁 10g，红花 5g 等以活血化瘀；若有黄疸存在，可加茵陈 15g，鸡骨草 15g，田基黄 15g 等以利湿退黄。

2. 湿热蕴结

证候特点：胁肋隐痛或灼热疼痛，口苦纳呆，胸闷烦热，浮肿尿少，大便秘结或溏滞不爽。

舌脉：舌红，苔黄腻，脉弦滑。

治法：健脾化湿，清热利水。

推荐方剂：五皮饮合茵陈蒿汤加减。

基本处方：茯苓皮 15g，陈皮 6g，大腹皮 12g，生姜皮 15g，车前草 12g，山栀 12g，大黄 6g，茵陈蒿 15g，薏苡仁 30g。每日 1 剂，水煎服。

加减法：烦躁易怒者，加香附 15g，郁金 15g 以疏肝清热；胁痛甚者，加川楝子 10g，延胡索 15g 以行气止痛；尿血者，加白茅根 15g，小蓟 15g 以凉血止血；如面色晦暗，两胁及腰痛，舌质暗紫或有瘀斑，可加用丹参 10g，赤芍 10g，桃仁 10g，红花 10g 等以活血化瘀；纳呆食滞者，加焦三仙各 15g，鸡内金 15g 以健脾消食化滞。

3.脾肾两虚

证候特点：肢体浮肿，面色苍白，神疲乏力，畏寒喜暖，腰膝酸冷，食少便溏，或小便清长，夜尿频，或小便不利。

舌脉：舌质淡胖，脉沉细无力或沉迟。

治法：健脾益气，温肾利水。

推荐方剂：四君子汤合真武汤。

基本处方：熟附子 15g（先煎），黄芪 15g，党参 15g，茯苓 12g，怀山药 18g，白术 15g，干姜 12g，桂枝 6g，白芍 12g，炙甘草 6g。每日 1 剂，水煎服。

加减法：若水肿甚，遍及全身者，加大腹皮 15g，苍术 10g 以行气利水；若阳虚血瘀，皮肤紫暗、舌质有瘀斑者，加泽兰 15g，桃仁 15g，川芎 15g 以活血祛瘀通络；若恶心呕吐者，加陈皮 10g，半夏 15g 以健脾化气，和胃止呕；大便稀溏者，加薏苡仁 20g 以健脾渗湿止泻。

4. 肝肾阴虚

证候特点：头晕耳鸣目涩，腰膝酸软，胁痛隐隐，少寐多梦，五心烦热，口燥咽干，腹胀纳呆，或见尿血。

舌脉：舌红苔少而干，脉细数。

治法：养血柔肝，滋阴补肾。

推荐方剂：一贯煎合六味地黄丸。

基本处方：枸杞子 15g，麦冬 12g，生地黄 15g，山茱萸 12g，牡丹皮 12g，泽泻 12g，女贞子 15g，墨旱莲 15g，生甘草 6g。每日 1 剂，水煎服。

加减法：若尿血者，加白茅根 15g，小蓟 15g，侧柏叶 15g 以凉血止血；若眩晕耳鸣者，加天麻 15g，菊花 15g 以平肝潜阳；若潮热盗汗者，加知母 15g，黄柏 15g，青蒿 15g 以清虚热；若大便干结者，加生首乌 15g，麻仁 10g 以润肠通便；如面色晦暗、两胁及腰痛、反复发作、舌质暗紫或有瘀斑者，可加用当归 10g，丹参 15g，赤芍 15g，桃仁 10g，红花 10g 等以活血化瘀。

（二）中医其他治疗

1. 中成药

（1）黄葵胶囊：功能清利湿热，解毒消肿。主治慢性肾炎之湿热证。

（2）雷公藤多苷片：功能祛风解毒，祛湿消肿，舒经通络。主治风湿热瘀，毒邪阻滞之蛋白尿较多者。

（3）肾炎康复片：功能益气养阴，健脾补肾，清解余毒。主治气阴两虚，湿热未清者。

2. 针灸

（1）肝郁脾虚：以足厥阴、足少阳经穴为主，取支沟、胆俞、期门、阳陵泉穴，备取足三里、太冲穴。

（2）湿热蕴结：以手、足阳明经穴为主，取内关穴，备取天突、足三里穴。纳差者，取合谷、安眠穴，备取小肠俞、承山穴。

（3）脾肾两虚：以足太阴、少阴经穴为主，主穴取脾俞、肾俞、三阴交、地机、复溜、照海，配穴取足三里、阴陵泉、太溪、血海。体弱加灸关元、气海穴，也可采用小腹部膀胱区按摩术。

（4）肝肾阴虚：以足少阴、厥阴经及任脉经穴为主，取肝俞、肾俞、太溪、水泉、中极、气海、关元穴，备取期门、太冲、行间穴。失眠者，取三阴交、安眠穴，备取神明、翳明穴。一般两侧穴位同时进针，强刺激，不留针，14 天为 1 个疗程，可根据病情治疗 2～3 个疗程。

3. 穴位敷贴

适用于气化失司所致之水肿、少尿。连根葱（不洗带土）1 棵，生姜 1 块，淡豆豉 21 粒，食盐 2 匙。以上共研烂，捏饼烘热，敷神阙穴，外用纱布固定，气透自通，无效则再换 1 剂。

4. 熏洗

桃枝 30g，柳枝 30g，葱白 1 把，木通 30g，灯心草 3g，汉椒（去目）30g，墨旱莲 30g，白矾 30g。以上各药细锉，以水 6000mL，煎至 3000mL，用瓷瓶 1 个，趁热盛一半药汁熏外肾，周围用被围绕，不得有外风吹入，良久小便通，若冷却即换之，功效甚佳。

（三）西医治疗

1. 药物治疗原则

部分 HBV-GN 患者尤其是儿童患者的肾病综合征可自发缓解，但多数患者仍须接受治疗。由于 HBV-GN 的发病机制尚不清楚，因而在治疗上无统一的意见或特效疗法。对于有 HBV 复制活跃或肝炎活动的肾炎患者，需进行抗病毒治疗。免疫抑制治疗药物如糖皮质激素、吗替麦考酚酯对于 HBV-GN 的缓解有一定效果。HBV-GN 的治疗目前多采取类似于肾小球肾炎的治疗方案。

2. 药物治疗

（1）一般治疗：注意休息、低盐、优质蛋白饮食。肾功能不全时应低蛋白低盐饮食。水肿时应控制水分的摄入，适当利尿消肿。有高血压时需控制血压。

（2）抗病毒治疗：更适用于 HBV 复制活跃者及肝炎活动者。常用的抗病毒药物有 IFN-α、阿糖腺苷、恩替卡韦、拉米夫定等。可使部分患者血 HBsAg 或 HBeAg、HBV-DNA 转阴，部分患者肾病也随之缓解或好转。因 HBV-GN 患者的病程、病理类型及机体的免疫状态各异，故对抗病毒治疗的反应也不一样。

（3）糖皮质激素和免疫抑制剂：激素和免疫抑制剂有可能会加速 HBV 复制和加重肝炎病情，故多主张慎重使用，一般不建议对 HBV-GN 患者使用。若病情需要，如肾病综合征或肾小球滤过率快速下降，在病毒复制指标阴性或已使用抗病毒治疗并且肝炎病情控制稳定者，可以考虑使用激素，应注意定期监测 HBV 复制指标和肝功能变化情况，无效及时撤药。

总之，HBV-GN 的预后与年龄、病理类型及病变程度密切相关，其中病理类型为膜性肾病的预后相对较好。儿童患者有自愈倾向，绝大多数预后良好。成人患者部分可自行缓解，少数患者因病情迁延不愈可发展至肾功能不全。HBV-MPGN 预后较差，儿童患者也常进展至肾功能不全。自发缓解的病例多发生在血清 HBeAg或 HBsAg 阳性转换到 HBeAb 或 HBsAb 阴性之后，仅少数病例发生在转换前。监测血中 HBV 标志性抗原抗体有助于了解疾病转归。

第十章　尿路感染

尿路感染是尿路上皮对病原微生物（主要是细菌）侵犯引起的炎症反应，是肾脏、输尿管、膀胱和尿道等泌尿系统各个部位感染的总称，又称泌尿系感染。根据感染发生的部位不同，尿路感染可分为上尿路感染（主要是肾盂肾炎）和下尿路感染（主要是膀胱炎）。根据尿路功能或解剖状态，又可分为复杂性尿路感染和非复杂性尿路感染。严重尿路感染细菌入血导致的全身炎症反应综合征，称尿脓毒血症。

尿路感染临床表现主要为尿频、尿急、尿痛，严重者可有腰痛、恶寒、发热等表现。亦有少数患者无临床症状而仅靠实验室检查而确诊。

尿路感染是发病率仅次于呼吸道及消化道感染的疾病。男、女、老、少均可发病，普通人群的发病率为0.91%，以女性尤其是生育年龄的女性常见。叶任高等对我国3016名女性普查的结果显示，尿路感染的发生率是2.05%，已婚、未婚比例为12.8∶1。在美国，每年因尿路感染就诊的门诊患者超过700万，住院患者约100万，而尿路感染致休克而死亡者在所有因感染致死者中居第三位。在我国，尿路感染约占院内感染的20.8%～31.7%，已成为人类健康所面临的最严重的威胁之一。

尿路感染属于中医学的"淋证""腰痛"范畴。

病因病机

（一）中医

中医学认为，淋证的病因与饮食不节、外感病邪、情志失调、劳倦过度等因素有关。上述病因可导致湿热壅结膀胱，膀胱气化不利；或肝失疏泄，膀胱气化不利；或脾肾亏虚，膀胱气化无权，故导致淋证。其病理基础是膀胱气化失调，发病以脾虚、肾虚为主，气滞、湿热为标。

1. 膀胱湿热

多食辛热肥甘之品，或嗜酒太过，酿成湿热；或下阴不洁，秽浊之邪侵入膀胱，酿成湿热；或外感风、寒、湿邪入里化热，下注膀胱；或病属他脏传入，如心移热于小肠，致分清泌浊功能紊乱而传入膀胱，肝胆湿热下注，或胃肠积热等传入膀胱；或七情郁结，房劳过度，精竭火动，相火偏亢，湿热蕴结于膀胱，气化失司，水道不利，发为淋证。

2. 脾肾亏虚

年老体衰，脾肾不足；或因消渴、水肿等病伤及脾肾；或疲劳过度、房事不节等原因耗伤脾肾；或热淋迁延日久，耗气伤阴，均可导致脾肾亏虚，脾失健运，中气不足，气虚下陷，肾气不固，膀胱气化失司，发为淋证。

3. 肾阴亏耗

淋病日久，伤及肾阴，或月经、妊娠、产褥、房劳等因素耗伤肾阴，或渗湿利尿太过，伤及肾阴，阴虚而湿热留恋，膀胱气化不利，发为淋证。

4. 肝郁气滞

少腹乃厥阴肝经循行之处，情志怫郁，肝失条达，气机郁结，水道受阻，疏泄不利，膀胱气化不利，亦可发为淋证而见小便涩滞、淋沥不宣、少腹满痛。

总之，本病多因膀胱湿热、脾肾两虚、肾阴亏耗、肝郁气滞等导致膀胱气化不利而小便频、急、涩、痛。若湿热之邪犯肾，可见腰痛；湿热内盛，正邪相争，可见寒热起伏、口苦、呕恶；热伤血络，可见血尿。一般来说，淋证初起，多较易治愈。但若湿热毒盛，弥漫三焦，或内犯营血，也可导致癃闭、喘促、昏迷甚至厥脱等严重变证。淋证日久不愈或反复发作，则可转为劳淋。

（二）西医

尿路感染主要是由细菌感染引起的尿路炎症，最常见的致病菌是肠道革兰阴性杆菌，其中以大肠杆菌为最多见，占急性尿路感染的80%～90%，其他依次为变形杆菌、克雷伯杆菌、产气杆菌、产碱杆菌、粪链球菌、铜绿假单胞菌和葡萄球菌。大肠杆菌最常见于无症状细菌尿、非复杂性尿路感染，或首次发生的尿路感染。而变形杆菌、克雷柏杆菌、产气杆菌、产碱杆菌、粪链球菌、铜绿假单胞菌则常见于复杂性尿路感染、反复发作的尿路感染和医源性感染（常于尿路器械检查后发现）。其中铜绿假单胞菌尤常发生于尿路器械检查后，变形杆菌尤常见于尿路结石患者，金黄色葡萄球菌则常见于败血症等血源性感染。至于凝固酶阴性的葡萄球菌（柠檬色和白色葡萄球菌）则多见于性生活活跃的妇女。致病菌多为一种，偶也可为两种以上细菌混合感染，多见于长期使用抗生素治疗后、尿路器械检查后及长期留置导尿管的患者。厌氧菌感染罕见，多发生于复杂性尿路感染、留置导尿管、肾移植以及自身抵抗力极差的患者。真菌感染偶见于免疫力低下和糖尿病的患者。在特殊的情况下，某些病毒和衣原体亦可引起感染。

细菌侵入泌尿系统可通过上行、血行、淋巴及直接蔓延四个途径，其中以上行感染最为常见，血行感染次之。尿路梗阻是诱发尿路感染并易于上行的最主要原因，其他易感因素还有膀胱输尿管反流及其他尿路畸形和结构异常、器械使用（如留置导尿）、代谢因素（如慢性失钾导致的肾小管损伤、高尿酸血症、高钙血症、糖尿病等）、免疫力低下等。另外，任何慢性肾脏病均易发生肾盂肾炎。女性患者尿道旁腺炎、妇科炎症、妊娠亦为易感因素，而细菌性前列腺炎则为青年男性尿路感染最常见的易感因素。其主要病理变化为黏膜充血、水肿及大量中性粒细胞浸润，进而上行扩展而发病。

临床表现

（一）症状

1. 膀胱炎的主要表现为尿频、尿急、尿痛、尿道灼热感、耻骨弓上不适等，可见终末血尿，一般无明显的全身感染症状。

2. 急性肾盂肾炎除膀胱刺激征外，尚有腰痛和全身感染性症状，如寒战、发热、头痛、恶心、呕吐等。

3. 尿脓毒血症除尿路感染症状外，尚伴有全身炎症反应征象（发热或体温降低，白细胞升高或降低，心动过速，呼吸急促）。

4. 无症状细菌尿无任何尿路感染症状。

（二）体征

急性膀胱炎患者可有耻骨上区压痛，但缺乏特异性。急性肾盂肾炎患者可有上输尿管点（腹直肌外缘平脐处）或腰肋点（腰大肌外缘与十二肋骨交叉处）压痛及肾区叩击痛。当炎症侵犯肾实质时，可出现高血压、水肿、贫血、肾功能障碍。

（三）常见并发症

尿路感染的常见并发症主要有肾乳头坏死、肾周围脓肿、肾盂肾炎并发感染性结石、革兰阴性杆菌败血症、急性肾衰竭等。

实验室和其他辅助检查

（一）尿液检查

1. 尿液外观
尿液外观浑浊对诊断症状性菌尿的敏感性为 90.4%，特异性为 66.4%。

2. 尿生化检查

（1）亚硝酸盐：阳性见于大肠埃希菌等革兰阴性杆菌引起的尿路感染。尿液中细菌数 $> 10^5$/mL 时多数呈阳性反应，阳性反应程度与尿液中细菌数成正比。应注意尿中有大量淋巴细胞时该结果为阴性。

（2）白细胞酯酶：尿路感染时为阳性。

（3）尿蛋白：尿路感染时可有蛋白尿，通常 $< 2g/24h$。

3. 尿沉渣显微镜检查

尿离心沉渣镜检女性 WBC > 5/HP、男性 WBC > 1 ~ 2/HP，配合革兰染色可以作为感染的确定性诊断。镜下血尿（尿红细胞数 > 3/HP）见于 40% ~ 60% 的膀胱炎患者，对诊断尿路感染缺乏敏感性，但特异性较高。

（二）尿细菌学检查

1. 耻骨上膀胱穿刺，尿定性培养有细菌生长。

2. 清洁中段尿培养。一般取清晨首次尿或存留膀胱 4 小时以上的尿液做细菌定量培养。自 1960 年起，尿培养细菌菌落计数 ≥ 10^5CFU/mL 被认为是尿路感染的诊断指标。此数值对尿路感染诊断的特异性较高，但 1/3 有下尿路症状的急性膀胱炎患者尿培养菌落计数 < 10^5CFU/mL，因此如果以菌落计数 ≥ 10^2CFU/mL 作为尿路感染的诊断标准，敏感性 95%，特异性 85%；使用抗菌药物治疗者以 ≥ 10^3CFU/mL 作为尿路感染的诊断标准，敏感性 80%，特异性 90%。美国感染疾病学会（IDSA）和欧洲临床微生物和感染病学会（ESCMID）规定的尿路感染细菌培养标准为：急性非复杂性膀胱炎中段尿培养 ≥ 10^5CFU/mL；急性非复杂性肾盂肾炎中段尿培养 ≥ 10^4CFU/mL；女性中段尿培养 ≥ 10^5CFU/mL、男性中段尿培养或女性复杂性尿路感染导尿标本 ≥ 10^4CFU/mL。综上所述，现今人们发现并没有一个固定的数值可以用于在任何情况下诊断所有类型的尿路感染。

3. 采用新鲜的清洁中段尿 10mL，离心后取沉渣直接涂片，镜检 10 个以上高倍视野，平均每个高倍视野 ≥ 1 个细菌，即为有意义的细菌尿，阳性率为 86.9%。如经革兰染色后镜检，阳性率为

92.5%。

（三）血液检查

1. 血常规

白细胞升高（严重感染者也可出现白细胞减低），并有中性粒细胞核左移。

2. 降钙素原（PCT）检测

正常情况下，降钙素原< 0.05ng/mL，细菌感染患者可有不同程度升高。有研究表明，降钙素原的变化有助于上、下尿路感染的定位，上尿路感染时降钙素原为 1.05 ± 0.43，下尿路感染时降钙素原为 0.45 ± 0.25。降钙素原升高> 2ng/mL 时，需注意尿脓毒血症的发生。

（四）影像学检查

反复发作的尿路感染、复发性肾盂肾炎，合并无痛血尿或怀疑合并有泌尿系结石或梗阻时，推荐进行进一步的影像学检查。泌尿系超声作为首选项目，可以发现合并的尿梗阻、积脓、结石等病变。在超声有阳性发现时，螺旋 CT 是进一步明确病变的有效检查，优于 MRI。尿路平片（KUB）和静脉尿路造影（IVU）可以发现上尿路结石和畸形。

诊断要点

（一）尿路感染的诊断

通过症状、体检、实验室和影像学等检查来获得诊断结果。治疗前的中段尿标本培养是诊断尿路感染最可靠的指标。以原卫生部颁布的泌尿系感染的病原学诊断标准为基础来制定我们的诊断标准：

1. 清洁中段尿或导尿留取尿液（非留置导尿）培养，革兰阳性球菌菌数 $\geq 10^4$CFU/mL、革兰阴性杆菌菌数 $\geq 10^5$CFU/mL。

2. 新鲜尿标本经离心应用相差显微镜检查（1×400），在每30个视野中有半数视野见到细菌。

3. 无症状性菌尿症患者虽无症状，但在近期（通常为1周）有内镜检查或留置导尿史，尿液培养革兰阳性球菌菌数 $\geq 10^4$CFU/mL、革兰阴性杆菌菌数 $\geq 10^5$CFU/mL 应视为尿路感染。

4. 耻骨上穿刺抽吸尿液细菌培养，只要发现细菌即可诊断尿路感染。

（二）尿路感染的定位诊断

真性细菌尿的存在只表明有尿路感染，但菌尿来自上尿路还是下尿路，需要进一步的定位诊断。目前，定位诊断可采取的方法有尿抗体包裹细菌检查法、膀胱冲洗后尿培养法，以及输尿管导管留尿细菌培养法，但上述方法或有争议，或操作复杂费时，或有创伤性，临床均较少采用。以下临床鉴别方法可供参考：

1. 患者全身感染性症状较明显，发热＞38℃；有明显的肋脊角疼痛和压痛、叩痛；血白细胞增加者，可诊断为肾盂肾炎。

2. 试用3天疗法尿菌转阴后，如随诊过程中复发者，常为肾盂肾炎。

3. 在病史上，如治愈后4周内，尿路感染再发者，多为肾盂肾炎。

4. 致病菌为变形杆菌、铜绿假单胞菌等少见致病菌，或复杂性尿路感染者，多为肾盂肾炎。

5. 经治疗后，仍有肾功能不全表现，能排除其他原因所致者，或X线肾盂造影有异常改变者为肾盂肾炎。

（三）急、慢性肾盂肾炎的鉴别

1. 尿路感染病史在1年以上，经抗菌治疗效果不佳，多次尿细菌定量培养均阳性或频繁复发者，多为慢性肾盂肾炎。

2. 经治疗症状消失后，仍有肾小管功能（尿浓缩功能等）减退，能排除其他原因所致者，为慢性肾盂肾炎。

3.X线造影证实有肾盂肾盏变形，肾影不规则甚至缩小者，为慢性肾盂肾炎。

（四）尿路感染复发与重新发生的尿路感染（再感染）的鉴别

1. 尿路感染复发应具备以下两条：①经治疗症状消失，尿菌阴转后，在9周内症状再现；②尿细菌学培养阳性，且菌种与上次相同（菌种相同而且为同一血清型，或药敏谱相同）者。

2. 再感染应具备以下两条：①经治疗症状消失，尿菌阴转后，症状再现（多在停药6周后）；②尿细菌学培养阳性，但菌种（株）与上次不同者。

（五）复杂性尿路感染

尿培养阳性以及下面所列一条或一条以上的因素：①留置导尿管、支架管，或间歇性膀胱导尿；②残余尿＞100mL；③任何原因引起的梗阻性尿路疾病，如膀胱出口梗阻、神经源性膀胱、结石和肿瘤；④膀胱输尿管反流或其他功能异常；⑤尿流改道；⑥化疗或放疗损伤尿路上皮；⑦围术期和术后尿路感染；⑧肾功能不全、移植肾、糖尿病、免疫缺陷。

（六）尿脓毒血症

1. 符合尿路感染的临床征象。

2. 伴有全身炎症反应综合征（SIRS）具备以下两个或两个以上条件：①体温＞38℃或＜36℃；②心率＞90次/分钟；③呼吸频率＞20次/分钟或$PaCO_2$＜32mmHg（＜4.3kPa）；④外周血白细胞计数＞12×10^9/L或＜4×10^9/L，或未成熟细胞≥10%。

鉴别诊断

1. 全身性感染疾病

有些尿路感染的局部症状不明显，而全身急性感染症状较突出，易被误诊为流行性感冒、疟疾、败血症、伤寒等发热性疾病。如能详细询问病史，注意尿路感染的局部症状及肾区叩击痛，并做尿沉渣和细菌学检查，不难鉴别。

2. 急腹症

有些患者可无尿路感染的局部症状，而表现似急腹症，如发热、血白细胞增高、腹部局限性疼痛等，易误诊为急性阑尾炎、女性附件炎等。通过详询病史及做尿沉渣和细菌学检查，可予鉴别。

3. 肾结核

有些尿路感染以血尿为主要表现者易误诊为肾结核，但肾结核膀胱刺激征更突出，晨尿培养结核杆菌阳性，尿沉渣可找到抗酸杆菌，而普通细菌培养为阴性。静脉肾盂造影可发现肾结核病灶 X 线征，部分患者可有肺、附睾等肾外结核，可资鉴别。但要注意肾结核常可与普通尿路感染并存。普通尿路感染经抗菌药物治疗后，仍残留有尿路感染症状或尿沉渣检查异常者，应高度注意肾结核的可能性。

4. 尿道综合征

患者虽有尿频、尿急、尿痛，但无发热、白细胞增高等全身症状，多次检查均无真性细菌尿。

治　疗

本病多采用中西医结合治疗。尿路感染可由单一细菌引起，也可合并多种细菌感染。对有尿路感染症状的患者首先施行经验性抗菌药物治疗，并根据药敏试验及时调整用药。同时，积极查找并祛除导致尿路感染的病因，对存在复杂性尿路感染者及时针对感染病灶或引起感染的病因实施相应的手术治疗。急性膀胱炎可在短期内治愈；复杂性尿路感染病情迁延难愈；急性肾盂肾炎诊治及时多预后良好，但若进展为尿脓毒血症则病情危重，需高度重视。中医药治疗主要是改善临床症状，提高临床疗效，减少病情复发。急性膀胱炎中西药治疗疗效明显，且不易复发。对于复杂性尿路感染和尿脓毒血症，则需中西医结合治疗以提高疗效。

（一）辨证治疗

本病属中医学"淋证"范畴，临床可见膀胱湿热、阴虚湿热、脾肾两虚、湿热内蕴、肝郁气滞等证型。根据"实则清利、虚则补益"的原则，可分别采用清热利湿通淋、滋阴清热、利湿通淋、健脾益气，佐以清热利湿、利气疏导等法治之。

1. 膀胱湿热

证候特点：小便频急不爽，尿道灼热刺痛，尿黄混浊，小腹拘急，腰痛，恶寒发热，大便干结。

舌脉：舌红，苔黄腻，脉滑数。

治法：清热利湿通淋。

推荐方剂：八正散加减。

基本处方：车前草 15g，萹蓄 15g，瞿麦 15g，滑石 30g，大黄 6g，栀子 9g，黄芩 15g，白花蛇舌草 15g，荠菜 15g，木香 15g（后下），甘草 6g。每日 2 剂，水煎服。

加减法：若大便秘结、腹胀者，可重用生大黄，并加用枳实、厚朴以通腑泄热；若伴见寒热、口苦呕恶者，可合小柴胡汤以和解少阳；若热毒壅盛，高热不退者，可合五味消毒饮以清热解毒；若湿热伤阴者，去大黄，加生地黄、知母以养阴清热；尿血者，选加大小蓟、白茅根、珍珠草以清热止血。

2. 阴虚湿热

证候特点：尿频不畅，解时刺痛，腰酸乏力，午后低热，手足烦热，口干口苦。

舌脉：舌质红，苔薄黄，脉细数。

治法：滋阴清热，利湿通淋。

推荐方剂：知柏地黄汤加减。

基本处方：知母 15g，黄柏 15g，熟地黄 15g，山茱萸 15g，山药 15g，泽泻 12g，牡丹皮 12g，茯苓 12g，蒲公英 15g，石韦 10g，甘草 5g。每日 1 剂，水煎服。

加减法：若见骨蒸潮热者，加青蒿、鳖甲以加强育阴清热；五心烦热甚者，加白茅根、淡竹叶以清心火；视矇干涩者，加枸杞子、菊花以养肝明目；头晕头痛者，加天麻、钩藤以平肝息风；腰酸明显者，加女贞子、桑寄生以补肾壮腰；有结石者，加金钱草、海金沙、鸡内金以清热排石。

3. 脾肾两虚，湿热内蕴

证候特点：尿频，余沥不净，少腹坠胀，遇劳则发，腰酸，神疲乏力，面足轻度浮肿，面色苍白。

舌脉：舌质淡，苔薄白，脉沉细或细弱。

治法：健脾益气，佐清热利湿。

推荐方剂：无比山药丸加减。

基本处方：山药 15g，肉苁蓉 15g，生地黄 15g，山茱萸 15g，黄精 15g，菟丝子 15g，茯苓 15g，薏苡仁 15g，泽泻 15g，石韦 15g，甘草 5g。每日 1 剂，水煎服。

加减法：脾虚气陷，见肛门下坠、少气懒言者，加党参、黄芪、白术、升麻、柴胡之属以益气升阳；面色苍白、手足不温、腰膝无力、舌淡苔白润、脉沉细数者，加附子、肉桂、淫羊藿等温补肾阳之品；夹瘀者，加丹参、蒲黄、刘寄奴等；湿热明显者，加珍珠草、土茯苓、蒲公英等。

4. 肝郁气滞

证候特点：小便涩滞，淋沥不宣，少腹满痛。

舌脉：舌淡红，苔薄白，脉多沉弦。

治法：利气疏导。

推荐方剂：沉香散加减。

基本处方：沉香 6g，橘皮 6g，白芍 15g，石韦 15g，滑石 15g，冬葵子 15g，王不留行 5g，甘草 6g。每日 1 剂，水煎服。

加减法：胸闷胁胀者，可加青皮、乌药、小茴香以疏通肝气；日久气滞血瘀者，可加红花、赤芍、川牛膝、刘寄奴以活血行瘀。

（二）中医其他治疗

1. 中成药

（1）尿感宁颗粒：功能清热解毒，利尿通淋，抗菌消炎。主治膀胱湿热证。适用于尿频、尿急、尿痛为主者。

（2）热淋清颗粒：功能清热解毒，利尿通淋。主治膀胱湿热证。适用于尿频、尿急、尿痛为主者。

2. 针灸

用于治疗膀胱湿热证。主穴：膀胱俞、中极、阴陵泉、委阳。配穴：小腹胀满，加曲池；高热，加合谷、曲池；两胁胀满、口苦，加行间；小便难解，加次髎、中髎。刺法：膀胱俞直刺 0.5～1.0 寸，使局部酸胀，向臀部扩散；中极直刺 0.5～0.8 寸，使针感传至前阴和会阴部；阴陵泉直刺 0.5～0.8 寸；委阳直刺 0.5～1.0 寸。各穴均行捻转提插，用泻法。

3. 外治法

熏蒸疗法：适用于脾肾两虚，湿热内蕴证。白豆蔻、胡椒、川椒各 30g，向日葵根 15g。上药共为末，装入小布袋内，以烧酒熬至极滚热，冲入布袋内，熏蒸尿道口，每日 1 次。

（三）西医治疗

尿路感染的治疗目的在于消灭病原体，缓解症状，防止肾功能损害和感染扩散。急性膀胱炎常用单剂量特效抗生素或三日抗菌疗法，而复杂性尿路感染、慢性肾盂肾炎急性发作者病情迁延难愈，药物须根据药敏试验选择并注意疗程要足够。抗生素的选用原则：对致病菌敏感，在尿内及肾内浓度要高，对肾损害小，副作用亦少。如单一药物治疗失败或严重感染者，临床应联合用药。以下治疗方案摘自《中国泌尿外科疾病诊断治疗指南（2011 版）》。

1. 单纯性尿路感染

（1）绝经前非妊娠妇女急性单纯性膀胱炎：可采用短程抗菌药物疗法，分为单剂疗法和三日疗法两种方式。

1）短程疗法：可选择采用磷霉素氨丁三醇、匹美西林、呋喃妥因、喹诺酮类、第二代或第三代头孢菌素。在大肠杆菌耐药率低于 20% 的地区，可首选复方磺胺甲噁唑或甲氧苄啶治疗。

2）对症治疗：治疗期间多饮水，口服碳酸氢钠或枸橼酸钾碱化尿液，并可用黄酮哌酯或抗胆碱能类药物，以缓解膀胱痉挛，减轻膀胱刺激症状。此外，膀胱区热敷、热水坐浴等也可减轻膀胱痉挛。

（2）绝经后女性急性单纯性膀胱炎：治疗方案同绝经期前非妊娠妇女急性单纯性膀胱炎。此外，还可在妇科医师指导下应用雌激素替代疗法（口服或阴道局部使用雌激素霜剂）。

（3）非妊娠妇女急性单纯性肾盂肾炎：治疗应选用在尿液及血液中均有较高浓度的抗菌药物。对于轻、中度患者可通过口服给药，而对于重度患者则应首先通过注射给药，待病情缓解后，可转为口服敏感抗菌药物治疗 1 ～ 2 周。对仅有轻度发热和（或）肋脊角叩痛的肾盂肾炎，或三日疗法治疗失败的下尿路感染患者，应口服有效抗菌药物 14 日。常用药物同短程疗法。如果用药后 48 ～ 72 小时仍未见效，则应根据药敏试验选用有效药物治疗。如用药 14 日后仍有菌尿，则应根据药敏试验换药，再治疗 6 周。对发热超过 38.5℃、肋脊角压痛、血白细胞升高，或出现严重的全身中毒症状、疑有菌血症者，首先应予以胃肠外给药（静脉滴注或肌内注射），在退热 72 小时后，再改用口服抗菌药物（喹诺酮类、第二代或第三代头孢菌素类等）完成 2 周疗程。

在药敏结果出来之前，为了尽可能有针对地使用抗菌药物，可先行尿沉渣细菌革兰染色镜检，初步判断感染细菌的类别，根据染色结果在以下抗菌药物中进行选择：①第三代喹诺酮类（如左氧氟沙星等）；②半合成广谱青霉素，如哌拉西林、磺苄西林等；③第三代头孢菌素类；④在社区高氟喹诺酮耐药以及广谱 β 内酰胺酶的大肠杆菌（高于 10%）的地区，初次用药必须使用氨基糖苷类或碳青霉烯类药物进行经验性治疗；⑤氨基糖苷类抗菌药物，但应严格注意其副作用，如耳毒性、肾毒性等。

（4）妊娠期尿路感染：治疗见抗菌药物应用相关指南。

（5）无症状菌尿（ASB）：患有 ASB 的妊娠妇女发生不良后果的危险性增加，其接受针对 ASB 的抗生素治疗，可预防不良后果的发生。因此，妊娠妇女应接受 ASB 筛检，如检查结果呈阳性，应进行治疗。对于即将接受可引起尿路黏膜出血的创伤性泌尿外科手术患者，ASB 是一个危险因素，这类患者应在手术前接受治疗。其余人群不推荐进行治疗。

（6）复发性单纯性尿路感染

1）再感染：可考虑用低剂量长疗程抑菌疗法做预防性治疗，在每晚睡前或性交排尿后，口服以下药物治疗：如复方新诺明（SMZ-TMP）半片或 1 片、甲氧苄啶（TMP）50mg、呋喃妥因 50mg（为防止肾功能损害，在长期使用以上药物时应适当增加液体摄入量）或左氧氟沙星 100mg 等。对已绝经女性，可加用雌激素以减少复发。本疗法通常使用半年，如停药后仍反复再发，则再给予此疗法 1 ～ 2 年或更长。

2）复发：应根据药敏试验结果选择敏感抗菌药物，用最大允许剂量治疗 6 周。如不奏效，可考虑延长疗程或改用注射用药。

（7）男性急性单纯性泌尿道感染：15 ～ 50 岁男性急性单纯性泌尿道感染仅占极少部分。这些患者仅需要接受最小剂量的 7 天治疗即可。而大多数发热性泌尿道感染的男性患者常伴有前列腺感染，可通过短暂血清 PSA 升高和前列腺体积增大予以诊断。对于其他发热性泌尿道感染、肾盂肾炎，或反复感染，或怀疑存在复杂因素导致感染的男性患者，需要对泌尿系统进一步评估。对上述成年患者，推荐使用喹诺酮类药物，并最短维持 2 周。

2. 复杂性尿路感染

其治疗方案取决于疾病的严重程度。除了抗菌药物治疗外，还需要纠正泌尿系的解剖或功能异常以及治疗合并的其他潜在性疾病。若有必要，还需营养支持治疗。如果病情较严重，通常需要住院治疗。

（1）抗菌药物治疗：为了避免细菌产生耐药性，推荐根据尿培养和药敏试验结果选择敏感抗菌药物。用于培养的检验标本必须在治疗开始之前获得。只有患者病情危重，才考虑行经验性的抗菌药物治疗，并根据临床反应和培养结果随时进行调整。

对于多数有症状的复杂性症状性尿路感染（UTI）患者，通常口服抗菌药物即可解决。但若患者由于胃肠功能受损、血流动力学不稳定而不能口服，或者病原体对口服途径有抵制时，推荐胃肠外途径用药。一般推荐治疗 7 ～ 14 天，疗程与潜在疾病的治疗密切相关。伴有下尿路症状的患者治疗时间通常为 7 天，有上尿路症状或脓毒血症患者通常为 14 天。根据临床情况，疗程有时需延长至21 天。对于长期留置导尿管或尿路支架管的患者，应尽量缩短治疗时间，以避免细菌耐药。

复杂性尿路感染的经验治疗，需要了解可能病原体的抗菌谱和当地细菌耐药性的流行状况，并评估泌尿系解剖功能异常和潜在疾病的严重程度（包括肾脏功能评价）。推荐应用主要经肾脏排泄的氟喹诺酮类，也可选择酰氨基青霉素加 β 内酰胺酶抑制剂、2 代或 3a 代头孢菌素或氨基糖苷类（胃肠外治疗）。如果初始治疗失败，微生物学检查结果尚未报告，或者作为临床严重感染的初始治疗，则须改用亦能有效针对假单胞菌的抗菌药物，如氟喹诺酮（如果未被用于初始治疗）、酰氨基青霉素（哌拉西林）加 β 内酰胺酶抑制剂、3b 代头孢菌素或碳青霉烯类抗菌药物，最后联用氨基糖苷类。同样，由于尿脓毒血症的危险较高，对那些在专门机构或住院治疗的重症尿路感染患者的经验治疗须包括静脉内给予抗假单胞菌药。

（2）治疗后的随访：复杂性尿路感染含有耐药细菌的可能性较大是本病的另一个特点，这是复杂性尿路感染患者易于复发的原因之一。如果泌尿系解剖功能异常或潜在性疾病不能得到纠正，则尿路感染必然复发。为此，必须在治疗结束的前、后行细菌培养和药敏试验。

3. 导管相关感染的治疗

（1）无症状菌尿的治疗：大多数的无症状菌尿不推荐使用抗菌药物治疗。为了预防菌血症等并发症的发生，在一些例外情况下仍推荐进行适当治疗，可根据具体情况应用适当抗菌药物。

1）为治疗单位内由特别有毒力的微生物造成的院内感染，而作为控制性治疗方案的一部分。

2）具有出现严重并发感染风险的患者（如粒细胞减少症、免疫抑制等）。

3）泌尿系手术的患者。

4）患者由引起高菌血症发生率的菌株感染，例如灵杆菌。

（2）有症状感染的治疗

1）导管的处理：推荐在取尿样培养前及应用抗菌药物治疗前更换留置时间超过7天的导管。如没有必要继续留置导管，应不再插管。如有必要继续应用导管引流，可更换新导管或采用其他方式，如阴茎套引流、耻骨上引流等。

2）抗菌药物的应用：在给予任何抗菌药物治疗之前，应首先进行尿培养。症状较轻者可选择口服用药。病情较重、发热的带管患者，特别是血培养阳性者，应该采用非肠道途径给药。初始选择可采用经验用药，根据所在医院导管相关感染经常出现的菌株和敏感性选择，通常可给予广谱抗菌药物。当得到尿培养的结果后，应当根据病原体对药物的敏感性进行治疗 5～7 天；症状较重的患者通常需要治疗 10～14 天。偶尔尿培养可显示念珠菌感染，通常是没有症状且不治而愈。如果有证据显示是由该菌引起的复杂感染，可采取全身抗真菌治疗。

4. 尿脓毒血症

与其他脓毒血症一样，影响尿脓毒血症预后的关键因素在于患者能否得到早期的诊断和治疗。推荐对尿脓毒血症患者进行血压、心跳、尿量、呼吸、氧饱和度、中心静脉压等的监测。尿脓毒血症的治疗需去除感染灶和提高器官的灌注水平，常联合治疗感染和重症监护专家以及感染性疾病专家来管理患者。治疗包含以下基本策略：

（1）复苏、支持治疗（稳定血压和维持呼吸通畅）。

（2）抗菌药物治疗：一旦怀疑尿脓毒血症，在留取标本后，应立即进行静脉途径经验性的抗菌药物治疗。如患者是社区感染，大肠埃希菌和其他肠杆菌科可能是主要的病原体，可以选用第三代头孢菌素或哌拉西林/他唑巴坦治疗。但在携带超广谱 β 内酰胺酶肠杆菌科和耐氟喹诺酮大肠埃希菌的高发地区，初始经验治疗需联合氨基糖苷类或碳青霉烯类抗菌药物。对于院内尿路感染引起的继发性尿脓毒症患者（尤其是泌尿外科介入操作以后或长期留置导尿管者），如果治疗没有或者只有部分反应，应使用抗假单胞菌的第三代头孢菌素或哌拉西林/他唑巴坦，并联合氨基糖苷类或碳青霉烯类抗菌药物，才可能覆盖包括多重耐药细菌在内的大部分细菌。

（3）控制合并因素：尽可能采用创伤小的方法，待患者全身状况改善后，再彻底去除合并因素。

第十一章 慢性肾盂肾炎

慢性肾盂肾炎是一种上尿路感染。但因为慢性肾盂肾炎在病因病理及治疗上有其特殊性，故本书从"尿路感染"中单独列出来加以论述。

慢性肾盂肾炎并非由急性肾盂肾炎反复发作演变而来，其多发生于尿路解剖结构或功能上有异常情况者。即细菌性尿路感染是在尿路解剖异常的基础上发生的。近年来有研究表明：慢性肾盂肾炎本身具有比较独特的病理改变，若尿路感染持续反复发作超过半年以上，同时伴有肾小管间质持续性功能和结构的改变，有肾盂、肾盏炎性纤维化和变形（瘢痕形成、变形、积水，肾脏外形不光滑，或两肾大小不等）及病史和细菌学上明确的尿路感染证据，才称为慢性肾盂肾炎。

本病临床表现与急性肾盂肾炎相似，慢性期全身表现较轻，有时仅表现为无症状性细菌尿，甚至无全身表现。半数以上患者有急性肾盂肾炎既往史，起病常隐匿，仅有低热、头晕、疲乏无力、厌食及腰酸腰痛等。膀胱刺激症状及尿改变也不如急性期典型。当炎症广泛损害肾实质，可因肾缺血而出现高血压，也可因肾实质严重破坏而有肾小管功能损害，如浓缩功能减退、低渗、低比重尿、夜尿增多及肾小管性酸中毒等。至晚期，可出现肾小球功能损害、氮质血症，甚至尿毒症。急性发作时的表现可与急性肾盂肾炎类似，但通常症状较轻，可出现水肿和高血压。由于本病的治疗是临床上的难题之一，确切的发病率不明，有研究表明，因慢性肾盂肾炎所致的慢性肾衰竭患者为 15% ～ 20%。

本病按其临床表现可归为中医学"劳淋""腰痛""虚劳""内伤发热"等范畴。

病因病机

（一）中医

本病可由热淋、血淋、石淋等多种淋证急性期发展而来。其病程冗长，病机错综复杂，既有正气的耗损，又有实邪蕴阻。正虚包括气、血、阴、阳的亏虚，并以肾虚为主；邪实包括湿热、气滞、血瘀等，有时兼有外邪等，并以湿热为主。

1. 膀胱湿热

湿热多受自于外，亦可由内而生。感于外者，或因外阴不洁，秽浊之邪上犯膀胱；或由其他脏腑传入膀胱。后者如小肠邪热，或心经火热炽盛，传于其腑，移入膀胱；或下肢感受丹毒，壅遏脉络，波及膀胱。生于内者，多因过食肥甘酒热之品，脾胃运化失常，积湿生热，湿热流入膀胱。由于膀胱为州都之官，津液储藏之所，气化水始能出，湿热邪气蕴结膀胱，气化失司，水道不利，故小便频急、淋漓涩痛。若热伤阴络，迫血妄行，可出现尿血而痛。如湿热盛，上犯少阳，枢机不利，尚可出现寒战高热、口苦咽干等症。

2. 肝郁气滞

少腹乃足厥阴肝经循行之处,情志怫郁,肝失条达,气机郁结,水道受阻,疏泄不利,膀胱气化不利,久则血失流畅,脉络瘀阻,可见小便涩滞、淋沥不宣、少腹满痛等轻重不等的气血不畅表现。

3. 脾肾气虚

先天禀赋不足、素体虚弱之人为劳淋的易感体质。劳淋迁延不愈,耗损肾气,又易导致病情反复发作;诸淋日久不愈,或过服寒凉,或久病体虚,或思虑劳伤过度,或房事不节,均可致脾肾气虚,湿浊留恋不去,故腰痛绵绵、小便赤涩不甚,但淋沥不已,时作时止,遇劳则发。

4. 肝肾阴虚

湿热留恋不解,或过用通利之品,均可耗伤肾阴,因肝肾同源易致肝阴虚。阴虚生内热,可见五心烦热、低热等症;阴虚不能潜阳,虚阳上亢,可致头晕头痛等症。

总之,本病为本虚标实,虚实夹杂之证。急性发作期以标实为主,慢性缓解期以本虚为主。肾虚是本病反复发作的主要原因;同时,由于湿热屡犯,或湿热留恋不解,可进一步损伤气阴,导致病情缠绵难愈;如湿热酿生浊毒,尚有可能发展为慢性肾衰竭。

(二)西医

目前最新的观点认为,所谓慢性肾盂肾炎实际上由三种情况组成:①伴有尿路梗阻加上感染引起的慢性肾盂肾炎,称为慢性梗阻性肾盂肾炎;②各种原因引起的膀胱输尿管反流和肾内反流的慢性肾盂肾炎(反流性肾病);③为数极少的特发性慢性肾盂肾炎,发病机制不明，可能与免疫反应相关。

1. 慢性梗阻性肾盂肾炎

慢性梗阻性肾盂肾炎，是由泌尿系梗阻引起的，其原因可以是机械性的，也可以是动力性的；可以是先天性的梗阻，亦可以是后天性疾病引起的，还可以是泌尿系外的疾病造成的。而妇科或外科手术、盆腔放射治疗等所致的泌尿系梗阻性病变成为医源性梗阻。

小儿的梗阻以先天性畸形较多见，成人的则常以结石、创伤、炎症、结核、肿瘤多见。妇女的梗阻可能与盆腔内疾病有关，老年男性则以前列腺增生造成的梗阻常见。

尿道狭窄和前列腺增生所致的下尿路梗阻处于代偿期时，梗阻以上尿道扩张变薄，可形成憩室，如有感染，可以穿破发生尿道瘘、尿道周围脓肿，前列腺导管可高度扩张。前列腺增生早期膀胱壁增厚，然后逐渐扩大成为失去张力的膀胱，尿道阻力增加，膀胱壁可增厚 2 ~ 3 倍，但可将尿液完全排净。当梗阻持续存在，发展至失代偿期时，膀胱失去代偿能力，可引起尿潴留。

上尿路梗阻，如输尿管结石梗阻时，可以使输尿管排尿受到阻力，以及肾输尿管积水。正常肾脏肾盂内压接近于零，梗阻可使压力升高，肾盂肾盏扩张。如为肾内肾盂，则肾内压力完全压迫肾实质，使之迅速受到损害。如梗阻发生在肾外肾盂，则肾外肾盂可迅速扩张，减轻压力对肾实质的损害。梗阻同时可使输尿管壁增厚、迂曲，并有纤维袋形成，更加重其梗阻，即使去除输尿管梗阻原因以后，迂曲且伴有纤维带的输尿管依然存在梗阻，并不断破坏肾脏功能。不完全性梗阻易继发细菌感染，不仅可导致肾盂肾炎，甚至形成脓肾，使肾实质完全破坏，发生慢性肾衰竭。当尿路梗阻持续存在时，膀胱尿道压增高，致使肾小管压力增高及肾内反流，随后出现肾小球滤过率降低，出球小动脉血流减少，导致肾缺血，产生间质性肾炎。

2. 反流性肾病

慢性肾盂肾炎约半数由反流性肾病所致。正常成人输尿管末端壁肌肉组织移形成膀胱输尿管瓣，当排尿时膀胱肌肉收缩可压迫输尿管，防止尿液反流。在婴幼儿中，因胚胎发育异常导致膀胱壁中输尿管过短是引起膀胱输尿管瓣功能异常（即原发性 VUR）的主要原因。在成人中，脊柱损伤（约18%）以及膀胱肿瘤、前列腺肥大、尿道结石都可以出现不同程度的膀胱输尿管反流（VUR）。VUR 可导致病原菌上行感染到达肾盂，而肾内反流则是将感染自肾盂扩散至肾皮质的重要因素。

反流性肾盂肾炎早期，感染所累及的部位由于广泛间质水肿的机械压迫，致肾间质血管闭塞，而肾小管旁的小血管闭塞可导致局部缺血。慢性不完全性梗阻由于肾积水逐渐加重，出现尿液肾内反流，扩张的肾盂肾盏压迫肾血管，会造成梗阻缺血性肾萎缩。反流性肾病是由于膀胱输尿管反流导致的肾脏病，反流尿液中细菌和 Tamm-Horsfall 蛋白（THP）所致的自身免疫反应可导致肾损害，肾脏形成瘢痕后，最终可发展为终末期肾衰竭。反流性肾病是肾衰竭的原因之一。

3. 免疫反应

在肾盂肾炎的发病过程中，机体可针对病原体抗原产生获得性免疫反应，如血中 IgG、IgM 明显升高，尿中出现大量分泌型 IgA，肾间质和黏膜下 T 细胞浸润等。然而，这些特异性反应的确切作用至今未明，它们一方面有利于清除细菌，另一方面也可能导致组织损伤进行性加重。另外，感染导致肾脏损伤时有可能促使某些自身抗原的释放，激活自身免疫反应，致使病原体被清除后肾脏损害仍持续发展。自身免疫反应在慢性肾盂肾炎发展过程中的影响日益受到关注。

临床表现

（一）症状

半数以上患者有急性肾盂肾炎既往史，多数患者可无明显的临床症状。即使有，其症状也较急性期轻，如乏力、间歇性低热、厌食、轻微的胁部或胁腹部不适及腰酸腰痛，并伴有尿频、排尿不适。少数患者可间歇发生症状性肾盂肾炎。

肾间质损害表现较明显，如多尿、夜尿增多、尿比重下降、失钠、脱水、低或高钾血症、肾小管性酸中毒、肾性糖尿、氨基酸尿和蛋白尿等。肾小管功能损害往往比肾小球功能损害更为突出。这些表现通常在血肌酐为 200～300μmol/L 时已出现。一些患者可有高血压。

（二）体征

可出现血压升高、肋脊角压痛或肾区叩击痛阳性，部分患者可有轻度颜面或双下肢凹陷性水肿。

（三）分型

1. 复发型

常多次急性发作，发病时可有全身感染症状、尿路局部症状及尿液变化等，类似急性肾盂肾炎。

2. 低热型

以长期低热为主要表现，可伴乏力、腰酸、食欲不振、体重减轻等。

3. 血尿型

以血尿为主要表现，呈镜下或肉眼血尿，发病时伴腰痛、腰酸和尿路刺激症状。

4. 隐匿型

无任何全身或局部症状，仅有尿液变化，尿细菌培养可呈阳性，又称无症状菌尿。

5. 高血压型

在病程中出现高血压，偶可发展为急进性高血压，常伴贫血，但无明显蛋白尿和水肿等。

（四）常见并发症

慢性肾盂肾炎伴有糖尿病和（或）存在复杂因素的尿路感染，未及时治疗或治疗不当时，可出现多种并发症。

1. 肾乳头坏死

肾乳头坏死是指肾乳头及其邻近肾髓质缺血性坏死，常发生于伴有糖尿病或尿路梗阻的肾盂肾炎患者，为其严重并发症。主要表现为寒战、高热、剧烈腰痛或腹痛、血尿等，可同时伴发革兰阴性杆菌败血症和（或）急性肾衰竭。当有坏死组织脱落从尿中排出，阻塞输尿管时会导致肾绞痛。静脉肾盂造影（IVP）可见肾乳头区有特征性"环形征"。

2. 肾周围脓肿

肾周围脓肿为严重肾盂肾炎直接扩展所致，多有糖尿病、尿路结石等易感因素，致病菌常为革兰阴性杆菌，尤其是大肠埃希菌。除原有症状加剧外，常出现明显的单侧腰痛，且在向健侧弯腰时疼痛加剧。超声波、X线腹部平片、CT等检查有助于诊断。

3. 革兰阴性杆菌败血症

革兰阴性杆菌败血症多见于复杂性尿路感染患者，尤其是接受膀胱镜检查或长期留置导尿管的患者。尿路感染常为革兰阴性杆菌败血症的主要原因之一。本病病情凶险，突起寒战、高热及休克，死亡率高达 50%。

4. 肾结石和尿路梗阻

变形杆菌等分解尿素的细菌可使尿液碱性化，尿中磷酸盐析出结晶，形成结石（即感染性结石）。感染性结石常双侧出现，且结石的小裂隙内可藏有致病菌，易致抗感染治疗失败。感染合并尿路梗阻，可导致肾盂积液、反流性肾病等，加速肾功能损害。

实验室及其他辅助检查

（一）尿常规

本病与一般慢性间质性肾炎相同，尿比重下降、肾性糖尿、肾性氨基酸尿、蛋白尿，但尿蛋白量通常不超过 1g/24h，间歇出现真性细菌尿。对于中段尿细菌培养阴性的患者，可做 L 型细菌的培养。

（二）血常规

血常规检查可示低钠血症、低钾或高钾血症、肾小管性酸中毒，肾功能检查显示与一般慢性间质性肾炎相同。

（三）尿细菌学检查

尿细菌学检查是尿路感染最有价值的实验室检查。95% 以上尿路感染由革兰阴性菌引起，在性活跃妇女可出现腐生性葡萄球菌和粪肠球菌。而一些寄生在尿道口、皮肤和阴道的细菌，如表面葡萄球菌、乳酸杆菌、厌氧菌、棒状杆菌（白喉杆菌）等，很少引起尿路感染。除特殊情况外，尿培养出现两种以上细菌多提示标本污染。以往认为清洁中段尿培养菌落计数大于 10^5/mL 有临床意义，小于 10^4/mL 为污染所致。现在发现许多尿路感染患者尿培养菌落计数并不高，甚至只有 10^2/mL，其原因可能包括急性尿道综合征、腐生性葡萄球菌和念珠菌感染、已开始抗生素治疗、快速利尿、尿液极度酸化、尿路梗阻、腔外感染等。美国传染病学会推荐使用下列诊断标准：有下尿路感染症状、菌落计数 ≥ 10^3/mL 者；有肾盂肾炎症状、菌落计数 ≥ 10^4/mL 者可考虑感染，其敏感性和特异性在前者为 80% 和 90%，后者均为 95%。

（四）影像学检查

影像学检查有重要诊断价值。X 线肾盂静脉造影特征性表现为两肾大小不一，肾脏外形不规则或表面凹凸不平，肾盂、肾盏扩张或变钝，或呈鼓槌状变形，可有积水现象。必要时行排尿期膀胱反流造影，可见反流。CT 检查（^{99}锝肾皮质扫描 + 单光子发射断层扫描）可发现肾瘢痕，瘢痕常位于肾脏的上下极。

（五）B 超检查

对于严重的反流性肾病，B 超检查可发现普遍性的肾皮质变薄和肾盂、肾盏扩张。

（六）放射性核素肾图检查

放射性核素肾图检查可了解双肾功能、尿路梗阻、膀胱输尿管反流及膀胱残余尿的情况。慢性肾盂肾炎肾图表现为分泌段斜率降低，峰顶变钝或增宽而后移，排泄段起始时间延迟，呈抛物线状。

诊断要点

1. 病史超过半年以上而且持续有细菌尿或频繁复发者。

2. 经治疗症状消失后，仍有肾小管功能减退者（如肾浓缩功能差、尿比重低、酚红排泄率下降等）。

3. 尿路解剖结构异常或功能异常，如尿路梗阻或膀胱输尿管反流等。

4. 慢性间质性肾炎的改变。

5. 影像学的特殊改变包括 X 线肾盂静脉造影见两肾大小不一，肾脏外形不规则或表面凹凸不平，肾盂、肾盏扩张或变钝或呈鼓槌状变形，可有积水现象。必要时行排尿期膀胱反流造影可见反流。CT 检查（^{99}锝肾皮质扫描＋单光子发射断层扫描）可发现肾瘢痕，瘢痕常位于肾脏的上下极。

鉴别诊断

1. 急性肾盂肾炎

急性肾盂肾炎起病急骤，病史短，临床表现与膀胱炎相似，泌尿系统症状如尿频、尿急、尿痛等膀胱刺激征，腰痛和（或）下腹部痛、肋脊角及输尿管点压痛。肾区压痛和叩痛。但全身感染的症状明显，如寒战、发热、头痛、恶心、呕吐、食欲不振等，常伴有血白细胞计数升高和血沉增快。一般无高血压和氮质血症，尿培养可见细菌尿。但无慢性肾盂肾炎的表现。X 线造影显示无肾盂变形，肾影规则。

2. 肾结核

肾结核膀胱刺激征突出，尿沉渣可找到抗酸杆菌，晨尿结核杆菌培养可呈阳性，而普通细菌培养呈阴性，静脉肾盂造影可发现肾结核 X 线征。部分患者可有肺、生殖器等肾外结核病灶以及抗结核治疗有效等可资鉴别。

3. 慢性肾小球肾炎

如有水肿、大量蛋白尿则鉴别不难。肾盂肾炎的尿蛋白定量一般在 1 ~ 2g/24h 以下，若大于 2g/24h 则多属肾小球病变。但本病与隐匿性肾炎较难鉴别，后者尿常规中有较多红细胞，而肾盂肾炎则以白细胞为主。此外，尿培养及长期观察患者有无低热、尿频等症状亦有助于鉴别。晚期肾炎继发尿路感染，鉴别困难，此时可详细询问病史，结合临床特点加以分析。

4. 前列腺炎

50 岁以上的男性因有前列腺增生、肥大、放置导尿管、膀胱镜检等易患此病。急性前列腺炎除畏寒发热、血中白细胞总数升高外，可有腰骶和会阴部疼痛以及尿频、尿痛。尿液检查有脓细胞，与急性膀胱炎易相混淆。慢性前列腺炎除尿检异常外，临床症状多不明显。前列腺按摩得到的前列腺液中白细胞大于 10/HP 及前列腺B 超有助于鉴别诊断。

5. 泌尿道结石

慢性肾盂肾炎急性发作时，有以血尿为突出表现者，当血块通过输尿管时，可引起肾绞痛，症状类似泌尿道结石。根据病史、尿细菌学检查，必要时做腹部 X 线检查或静脉肾盂造影，可予鉴别。

治 疗

慢性肾盂肾炎在治疗上应该根据病情的不同阶段，采用不同的治疗措施。急性发作期可参考急性肾盂肾炎，采用中西医结合的治疗方案尽快控制感染；慢性缓解期以中医治疗为主，可提高机体免疫力，防止复发，促进病情痊愈。如是由慢性肾盂肾炎导致的慢性肾衰竭，则应参考慢性肾衰竭的治疗方案。

（一）辨证治疗

劳淋辨证上多属本虚标实。本虚以肾虚为主，可与肺、脾、肝等脏器相关，分为脾肾气虚、气阴两虚、脾肾阳虚、肝肾阴虚等；邪实主要为湿热、气滞、血瘀。临床上必须分清标本虚实、正虚邪实的轻重，进行分阶段辨证治疗。

急性发作期以祛邪为主，祛邪原则主要有解毒利湿、清热利湿、活血化瘀、疏肝理气等；稳定期以扶正为主，扶正原则主要有益气健脾补肾、益气养阴、温补脾肾、滋养肝肾等。但急性发作期在祛邪的同时还应注意固护正气，稳定期在扶正的同时尚需兼顾祛邪。

急性发作期

1. 膀胱湿热

证候特点：小便频急不爽，尿道灼热刺痛，尿黄浑浊，小腹拘急，腰痛，恶寒发热，大便干结。

舌脉：舌红，苔黄腻，脉滑数。

治法：清热利湿通淋。

推荐方剂：八正散加减。

基本处方：车前草12g，萹蓄12g，瞿麦12g，滑石15g，大黄6g，栀子9g，甘草6g，石韦10g，白花蛇舌草18g，珍珠草18g，荠菜15g。每日1剂，水煎服。

加减法：若大便秘结、腹胀者，可重用生大黄，并加用枳实、厚朴以通腑泄热；若伴见寒热、口苦呕恶者，可合小柴胡汤以和解少阳；若湿热伤阴者，去大黄，加生地黄、知母以养阴清热；尿血者，选加大小蓟、白茅根以清热止血。

2. 肝郁气滞

证候特点：小便涩滞，淋沥不宣，少腹满痛。

舌脉：舌淡红，苔薄白，脉多沉弦。

治法：利气疏导。

推荐方剂：小柴胡汤合石韦散加减。

基本处方：柴胡9g，黄芩9g，沉香6g，橘皮6g，当归12g，白芍15g，石韦10g，滑石18g，冬葵子15g，王不留行15g，甘草6g。每日1剂，水煎服。

加减法：胸闷胁胀者，可加青皮、乌药、小茴香以疏通肝气；日久气滞血瘀者，可加红花、赤芍、川牛膝、刘寄奴以活血行瘀。

慢性缓解期

1. 脾肾气虚

证候特点：尿频，余沥不尽，少腹坠胀，遇劳则发，腰酸，神疲乏力，面足轻度浮肿，面色苍白。

舌脉：舌质淡，苔薄白，脉沉细或细弱。

治法：健脾益气，佐以清热利湿。

推荐方剂：无比山药丸加减。

基本处方：山药 15g，肉苁蓉 12g，生地黄 15g，山茱萸 12g，菟丝子 15g，黄精 15g，茯苓 5g，薏苡仁 15g，泽泻 12g，牛膝 15g，石韦 10g。每日 1 剂，水煎服。

加减：脾虚气陷，肛门下坠，少气懒言者，加党参、黄芪、白术、升麻、柴胡之属；面色苍白，手足不温，腰膝无力，舌淡苔白润，脉沉细数者，少佐附子、肉桂、淫羊藿等温补肾阳之品；夹瘀者，加丹参、赤芍、蒲黄等；湿热明显者，加珍珠草、土茯苓、蒲公英等。

2. 肝肾阴虚

证候特点：尿频不畅，腰酸乏力，午后低热，手足烦热，口干咽燥，眠差多梦。

舌脉：舌质红，苔薄黄，脉细数。

治法：滋养肝肾，佐以清热利湿。

推荐方剂：六味地黄汤加减。

基本处方：熟地黄 15g，山茱萸 12g，山药 15g，泽泻 12g，牡丹皮 12g，茯苓 15g，蒲公英 15g。每日 1 剂，水煎服。

加减法：若见骨蒸潮热者，加青蒿、鳖甲；五心烦热甚者，加知母、黄柏；目花干涩者，加枸杞子，菊花；头晕头痛者，加天麻、钩藤、杜仲；小便不利者，加车前草、刘寄奴；有结石者，加金钱草、海金沙、鸡内金。

（二）中医其他治疗

1. 中成药

（1）静脉给药：急性发作期可使用鱼腥草注射液、清开灵注射液、穿琥宁注射液以清热利湿。慢性稳定期可静脉滴注黄芪注射液以益气健脾，或静脉滴注生脉注射液、参麦注射液以益气养阴；夹有瘀血者，可配合静脉滴注丹参注射液或川芎嗪注射液以活血化瘀。

（2）口服给药

1）尿感宁颗粒：适用于膀胱湿热证。

2）八正合剂：适用于膀胱湿热证。

2. 针灸

（1）取肾俞、膀胱俞、中极、三阴交穴，配以关元、三焦俞，阳虚加灸，小便不利者配阴陵泉，尿频者配照海。每次选 3～5 穴，采用补法，留针 15～30 分钟，中间运针 2～3 次，间日 1 次，10 次为一疗程，治疗 2～3 个疗程。适用于脾肾气虚证。

（2）取肾俞、膀胱俞、脾俞、足三里穴。毫针刺，用补法，留针 20 分钟，可加灸，每日 1 次，10 次为一疗程。适用于脾肾气虚证。如偏于脾虚者，加灸中脘，针刺公孙、隐白；偏肾虚者，加灸命门、关元，针刺三阴交、章门。

（三）西医治疗

治疗目的是纠正尿路异常或反流，控制感染，防止肾功能损害。

1. 内科治疗

（1）一般治疗：应鼓励患者多饮水，勤排尿，以降低髓质渗透压，提高机体吞噬细胞的功能，并冲洗掉膀胱内的细菌。有发热等全身感染症状者应卧床休息。可服用碳酸氢钠（1g，每日3次）碱化尿液，以减轻膀胱刺激症状，并增强氨基糖苷类抗生素、青霉素、红霉素及磺胺等药物的疗效，但也可以使四环素、呋喃妥因的药效下降。有诱发因素应加以治疗，如肾结石、输尿管畸形等。

（2）抗感染治疗：其中心环节是长程低剂量抑菌疗法。治疗最好在尿细菌培养及药物敏感试验指导下进行。

慢性肾盂肾炎一般均有复杂因素，急性发作的治疗方案是选用敏感的抗菌药物治疗2～6周。对于急性发作的慢性肾盂肾炎，应按急性肾盂肾炎治疗，首选对革兰阴性杆菌敏感并且在尿及血中均有较高浓度的抗生素。病情轻的，可用单一抗生素，如复方磺胺甲噁唑2片，每日2次；左氧氟沙星0.1g，每日2次；或头孢呋辛酯0.25g，每日2次，10～14日为一疗程。有全身感染症状者，应卧床休息，碱化尿液，对使用氨基糖苷类抗生素、青霉素、红霉素及磺胺等药物者，口服碳酸氢钠1g，每日3次，以减轻膀胱刺激症状，并能增强上述药物的疗效。对于病情严重者，常需联合应用抗生素。反复发作者应通过尿细菌培养并确定菌型，根据药敏谱选择有效抗生素1～2种，单独或联合治疗2周。如病史已有反复发作者，则可直接给予6周强有力的抗菌药物疗程，停药1周复查。如尿细菌学培养仍呈阳性，则可另选有效药物治疗 2 周，如经 3 个疗程，症状虽减退，但尿细菌学培养仍呈阳性者，可改用抑菌疗法，可控制 90% 以上的尿路感染再发。

长程低剂量抑菌疗法可减少肾瘢痕的发生。具体方法为：每晚睡前排空膀胱后口服单一剂量的抗菌药抑菌，如复方磺胺甲噁唑 2 片、头孢拉定 0.5g、左氧氟沙星 0.1g 等，连续服药 3 ～ 6 个月，必要时可服 1 年，以抑制细菌大量繁殖，控制尿路感染发作。

内科治疗对轻度反流而无输尿管扩张的反流性肾病治疗有效。

膀胱逼尿肌不稳定收缩的反流患者，经抗菌加上抗胆碱药物治疗，可提高反流消失率。

慢性肾盂肾炎常伴有高血压，而高血压反过来进一步加重肾损害，因此控制血压在慢性肾盂肾炎的长期治疗中很重要。

除正确使用抗生素外，绿慕安注射液（灭活的铜绿假单胞菌菌体和菌毛制成的菌苗）皮下注射后可调节尿路黏膜的屏障作用和尿道局部的免疫作用，可用于慢性肾盂肾炎的治疗。

2. 外科治疗

首先寻找不利因素，如尿路结石、畸形、膀胱颈梗阻、前列腺炎、尿道内炎症病灶、膀胱输尿管反流等，应予积极治疗并设法纠正。如为结石或机械梗阻，可以手术取石等以解除梗阻。

如有原发反流存在，则应根据反流程度及保守治疗的效果等决定以后手术。对小儿的严重反流，应尽早手术。小儿膀胱输尿管反流的手术适应证：①重度反流经内科保守治疗 4 年后，反流仍持续存在或有进行性肾功能减退或新瘢痕形成者；②反复尿路感染，经内科积极治疗 4 个月，膀胱输尿管反流无改善者；③输尿管口呈高尔夫洞穴样改变者；④先天性尿路异常或尿路梗阻引起反流者。

采用膀胱镜下输尿管逆行插管，使用敏感抗生素生理盐水溶液肾盂持续冲洗是目前正在探索的治疗方法。

第十二章　间质性肾炎

间质性肾炎是以各种原因引起的主要累及肾间质结缔组织及肾小管而无或仅有轻微肾小球损伤的一组肾脏疾病，又称肾小管－间质肾炎或肾小管－间质病变。其病因很多，主要由药物、感染、放射因素、环境因素、尿路梗阻、结缔组织疾病、肿瘤代谢性疾病等引发。根据病因及病程不同，临床分为急性和慢性两大类。急性间质性肾炎是以间质水肿、炎症细胞浸润为特征的急性肾病。临床上以腰痛、排尿困难、尿少、夜尿及肾功能下降、多数伴有肾小管功能不全为主要表现。通常由感染和药物引起者居多。慢性间质性肾炎同样是以肾间质病变和肾小管功能损害为主的一组慢性肾脏疾病。临床上以肾小管性小分子蛋白尿，少量细胞管型，伴有口干多饮、多尿，或食欲减退、腹胀、恶心呕吐、贫血，或肌无力、麻痹、软瘫、心律失常，或尿频、尿急、尿痛，或腰痛、腹部绞痛、血尿、尿中有坏死组织等为主要表现。其病因与伴有膀胱输尿管反流、尿路梗阻等复杂性慢性肾盂肾炎、重金属或止痛剂等慢性中毒、放射线等物理因素相关，也可由一些全身性疾病如结缔组织病、血液病、肿瘤、代谢性疾病所致。

间质性肾炎是仅次于肾小球肾炎的常见肾脏疾病。据国内统计，10%～15%的急性肾衰竭和25%的慢性肾衰竭系由本病引起。急性间质性肾炎和慢性间质性肾炎均无明显的性别、年龄差异，但止痛剂所致的慢性间质性肾炎则以中年以上女性多见。急性间质性肾炎起病急骤，进展速度快，若能早期诊断，针对病因进行治疗，可使多数患者肾功能恢复，预后良好。而慢性间质性肾炎隐匿起病，病程迁延，易被误诊、漏诊，多致肾功能明显下降方就诊，预后相对较差。

根据临床表现，急性间质性肾炎属于中医学"腰痛""尿血""淋证""关格"等范畴；慢性间质性肾炎则类似中医学"消渴""劳淋"等范畴。

病因病机

（一）中医

1. 病因

中医古典医籍中虽没有急性间质性肾炎的病名，但结合临床表现，分析该病多因感受湿热、毒热之邪，蕴结三焦，伤及脏腑，阻滞气机，致肾失开阖、膀胱气化失司、脾胃失调而为病；或素体虚弱，加之寒湿失宣，感受寒湿之邪，损伤肾脏，邪气内聚，阻滞气机，开阖不利所致。慢性间质性肾炎类似于中医学"消渴""劳淋"等病，其形成多由五脏柔弱，肾亏精少，加之感受湿热、毒邪，以致肾失开阖，气化失调，水液与精微物质的输布、分清泌浊失司及水液出入不循常道所致。

2. 病机

急性间质性肾炎的病理性质总属本虚标实。一般初期多为湿热，热毒壅盛，脏腑虚损，以邪实为主；病至后期，肾与脾胃等脏腑气阴两伤，转为正虚。湿热毒邪内蕴，或热毒之邪内侵脏腑，壅遏气机，肾失气化，可见腰痛、小便赤涩不爽或兼有血尿；脾胃运化气机升降失常，故有腹胀呕恶、大便秘结或滞涩不爽；若热客阳明，邪入营血，则见壮热汗出、肌肤斑疹；病延日久，热灼阴伤，虚火上炎，故有头晕乏力、五心烦热之症；又因脾肾之气大虚，可见神疲乏力、夜尿频多等虚寒之象。慢性间质性肾炎的病理性质总属本虚标实。初期为湿热下注，或毒邪伤肾，或他脏病及于肾，以邪实为主；病至后期，肾脏虚损较甚，累及肝、脾，而致封藏失司，肝风内动，气血虚衰，湿浊化生，转以正虚邪实为主。肾病及脾，水谷精微不能化生精血，升降输布失调，则精微物质外泄失度；肾病及肝，肝血不藏，筋脉失养；病延日久，则正气亦伤，湿浊化生。如湿热伤肾，耗气伤阴，肾气不固，遂见多尿、夜尿、引水自救、口渴多饮，病似"劳淋""消渴"；虚火灼伤肾络或气虚不能摄血，故尿中夹血；也可因气虚及阳，精微外泄，尿中混有蛋白；精血亏耗，筋脉失养，则肢体麻木、痿废；病延日久，脾肾阳虚，湿毒内蕴；病陷晚期，又类关格，可出现面色灰滞、恶心欲吐、尿少尿闭等症。急性间质性肾炎时毒邪伤肾，致开阖失司；慢性间质性肾炎久治不愈，酿生湿毒，可致浊气上逆，凌心犯肺，而出现心悸、喘促等危候。

（二）西医

西医认为间质性肾炎的发病原因很多，但以药物和全身感染导致的免疫反应所引起的肾损害最为常见，全身疾病引起者则少见，部分为原因不明所致。其病理表现为肾间质广泛或灶状的炎症细胞浸润及相应部位的水肿为特征。一般分为感染型、药物过敏型和急性特发型。慢性间质性肾炎的病因与伴有膀胱输尿管反流、尿路梗阻等复杂的慢性肾盂肾炎、重金属或止痛剂等慢性中毒、放射线等物理因素相关，并可由结缔组织病、血液病、肿瘤、代谢性疾病，或原因未明的巴尔干地方性肾病等所致。病理分型为局灶型和弥漫型。组织学分为水肿型、单核细胞浸润型、纤维化及瘢痕型。

临床表现

（一）急性间质性肾炎

1. 症状

（1）腰痛：是本病的主要症状，多呈持续性酸痛或胀痛，亦有出现剧痛者。

（2）排尿异常：排尿异常是本病的主要症状。如肾功能突然减退者可出现排尿困难、少尿或无尿，进入多尿期则尿量可以超过2500mL/d，甚至尿量可达 4000mL/d。肾小管功能减退者则以口渴多饮、多尿、夜尿为主要表现。药物损害所致则以肉眼血尿多见。

（3）消化系统症状：食欲不振、便秘，病情严重者可出现恶心呕吐。药物同时损害肝脏时可出现黄疸、右胁痛或腹痛。

（4）全身症状严重：感染所致者常突发高热寒战、面色灰白等败血症中毒症状。药物过敏所致者则以发热、全身出现红色皮疹、关节酸痛为主。高热者可占全部病例的 70% ～ 100%。

2. 体征

（1）腰痛：常突然发作，呈持续性，症状典型者两肋脊角压痛明显，两肾区有明显叩击痛。

（2）发热：严重感染及药物过敏所致者多伴有高热，可持续数日不退，体温在 38.5℃以上者可占 70% 以上。严重感染者尚可伴有寒战、面色灰白、四肢末梢发凉等全身衰竭及中毒的表现。

（3）皮疹：药物过敏所致者中 30% ～ 50% 的患者全身可出现斑片状红色药疹，以面部、颈部、胸部、腹部和背部及四肢近心端皮肤多见，指压可褪色，亦可伴有皮肤瘙痒、脱皮的症状。

（4）关节痛：以四肢关节酸痛为主，见于药物损害所致者，占其发病患者的 15% ～ 20%。

（5）淋巴结肿大：感染和药物损害所致者多伴有浅表淋巴结肿大，以颈下和腋下淋巴结为主。

（6）黄疸：主要见于药物同时损害肝脏时，临床以磺胺、利福平引起者最为常见。

（7）腹痛：可见于部分药物损害所致者，疼痛部位以脐周为主，可有明显压痛，但反跳痛不明显，触及不到包块。

（8）血尿：常见于药物损害所致者。

3. 常见并发症

主要有急性肾衰竭、上呼吸道感染、尿路感染。

（二）慢性间质性肾炎

本病早期多缺乏典型症状，中、晚期可出现下列症状和体征。

1. 症状

（1）泌尿系统症状：夜尿、多尿或遗尿，或尿频、尿急、尿痛、尿热伴腰痛，或腰部或上腹部绞痛，肉眼血尿，尿中可见坏死组织排出。

（2）消化道症状：口干，多饮，食欲减退，腹胀便秘，有药疹者可出现恶心呕吐。

（3）循环系统症状：可出现各种心律失常，肢体湿冷，甚至心脏停搏。

（4）神经系统症状：表现为淡漠、嗜睡，严重者可出现神志不清，或烦躁不安，或抽搐，或肢体麻痹、软瘫等。

（5）血液系统症状：可见贫血面容，如口唇、指甲苍白。

2. 体征

（1）腰酸腰痛：大部分患者有腰酸或腰酸痛体征，呈持续性，轻重不一，严重者两肾区可有明显叩击痛；当肾乳头坏死时，可突然发生肾区或上腹部绞痛。

（2）肌无力：部分患者有肌张力不同程度减退，四肢麻木，甚至软瘫。

（3）心律失常：部分患者可出现心动过缓、室性期前收缩、心室颤动等，甚至肢体湿冷、心脏停搏。

（4）贫血：贫血貌是晚期肾功能不全时的体征，可伴有口唇和指甲苍白。

（5）水肿：早期和中期多无水肿，至晚期肾衰竭时可见双下肢不同程度水肿。

（6）高血压：早期和中期多无高血压，尿毒症时部分患者可出现高血压。

3. 常见并发症

主要有上呼吸道感染、尿路感染、急性低血压发作、电解质紊乱（高钾血症、高氯血症、低钠血症）。

实验室及其他辅助检查

（一）急性间质性肾炎

尿液分析异常是诊断间质性肾炎的第一线索，但关于急性间质性肾炎的尿指标研究较少。以下实验室和辅助检查有助于诊断参考。

1. 尿常规

多数患者尿中只有少量蛋白，但非类固醇抗炎药物所致者常为大量蛋白尿。尿沉渣检查可以正常，或含有少量红细胞、白细胞，而甲氧苯青霉素、利福平、别嘌醇所致者常可见血尿及肉眼血尿；部分患者尿沉渣中可见嗜酸性粒细胞增多，若嗜酸性粒细胞超过白细胞总数的 1%，则是诊断急性间质性肾炎的重要依据；偶可见红细胞管型或白细胞管型，但管型不如肾小球疾病时常见。另外，尚可出现糖尿、氨基酸尿等。

2. 24 小时尿蛋白定量

多数患者 24 小时尿蛋白定量一般不超过 1.5g，但非类固醇抗炎药所致者 24 小时尿蛋白定量可大于 3.5g。

3. 尿聚丙烯酰胺凝胶电泳试验

尿聚丙烯酰胺凝胶电泳试验显示以低分子区带为主，尿溶菌酶及微球蛋白增多，属于肾小管性蛋白尿。

4. 尿蛋白放免试验

试验显示以尿 β_2- 微球蛋白异常增多为主，一般均大于 1000ng/mL，而清蛋白及 IgG 增加不显著。

5. 尿渗量测定

急性间质性肾炎多有肾小管浓缩功能障碍，尿比重降低，禁水 12 小时尿渗量浓度小于 $500 \sim 600mOsm/kg \cdot H_2O$。

6. 滤过钠分数测定

大多数患者尿钠排泄量增加，滤过钠分数多大于 1%，有助于诊断。

7. 肾功能测定

急性间质性肾炎可引起不同程度的肾功能减退，血肌酐、尿素氮异常升高，并可出现难以纠正的酸中毒，二氧化碳结合力明显下降，还可以引起各种类型的电解质紊乱，特别是低血钾或高血钾。

8. 血气分析

急性间质性肾炎常伴有近端肾小管酸中毒，经补碱使 HCO_3^- 达到正常值时，由于 HCO_3^- 肾阈值低，重吸收减少，滤过的 HCO_3^- 与肾阈值正常者相比，必然有较高的比例排出，即滤过 HCO_3^- 排泄分数较高，有助于本病的诊断。

9. 免疫球蛋白测定

部分急性间质性肾炎患者血清 IgE 升高，有助于本病的诊断。

10. 肾穿刺活组织检查

对部分病因不明，症状不典型，临床表现隐匿，肾功能突然下降的患者，肾组织学检查才能提供可靠的诊断依据。病理改变主要有：双肾肿大，肾间质明显水肿及炎细胞浸润，以皮质深部最明显，髓质炎细胞浸润较少，浸润的炎细胞包括淋巴细胞、浆细胞、嗜中性粒细胞、单核细胞等。炎细胞的种类和数量主要与病因有关，在细菌感染时，以嗜中性多核细胞为主；在猩红热中，以浆细胞浸润为主；在钩端螺旋体感染时，以单核细胞浸润为主；在急性药物损伤中，常可见到大量嗜酸性粒细胞、巨细胞和肉芽肿样改变。炎细胞浸润可以是斑块状，也可以呈弥漫性。呈斑块状炎细胞浸润者病情较轻，临床上恢复较快；呈弥漫性皮质炎症时病情较重，肾脏不易恢复。肾小球通常正常或轻微病变。肾小管有多种多样的表现，可以有变性、萎缩、局灶坏死，但无纤维化。炎细胞可以入侵肾小管上皮细胞和管腔，可以见到较多细胞管型。部分患者免疫荧光检查显示沿肾小管基底膜有颗粒状 IgG 和 C_3 沉积。

（二）慢性间质性肾炎

尿液分析和肾小管功能检测是诊断慢性间质性肾炎的主要线索，以下实验室和辅助检查有助于本病的诊断。

1. 尿常规

多数患者尿中只有少量蛋白、白细胞，常无管型和红细胞，还可测出尿糖、氨基酸等。当肾小管浓缩功能障碍时，尿比重显著下降；当肾小管性酸中毒时，尿 pH 值降低或升高。

2. 24 小时尿蛋白定量

多数患者 24 小时尿蛋白定量不超过 1.5g，且常小于 0.5g。

3. 尿聚丙烯酰胺凝胶电泳试验

尿聚丙烯酰胺凝胶电泳试验显示以低分子区带为主，尿溶菌酶及尿 β_2- 微球蛋白等肾小管性小分子蛋白尿增多。

4. 尿蛋白放免试验

尿白蛋白及 IgG 增加不显著，以尿 β_2- 微球蛋白异常增多为主，其测定值大于 100ng/mL 有助于本病的诊断。

5. 血、尿渗量测定

尿比重降低，禁水 12 小时尿渗量浓度小于 500 ～ 600mOsm/kg · H_2O

者提示有肾小管浓缩功能障碍。若尿/血浆渗量比值经常相等（Vosm/Posm=1），则提示肾脏的浓缩与稀释功能严重损害。

6. 肾功能测定

血液生化检测显示血肌酐、尿素氮异常升高，二氧化碳结合力明显下降，并有低血钠、低血氯、低血钾或高血钾等电解质紊乱者，可作为慢性间质性肾炎肾功能减退的诊断指标。

7. 血气分析

慢性间质性肾炎时若 HCO_3^- 减少，BE 呈负值、pH 值下降，是肾小管性酸中毒的基本指征。

8. 肾盂静脉造影

当显示肾盂积水，肾盂扩张和变钝时提示有尿路梗阻性肾病；当显示双侧肾脏大小不等，肾外形不规则，肾盏变形或肾乳头缺损时，则应考虑慢性间质性肾炎的可能。

9. 肾穿刺活组织检查

对部分病因不明，症状不典型，临床表现隐匿，肾功能逐渐下降的患者，可做肾穿刺活组织检查。光镜下有特征性的表现是肾间质广泛纤维化，肾小管萎缩、坏死，肾间质可有少量单核细胞浸润，其数量远少于急性间质性肾炎。肾小管有不同程度的萎缩、坏死、增生、肥大，小管基底膜增厚，呈现典型的肾间质慢性炎症过程。因肾髓质间质较多，故病理改变以髓质和乳头部表现最明显，可有单个或多个肾盏扩张，有时可见 Tamm-Horsfall 蛋白沉积。后期可有继发性肾小球改变，可见损伤程度不等的血管及肾小球毛细血管襻，节段性的肾小球硬化和肾小球周围纤维化，这种改变大多见于镇痛剂肾病。免疫荧光和电镜检查很少有特殊发现。明显间质性肾炎组织病理学改变对病因而言是非特异性的，诊断时应密切结合病史及临床表现。

10. 其他

肾 CT 检查、放射性核素肾图检查、氯化铵负荷试验等也可酌情选用。

诊断要点

（一）急性间质性肾炎

1. 病史

有严重的全身性感染、药物过敏反应，以及原因不明的急性肾衰竭。

2. 尿检异常

无菌性白细胞尿（包括嗜酸性粒细胞尿），可伴白细胞管型、镜下血尿或肉眼血尿，轻度至重度蛋白尿（常为轻度蛋白尿，但非类固醇抗炎药引起者可达重度蛋白尿）。

3. 肾功能检测

短期内出现进行性肾功能减退，近端和（或）远端肾小管内部分损伤及肾小球内损害。

4. B 超检查

B 超示双肾大小正常或偏大。

5. 临床表现

（1）感染型：全身性严重感染，特别是败血症引起者，血中白细胞升高，中性粒细胞增多、核左移。血培养可获阳性结果，肾功能不同程度减退，尿蛋白微量，红、白细胞稍增多，可见脱落的肾小管上皮细胞及管型。

（2）药物过敏型：某些药物过敏后可引起发热、皮疹、关节痛，出现一过性肾功能减退、肉眼血尿、少尿，血中嗜酸性粒细胞明显增高者占 80%，部分患者可见血 IgE 升高，肾区痛，肾小管酸化功能减退，尿蛋白轻微，尿中可见大量白细胞，嗜酸性粒细胞占 1/3 以上。

（3）特发型：无感染或药物过敏史，亦无感染及药物过敏体征，血 IgE 正常，血中嗜酸性粒细胞计数不高，尿中嗜酸性粒细胞亦未增加，但肾活检可见肾小管呈退行性变，肾间质有大量单核细胞浸润，单克隆抗体研究证实间质细胞为 T 淋巴细胞。

（二）慢性间质性肾炎

1. 病史

有慢性肾盂肾炎并有膀胱输尿管反流或机械性尿路梗阻病变者；长期接触肾毒素，或有用药史，如长期滥用镇痛药，累积量大于 1～2kg 者；存在肾小管功能不全的疾病患者。

2. 症状和体征

至中、晚期出现间质性肾炎的相应症状和体征。

3. 肾组织活检

肾活检呈慢性小管 – 间质性炎症伴肾小球硬化。

4. 临床分类

（1）肾小管浓缩功能障碍：临床见烦渴多饮、多尿、夜尿，甚至发生肾性尿崩症，在小儿有遗尿症状。

（2）肾小管尿酸化机制障碍：临床以肾小管性酸中毒为主，部分患者可表现为失盐或低钾血症。

（3）慢性肾盂肾炎：以尿路刺激症状为主者。

（4）肾乳头坏死：以肉眼血尿、腰或上腹部绞痛、尿中可见坏死组织脱落为主。

（5）慢性肾功能不全：以贫血、恶心呕吐或伴高血压，或伴水肿为主。

鉴别诊断

（一）急性间质性肾炎应与以下疾病鉴别

1. 肾小球肾炎

肾小球肾炎感染史以上呼吸道感染者居多，一般不合并皮疹、嗜酸性粒细胞增高等全身过敏性表现。肾小球肾炎也可有肾小管功能损害，但都以肾小球功能障碍为主，主要表现为血肌酐、尿素氮升高等。肾小球肾炎可以伴有酸中毒，但酸中毒的程度较少超过血肌酐、尿素氮潴留的程度。肾小球肾炎肾穿刺活检以肾小球病理改变为主，可资鉴别。

2. 过敏性紫癜性肾炎

过敏性紫癜性肾炎多由细菌、病毒感染引起变态反应，或药物、食物、花粉、寒冷刺激等引起过敏性紫癜，其中1/3可引起肾损害，为继发性肾病之一。其临床以皮肤紫斑、腹痛、关节痛、血尿和蛋白尿为主要表现，但肾损害多发生在皮肤紫癜后1个月内，少数在2个月后才出现。大约1/3患者可出现肉眼血尿，严重者可出现不同程度的水肿、低蛋白血症、高血压和肾功能减退。其急性期IgA增加，恢复期IgA则正常。肾组织活检示初期肾小球内

IgA 弥漫性沉积，继之 IgA 主要限于系膜或沿毛细血管壁，呈颗粒状分布。过敏性紫癜性肾炎患者的年龄分布以 6 ～ 13 岁发病最高，14 ～ 20 岁次之。

3. 狼疮性肾炎

狼疮性肾炎为自身免疫性疾病，其中 90% ～ 95% 为女性，临床以发热、皮疹、紫外线过敏、关节痛、脱发、浆膜炎、肾及多种脏器损害为主要表现。一般面部蝶形红斑为本病的特征性表现。理化检查可于血中发现狼疮细胞，抗核抗体阳性，血沉增快，尿检可见蛋白、红细胞，肾组织活检示肾小球损害为主，约 64% 患者可同时伴有肾小管损害。

（二）慢性间质性肾炎应与以下疾病鉴别

1. 慢性肾小球疾病

慢性肾小球疾病一般早期常有水肿和高血压，而慢性间质性肾病早期多无水肿和高血压。慢性肾小球疾病尿蛋白以中分子、大分子肾小球性蛋白尿为主且常伴有各种管型尿，24 小时尿蛋白定量常大于 1.5g；而慢性间质性肾炎以肾小管性小分子蛋白尿为主，24 小时尿蛋白定量多小于 1.5g，且常在 0.5g 以下，尿沉渣仅有少量白细胞，管型少见。慢性肾小球疾病的肾小球功能损害较显著，至晚期才出现肾小管功能不全；而慢性间质性肾炎则以肾小管功能损害为主，且其发生早于氮质血症。

2. 慢性肾盂肾炎

两者临床上虽然均可有尿路刺激征，但慢性肾盂肾炎必须在病史上和细菌学上有确凿的尿路感染证据，且很少引起慢性肾功能减退；而慢性间质性肾炎多伴有尿路梗阻，或膀胱输尿管反流，且常伴有肾功能进行性减退。

治　疗

急性间质性肾炎起病急，治疗上除中医治疗外，必要时需配合西医治疗，以去除病因，达到根治。若出现急性肾衰竭，应尽早配合透析治疗。慢性间质性肾炎临床上应以中医药治疗为主，改善临床症状，保护肾功能，必要时配合西药对症处理。若出现慢性肾衰竭，则与其他原因所致的慢性肾衰竭的治疗相同。

（一）辨证治疗

间质性肾炎有急性、慢性之分，致病原因和临床表现各有不同，所以治疗应区分急性、慢性，并根据其临床表现和疾病的不同阶段进行辨证论治。

急性间质性肾炎

急性间质性肾炎初期以邪实多见，后期邪退正衰。故初期治以攻邪，以清热解毒、凉血止血、通腑泄浊、清热利湿为主；后期治以补虚，以滋阴降火、健脾补肾、益气养血为要。根据具体情况，灵活立法。注意攻伐之剂不宜过度，以防伤正；补益之品不宜过早，以免留邪。

1. 热毒炽盛

证候特点：寒战高热，腰部疼痛，小便短赤，热涩不利，头痛神昏，口干喜饮，或伴皮肤斑疹隐隐，或伴皮肤黄染，或伴腹胀腹痛、恶心呕吐、大便秘结，或伴关节疼痛等。

舌脉：舌质红绛，苔多黄燥，脉弦滑数。

治法：清热解毒，凉血化斑。

推荐方剂：清瘟败毒饮加减。

基本处方：生石膏 30g，生地黄 30g，水牛角 15g，黄连 10g，栀子 10g，黄芩 10g，知母 10g，赤芍 10g，玄参 10g，牡丹皮 10g，连翘 15g，竹叶 10g，猪苓 30g，甘草 3g。每日 1 剂，水煎服。

2. 湿热蕴结

证候特点：腰痛，小便黄赤，溲短尿浊，尿频，尿急，尿痛，渴不思饮，或伴发热恶寒，或伴便溏不爽。

舌脉：舌质微红，苔黄腻，脉滑数。

治法：清热利湿，泻火通淋。

推荐方剂：八正散加减。

基本处方：瞿麦 30g，萹蓄 20g，通草 6g，石韦 15g，滑石粉 30g，生地黄 30g，黄柏 10g，栀子 10g，大黄 10g，白茅根 30g，车前草 30g，墨旱莲 30g。每日 1 剂，水煎服。

3. 阴虚火旺

证候特点：腰酸痛，小便短赤带血，头晕乏力，五心烦热，口干喜饮。

舌脉：舌质红，苔薄白或微黄，脉沉细数。

治法：滋阴降火，凉血止血。

推荐方剂：知柏地黄汤合小蓟饮子加减。

基本处方：知母 10g，黄柏 10g，生地黄 15g，牡丹皮 10g，泽泻 10g，山药 15g，山萸肉 10g，小蓟 30g，滑石粉 20g，蒲黄 10g，淡竹叶 10g，藕节 15g，栀子 10g。每日 1 剂，水煎服。

4. 脾肾两虚

证候特点：面色无华，神疲乏力，腰膝酸软，腹胀纳差或恶心欲呕，口干多饮，夜尿频多，或小便清长。

舌脉：舌质淡胖，苔薄白，脉沉细无力。

治法：健脾益肾，补气养血。

推荐方剂：济生肾气丸合四君子汤加减。

基本处方：熟地黄 15g，山萸肉 10g，山药 15g，泽泻 10g，茯苓 30g，牡丹皮 10g，附子片 10g，党参 10g，白术 10g，炙甘草 10g，牛膝 15g，车前子 20g，仙茅 10g，淫羊藿 10g。每日 1 剂，水煎服。

慢性间质性肾炎

慢性间质性肾炎病因复杂，但初期湿热毒邪较甚，有湿、热、毒之偏盛不同；后期有气阴两伤，肾精亏损，肝血不足，脾胃虚弱之异，病情久延尚可致脾肾衰惫。故早期宜清热利湿解毒，中、晚期可以补虚，以滋阴益肾、调理脾胃为先，亦可寓补于攻，以防伤正。

1. 湿热留恋，耗伤肾阴

证候特点：尿热，尿频，尿急，尿痛，或兼有血尿，口干，多饮，夜尿多，腰疲乏力，腰痛，手足心热。

舌脉：舌质红，苔黄燥，脉沉细数。

治法：滋阴降火，凉血止血。

推荐方剂：知柏地黄丸合小蓟饮子加减。

基本处方：知母 10g，黄柏 10g，生地黄 15g，牡丹皮 10g，山萸肉 10g，山药 15g，茯苓 15g，泽泻 10g，大小蓟各 15g，淡竹叶 10g，通草 6g，栀子 10g，藕节 15g，滑石 30g，甘草 10g，每日 1 剂，水煎服。

2. 邪毒伤肾，气阴两虚

证候特点：口干，烦渴，多尿，夜尿，腰痛，乏力，尿赤，发热。

舌脉：舌质红，苔薄白或无苔，脉细数。

治法：清热利尿，益气养阴。

推荐方剂：清心莲子饮加减。

基本处方：黄芩 10g，麦冬 10g，地骨皮 10g，车前子 10g，炙甘草 10g，莲子 10g，茯苓 15g，炙黄芪 15g，人参 10g。每日 1 剂，水煎服。

3. 肝血不足，引动肝风

证候特点：头昏乏力，口干不欲多饮，四肢麻木，肢体软，或手足微颤，面色萎黄，形体消瘦，心中动悸。

舌脉：舌质红，苔白，脉细弦。

治法：养血柔肝，息风定惊。

推荐方剂：三甲复脉汤加减。

基本处方：炙甘草 10g，生地黄 18g，白芍 18g，麦冬 15g，阿胶 10g，火麻仁 10g，牡蛎 30g，鳖甲 30g，龟甲 30g。每日 1 剂，水煎服。

4. 脾肾阳虚，水湿滞留

证候特点：头昏乏力，面色萎黄，食欲不振，腰膝酸软，形寒肢冷，小便清长，大便溏软，或下肢浮肿。

舌脉：舌质淡，苔白，脉沉濡细。

治法：温补脾肾，化气行水。

推荐方剂：金匮肾气丸加减。

基本处方：附子片 10g，肉桂 6g，熟地黄 15g，山萸肉 10g，山药 15g，茯苓 30g，泽泻 10g，牡丹皮 10g，黄芪 30g，白术 10g，炒杜仲 30g，仙茅 12g，淫羊藿 12g，牛膝 15g，车前子 15g。每日1 剂，水煎服。

（二）中医其他治疗

中成药

急性间质性肾炎

（1）滋肾通关丸：本方滋阴清热，化气通关。用于热在下焦，湿热蕴肾者。

（2）分清五淋丸：本方清热泻火，利水通淋。用于湿热下注，蕴结膀胱者。

（3）无比山药丸：本方补肾填精，收摄肾气。用于肾虚精亏者。

（4）济生肾气丸：本方温补肾阳，化气行水。用于肾阳不足，肾气虚弱者。

（5）荡涤灵：本方清热，利湿，通淋。用于湿热蕴结下焦者。

（6）茵陈五苓丸：本方健脾和胃，清利湿热。用于湿热蕴结，脾胃运化失常者。

慢性间质性肾炎

（1）甘露消毒丹：本方清热解毒，利湿化浊。用于湿热内蕴，气化不利者。

（2）滋肾丸：本药滋肾清热，化气行水。用于肾气不足，湿热蕴结下焦者。

（3）知柏地黄丸：本方滋肾降火，清利湿热。用于肾阴已伤，湿热留恋者。

（4）无比山药丸：本方补肾填精，摄纳元气。用于脾肾两虚者。

（5）七味都气丸：本方滋阴补肾，固精缩尿。用于肾阴不足者。

（6）下消丸：本方滋肾健脾，温阳缩尿。用于脾肾阳虚者。

（7）五子衍宗丸：本方健脾固肾。用于脾肾两虚者。

（8）八正合剂：本方清热泻火，利水通淋。用于下焦湿热者。

（三）西医治疗

多数与药物和感染相关的急性间质性肾炎是自限性的，在停用药物或控制感染后可以治愈。急性间质性肾炎的治疗原则就是找出并去除可能的致病因子和促进疾病发展的因素，持续和活动的小管间质炎症导致疾病不能痊愈与不可逆的间质纤维化有关。慢性间质性肾炎的治疗原则包括治疗原发病，找出并去除与慢性间质损害有关的外源性致病因素（如药物、重金属）或病变（如梗阻、感染）。其他处理包括有效控制血压、纠正电解质和酸碱平衡紊乱。

急性间质性肾炎

急性间质性肾炎的主要治疗目标是根治。为达此目标，"早期治疗""积极治疗""综合治疗"是三个主要准则，具体治疗方法如下：

1. 早期治疗

凡有应用半合成青霉素类、磺胺类、氨基糖苷类、非类固醇抗炎药及利福平、头孢噻吩、头孢噻啶、别嘌醇、多黏菌素、呋塞米、噻嗪类利尿剂、氨基比林、异丙嗪、四环素等药物者，均应警惕有发生本病的可能性。特别是有药物过敏史或有药物过敏体质的患者，临床应密切观察，注意有无发热、皮疹、腰痛、尿量的改变，以及血中嗜酸性细胞有无增加、肾功能有无突然减退等临床指征，一旦发现，必须立即停用上述可疑药物，去除诱发因素，同时采取积极治疗措施，则治疗效果及预后较佳。

2. 抗感染治疗

对全身性细菌、病毒感染，以及败血症等引起的急性间质性肾炎，应积极治疗原发病，控制感染。治疗中尽早做血、尿等的细菌培养，并有针对性地选择使用抗生素。

3. 肾上腺皮质激素治疗

过敏性肾损害应用肾上腺皮质激素是必要的，对于轻症患者，可口服泼尼松龙 20 ～ 40mg/d；重症患者可先用冲击疗法，用地塞米松 10mg，或甲泼尼龙 0.5 ～ 1g 加入 250mL 葡萄糖注射液中静脉滴注，连用 3 天后改为泼尼松龙口服，可改善急性间质性肾炎的炎症。

4. 血管扩张剂与利尿剂治疗

对急性间质性肾炎排尿困难或少尿无尿者，宜及早应用血管扩张剂，常选用莨菪类药物（如山莨菪碱、东莨菪碱）10mg 或酚妥拉明 5 ～ 10mg 静脉滴注以扩张血管，增加肾血流量。呋塞米和甘露醇对于早期少尿的急性间质性肾炎亦有一定疗效，可酌情使用。

5. 血液透析治疗

对于急性间质性肾炎急性肾衰竭者，宜尽早做血液透析治疗。透析 6 ～ 12 小时，可清除体内 50% ～ 70% 的肾毒性药物。

慢性间质性肾炎

慢性间质性肾炎的主要治疗目标是根治；其次是改善病情，延长生存期，减轻痛苦。为达此目标，应遵循"病因治疗""综合治疗""替代治疗"三个原则，具体治疗方法如下：

1. 病因治疗

针对潜在的慢性间质性肾炎的致病因子，首先应加以识别，并在其引起肾损伤及肾功能减退前予以去除，这是治疗的关键。如尿路机械性梗阻和感染引起者，应解除梗阻，并选用敏感抗生素治疗原发病；对镇痛剂等药物引起者，应及时停用有关药物；对重金属引起者，应及时停用或脱离接触现场；对代谢性疾病、免疫性疾病、肿瘤等所致者，应根据不同病情治疗原发病。控制和去除病因，即可使慢性间质性肾病停止发展。

2. 综合治疗

（1）纠正体液平衡紊乱：慢性间质性肾炎由于肾髓质反向逆流系统不正常，肾髓质高张机制被破坏，肾小管对抗利尿激素完全或部分不起作用，致尿液排出增多，甚至引起尿崩症，体液平衡紊乱，出现口干、多饮、低张尿、呕吐等症状。若出现轻、中度脱水，则应补液，以口服为主，比较安全。若出现重度脱水，表现为皮肤弹性下降、血钠异常升高、神经系统症状、发热等，治疗应静脉补液。补液的简易计算法：按失水量占人体体重的1%需补充1000mL水液计算；亦可根据血清钠的测定值和现有体重进行推算[男性补液量（mL）=4×体重（kg）×欲降低的血清钠量（mmol/L），女性补液量（mL）=3×体重（kg）×欲降低的血清钠量（mmol/L）]。补液速度为在开始的4～8小时内立即补充所需补液量的1/3～1/2，剩余部分可在1～2天内补充完。临床注意观察，若每小时尿量超过40mL，则说明血浆容量已基本恢复。另外，还应检测尿比重和血钠是否下降。补液初期一般常用5%葡萄糖溶液，随着血清钠的下降，可根据生化检测情况补充一些含电解质的常用溶液。

（2）纠正电解质紊乱：慢性间质性肾炎由于肾小管功能损害，重吸收和排泄功能异常，导致电解质紊乱，故常见低钠血症、低氯血症、低钾或高钾血症等。

1）低钠血症：慢性间质性肾炎因肾小管近曲小管重吸收钠的能力降低，通过排尿丢失钠较多，细胞外液及循环血容量均减少，引起血压下降，表情淡漠，肢体软弱无力，头晕，甚至晕厥，形成所谓"失盐性肾炎"。治疗宜适当补充钠盐，如口服或静脉滴注氯化钠、碳酸氢钠、枸橼酸钠等。

2）低氯血症：慢性间质性肾炎因肾小管功能不全引起的低钾血症和低钠血症，常伴有低血氯性碱中毒。而氯是细胞外液的主要阴离子，主要通过饮食以氯化钠的形式经小肠吸收利用，经肾脏排泄，其中有99%的氯离子被肾小管重吸收利用。在肾小管 Henle 袢重吸收的氯和钠对肾脏浓缩尿和维持肾髓质高渗摩尔浓度起着重要的作用。血浆氯含量的变化很大程度上依赖血浆钠和碳酸氢盐的浓度。低氯血症时临床可见肌肉软弱无力、恶心呕吐、体酸尿碱的矛盾现象，依据生化检测结果，应适当补充氯化钠或氯化钾等。

3）低钾血症：肾小管对调节钾的吸收和排泄起着决定性作用。慢性间质性肾炎常伴有肾小管性酸中毒，尿中大量排钾，无论是远端型（Ⅰ型肾小管性酸中毒）或近端型（Ⅱ型肾小管性酸中毒）均可发生低钾血症。临床表现为肌痛无力、有麻木感、口苦、食欲不振、恶心呕吐等。治疗主要是恢复日常饮食，从蔬菜、水果、肉类、豆类中摄取钾盐。严重病例可口服氯化钾、枸橼酸钾等，一般每日 3～6g。注意每天尿量在 500mL 以上时补钾较为安全。若静脉补钾，液体中钾盐含量每 500mL 液体含 1.0～1.5g 为宜，不宜过高。一般 4～6 天才能纠正细胞内缺钾状态，严重者需 10～20 天。

另外，还可用 L-门冬氨酸钾镁注射液纠正低钾血症，因门冬氨酸与细胞亲和力强，有助于钾离子进入细胞内，补充钾盐，维持细胞内外液的渗透压及酸碱平衡，维持神经肌肉的应激性能，维持心肌正常收缩运动的协调。使用 L-门冬氨酸时，静脉滴注需稀释 10 倍以上。

4) 高钾血症：慢性间质性肾炎高钾血症见于 IV 型肾小管性酸中毒和慢性肾衰竭，临床可出现心搏徐缓、心律失常、室性期前收缩、心室颤动，甚至心脏骤停、四肢感觉异常、肌肉疼痛、肢体湿冷、虚弱疲乏、动作迟缓、嗜睡、神志模糊等钾中毒症状。当血钾达 $5.5 \sim 6 \mathrm{mmol/L}$ 时，应立即采取预防措施；当血钾达 $7 \mathrm{mmol/L}$ 时，应立即采取降低血钾措施。具体方法是：① 根据钙对钾的拮抗作用，用 10% 葡萄糖酸钙 $20 \sim 30 \mathrm{mL}$ 缓慢静脉注射，可在数分钟内降低血钾并可维持 $0.5 \sim 1$ 小时，但注意对使用洋地黄治疗者不宜使用。② 11.2% 乳酸钠或 5% 碳酸氢钠 $60 \sim 100 \mathrm{mL}$ 静脉注射，可促使钾离子向细胞内转移而降低血钾，亦可在 $15 \sim 30$ 分钟后重复使用，或缓慢静脉滴注维持。③ 5% $\sim$ 10% 葡萄糖溶液加胰岛素静脉滴注（用药比例：葡萄糖 $3 \sim 4 \mathrm{g}$ 加用胰岛素 1 个单位），一般 0.5 小时内见效，并可维持 $2 \sim 4$ 小时，也可 $3 \sim 4$ 小时后重复使用 1 次，但不宜长期使用。④ 予聚磺苯乙烯钠口服，每天 $40 \sim 50 \mathrm{g}$，分 $2 \sim 3$ 次口服，帮助排钾。⑤ 予 25% 山梨醇 $100 \sim 200 \mathrm{mL}$ + 聚磺苯乙烯钠 $25 \sim 50 \mathrm{g}$，保留灌肠 $0.5 \sim 1$ 小时，连用 $2 \sim 3$ 天，帮助排钾。⑥ 予阿托品 $0.3 \sim 0.6 \mathrm{mg}$，每天 $2 \sim 3$ 次，对高钾血症引起的心脏传导阻滞可能有一定作用。⑦ 呋塞米口服或静脉注射，帮助排钾。⑧ 对高血钾急症有条件者最好做血液透析或腹膜透析，治疗有肯定的效果，能解除高钾中毒的威胁。

5）低钙血症：慢性间质性肾炎因肾小管性酸中毒，尿中大量排钙可引起低钙血症，临床表现为低钙性抽搐，严重者可引起维生素 D 缺乏症、骨软化症、肾结石、肾钙化、儿童生长发育障碍、肾性糖尿、氨基酸尿等。补钙治疗常用葡萄糖酸钙、氯化钙等，亦有口服骨化三醇、阿法骨化醇等。

6）高钙血症：肿瘤、结节病所致的慢性间质性肾炎，由于骨质溶解增加，常导致血钙增高，肾髓质集合管、髓袢升支和远端肾小管肿胀、变性、钙化和灶性坏死，甚至近曲小管浓缩功能障碍，临床出现烦渴、多尿、血压下降，或纳差恶心、腰膝反射消退、精神抑郁、肾功能恶化等。治疗高钙血症的方法：①一般用 0.9% 氯化钠溶液每日 3000～4000mL 静脉滴注，亦可适当补钾，使血钙降至正常水平。②予磷酸钠或磷酸钾口服，每日 1mmol/kg 计算使用，可使血钙下降，维持 6～8 小时。③予利尿酸钠 40mg 或呋塞米 100mg，静脉注射，以抑制肾小管的重吸收，增加排钠，也可增加排钙。④对肿瘤引起的慢性间质性肾炎高钙血症，可用普卡霉素静脉滴注，每次 20g/kg，每 6～8 小时使用 1 次，或用丝裂霉素、放线菌素等，均可使血钙在几小时内下降。⑤用降钙素治疗可抑制破骨细胞的作用，并与磷酸盐有协同降低血钙的作用。

（3）纠正酸碱失衡：慢性间质性肾炎的临床特点为肾小管功能不全，若以肾小管对尿液酸化机制障碍为主时，则出现肾小管性酸中毒，其血气分析的基本改变是 HCO_3^- 减少、BE 呈负值、pH 值下降。补碱治疗：轻症可口服碳酸氢钠（小苏打片）1～4g，分 3 次口服，或复方枸橼酸钠口服液（枸橼酸钠 9.8g，枸橼酸 14g，加水至 1000mL），每日 50～100mL，分次口服，效果更好；代谢性酸中毒引起的低血钾患者，可口服枸橼酸钾治疗，而不宜服用氯化钾；

代谢性酸中毒伴有低血钙时，应同时补充钙剂，常用葡萄糖酸钙对症治疗；对较重的代谢性酸中毒，可用4%～5%碳酸氢钠溶液静脉滴注。若病情危重，不能等待检验结果，可先给予5%碳酸氢钠（2～4mL/kg），然后复查血气分析结果，进一步调整剂量。注意在慢性肾功能不全时的代谢性酸中毒补钾宜谨慎，以免发生高钾血症的危险。

（4）抗感染治疗：感染性慢性间质性肾炎常为复杂性尿路感染，其致病菌多为变形杆菌、铜绿假单胞菌、链球菌等。抗感染治疗，应首选药敏性佳而肾毒性最小的抗生素。

（5）支持治疗：慢性间质性肾炎临床以肾小管功能不全为特征，可给予三磷酸腺苷（ATP）片，每日120mg，分3次口服，支持治疗，能明显改善肾小管的重吸收和排泄功能。

3. 替代治疗

如慢性间质性肾炎已发生肾衰竭，则宜进行透析治疗或做肾移植术，其他同慢性肾脏疾患的治疗。

第十三章　尿酸性肾病

尿酸性肾病是指尿酸盐沉积于肾髓质、肾间质或远端集合管所致的肾损害。临床以腰酸痛、多尿、夜尿，或尿血、尿结石，或肾绞痛、少尿无尿，或贫血、恶心呕吐等为主要临床表现，并伴有跖、趾、膝、腕、手指等关节红肿热痛及发热等肾外症状。本病起病隐匿，进展缓慢，终至慢性肾衰竭；亦可急剧加重，发生急性肾衰竭。本病85%在30岁以后发病，男性多于女性，原发者男女之比为20.7∶1，继发者男女之比为1.25∶1。高尿酸血症可有两种类型的肾损害：一为形成尿酸结石；一为尿酸引起肾实质损害，两者可同时存在。肾实质损害包括慢性尿酸性肾病（亦称痛风性肾脏病）和急性尿酸性肾病。本书主要讨论慢性尿酸性肾病。

本病归属于中医学"痛风""痹证""历节病""血尿""淋证""腰痛""溺毒""虚劳""关格"等病的范畴。

病因病机

（一）中医

本病初起以四肢关节肿痛、腰痛、尿血、淋证为主要表现，发展至后期以尿少、呕吐、水肿为特点。

1. 病因

本病的病因可从外因和内因两方面来认识。外因主要与风、寒、湿、热之邪侵袭有关；内因主要责之于饮食不节、嗜食肥甘、七情、劳倦等使肺失宣降、脾失健运、肝失疏泄、肾失固涩、气机升降失常，气、血、水等运行障碍，滞留不去形成高尿酸血症，损伤肾脏。并认为本病正气先虚，后感外邪而发病，主要病位在肾，与肺、脾、肝亦密切相关。

2. 病机

古代医家认为，由于素体虚弱，卫外不固，复感外邪，内外相因，风、寒、湿、热留注经络关节，淫居脉道之中，日久邪气缠绵不去，血滞成瘀，深入骨骼而现痹证。若痹证进一步发展，病邪郁久化热或病邪由浅入深，由经络而入脏腑，则产生相应的脏腑病变。邪伤肾阴，阴虚内热，热熬津液，尿中杂质结为砂石，则为石淋。湿热浸淫，阻滞气机，则为腰痛。热伤肾络，迫血妄行，则为血尿。故病变初期在关节经络，后期则伤及肾脏，既可表现为肾虚内热，砂石阻滞，又可表现为肾气亏损，封藏失职，甚至脾肾两亏，水湿内停，而见水肿。湿浊留滞中、下焦，故见呕吐、少尿，而呈关格之危证。

（二）西医

西医认为尿酸性肾病的病因分原发和继发两类。原发者由遗传缺陷引起先天性嘌呤代谢紊乱所致；继发者由恶性肿瘤及其化疗、放疗，多囊肾，铅中毒，慢性肾脏疾病等引起高酸血症或肾脏排泄尿酸障碍所致；另外，饥饿、饮酒、高嘌呤饮食、利尿剂的使用，以及糖尿病酮症酸中毒等也是加重尿酸性肾病的因素。本病病理可见尿酸盐结晶沉积于肾间质并引起炎症反应，或尿酸盐在集合管、肾盂、输尿管中形成，导致肾间质水肿、纤维化，肾小管上皮细胞变性，肾小管萎缩，最终引起肾损害。临床上分为慢性尿酸性肾病、急性尿酸性肾病、尿酸结石三种类型。

临床表现

（一）症状

慢性尿酸性肾病早期可无肾病症状，或仅有肾外症状。慢性尿酸性肾病晚期、急性尿酸性肾病、尿酸结石可出现多尿、夜尿、腰部绞痛、血尿、尿排砂石、无尿，以及尿频、尿急、尿痛等症状，还可有关节痛、厌食、恶心呕吐、贫血等症。

（二）体征

痛风发作时可见关节红肿热痛，多发生在足大趾跖骨关节，炎症消退后关节外的皮肤脱屑；反复发作者局部可出现痛风石，甚至关节畸形；有尿路结石者，肾区可有压痛和叩击痛；部分患者可有高血压；晚期可有不同程度的贫血。

（三）常见并发症

尿酸性肾病常伴有肥胖、糖尿病、高脂血症、动脉硬化等。

实验室和其他辅助检查

（一）尿常规

主要是轻度间歇性肾小管性小分子蛋白尿，并可伴见红细胞，甚至肉眼血尿，白细胞增多，尿 pH 值多小于 6.0，尿中尿酸异常增高。尿渗量一般小于 800mOsm/（kg·H_2O）。

（二）血生化

血尿酸：男性 > 420μmol/L，女性 > 360μmol/L。出现肾功能不全时，血肌酐和尿素氮进行性升高，二氧化碳结合力降低，甚至出现电解质紊乱。

（三）X 线

泌尿系腹平片可显示混合性结石阴影。静脉肾盂造影有助于单纯性尿酸结石的诊断。

（四）B 超

肾内可见强光团，其后可见彗尾征、输尿管结石和肾盂积水。

（五）痛风结节检查

痛风结节可查到特异性尿酸盐。关节腔穿刺液检查见有尿酸盐结晶。

（六）肾活检

肾活检可于肾间质及肾小管中找到双折光的针状尿酸盐结晶。

诊断要点

1. 中年以上男性患者，常有痛风性关节炎或痛风结石、尿酸性尿路结石。

2. 尿和肾功能检查呈慢性间质性肾炎表现。

3. 血尿酸 > 420μmol/L（男）或 > 360μmol/L（女），尿尿酸 > 1.0g/d。

4. 急性尿酸性肾病见于恶性肿瘤化疗中，常表现为急性肾衰竭。

鉴别诊断

1. 慢性肾盂肾炎

慢性肾盂肾炎多伴有尿频、尿急、尿痛等症状，而尿酸性肾病约60%合并有尿路感染，尤其是尿酸性结石梗阻引起感染者更为常见，但慢性肾盂肾炎血尿酸正常有助于鉴别。

2. 肾结石

肾结石可由尿路感染、异物、水电解质代谢紊乱等原因引起。尿酸结石是其中一种，但有高尿酸血症，且与其他结石形成原因不同，X线检查尿酸结石多不显影。

3. 慢性肾衰竭

慢性肾衰竭时可伴有高尿酸血症，有以下特点：①男女发病率无显著性差异；②发病年龄较早，多见于 30～50 岁；③尿尿酸排泄较少，多 < 400mg/24h；④痛风病史较少见。其病变主要在肾小球，肾小球滤过功能障碍的发生先于肾小管功能障碍，很少发生痛风性关节炎。而尿酸性肾病病变在肾间质，肾小管功能障碍先于肾小球功能障碍，血尿酸和血肌酐升高不成比例，血尿酸 / 血肌酐 > 2.5，24 小时尿酸排出量增加，且常伴有尿酸结石及严重关节病变或痛风石。

4. 急性肾衰竭

急性肾衰竭以少尿、无尿及迅速发生的氮质血症为特征，与急性高尿酸血症肾病的临床表现相似，但急性高尿酸血症肾病初期 24 小时尿酸排出量增加，尿检有多形结晶伴有脓尿、血尿，其尿尿酸和肌酐之比 > 1，而其他原因引起的急性肾衰竭的尿尿酸和肌酐之比 < 0.9，有鉴别意义。

治　疗

本病的治疗，当根据本虚标实的具体情况，实则泻之，虚则补之，虚实兼夹者，或先攻后补，或先补后攻，或攻补兼施，灵活立法。攻邪以清利湿热、理气活血、通经活络、通腑降浊为主；补虚以健脾化湿、壮腰补肾为要。关节疼痛明显，可酌情选用外治诸法。同时，可配合西药抑制尿酸合成，促进尿酸排泄，碱化尿液。对尿酸结石形成，引起梗阻性肾病者，若药物治疗无效，宜及早做手术取石或碎石治疗。后期肾衰竭者，可考虑做透析治疗。

（一）辨证治疗

临床上将本病分为 4 型，根据病邪主次、邪正盛衰、标本缓急，或以扶正为主，或以治标为主，或标本兼治。

1. 瘀热闭阻关节

证候特点：关节疼痛，痛有定处，局部有灼热红肿，间有蛋白尿、血尿，轻度浮肿，困倦乏力。多见于痛风性关节炎伴轻度肾损害者。

舌脉：舌质淡红或暗红有瘀点，脉弦数。

治法：活血祛瘀，通络止痛。

推荐方剂：桃红四物汤合三妙丸加减。

基本处方：桃仁 10g，红花 10g，当归 12g，熟地黄 12g，白芍 12g，川芎 12g，苍术 10g，川牛膝 12g，益母草 30g。每日 1 剂，水煎服。

加减法：若关节肿痛甚者，加羌独活各 10g，威灵仙 15g，秦艽 10g，海风藤 12g，络石藤 12g 以通络止痛；疼痛剧烈，入夜尤甚，得温则舒者，加川乌 5g（后下），乳香、没药各 10g 以祛寒活血止痛；血尿者，加白茅根 30g，小蓟 30g 以凉血止血。

2. 湿热下注，损伤肾络

证候特点：下肢关节疼痛，小便灼热不畅，腰酸疼痛，尿中有时夹有砂石，甚则腰痛尿血，寒热起伏，口苦咽干，尿少色黄。多见于尿酸性肾病、尿酸结石伴感染者。

舌脉：舌质红，苔黄腻，脉滑数。

治法：清热利湿，通淋排石。

推荐方剂：八正散合石韦散加减。

基本处方：萹蓄 15g，瞿麦 10g，车前子 30g（包煎），金钱草 30g，海金沙 15g，石韦 10g，生大黄 10g，山栀 10g，甘草 6g，川牛膝 10g，黄柏 10g，苍术 10g。每日 1 剂，水煎服。

加减法：若寒热起伏，加金银花 30g，紫花地丁 30g，蒲公英 15g 以清热解毒；血尿量多，尿色深红甚则夹有血块，加小蓟 30g，白茅根 30g，藕节 10g，蒲黄 12g 以凉血止血；若尿血不止，耗伤正气，面色萎黄，舌质转淡，可去大黄，加黄芪 15g，当归 12g，地黄 12g 以调补气血而标本兼顾。

3. 脾肾亏虚，水湿不化

证候特点：关节疼痛不显，面色萎黄，神疲乏力，腰膝酸软，夜尿清长，颜面或下肢浮肿。多见于慢性尿酸性肾病有轻度肾功能损害者。

舌脉：舌质淡胖，苔白腻或白滑，脉沉缓。

治法：温补脾肾，化气行水。

推荐方剂：济生肾气丸合参苓白术散加减。

基本处方：熟附子 6g，桂枝 6g，桔梗 6g，川牛膝 12g，车前子 30g（包煎），党参 12g，白术 12g，砂仁 6g，薏苡仁 20g，甘草 6g，山药 12g，山萸肉 12g，茯苓 12g，熟地黄 12g。每日 1 剂，水煎服。

加减法：若伴关节疼痛，加当归 12g，红花 10g，桃仁 10g 以养血活血。

4. 脾肾虚衰，湿浊留滞

证候特点：畏寒肢冷，恶心呕吐，得食更甚，口中尿臭，胸闷腹胀，大便溏薄或秘结，心悸气喘，神情淡漠或烦躁不安，面浮尿少。多见于痛风性肾病出现肾衰竭者。

舌脉：舌淡胖，苔白腻，脉沉弦。

治法：温阳泄浊，补益脾肾。

推荐方剂：温脾汤合真武汤加减。

基本处方：熟附子 10g，党参 15g，白术 12g，茯苓 10g，生大黄 10g（后下），姜半夏 12g，川厚朴 10g，白芍 12g，苏叶 10g，陈皮 10g。每日 1 剂，水煎服。

加减法：若神志淡漠，加菖蒲 10g，郁金 10g 以化湿开窍；若呕吐频繁，不能进药，可用中药大黄灌肠方（生大黄 30g，熟附子 15g，龙骨 30g，牡蛎 30g，蒲公英 30g），水煎灌肠，以温阳泄浊。

（二）中医其他治疗

1. 中成药

新癀片：适用于痛风性肾病痛风急性发作者。

2. 针灸

适应证：用于尿酸性肾病结石患者。

取穴：主穴取肾俞、大肠俞、膀胱俞、腰阿是穴、天枢、归来、足三里。配穴取气海、中极、血海、委中、阳陵泉、阴陵泉、三阴交、太溪、小肠俞。

操作：无结石绞痛发作，用弱中刺激，先补后泻法，留针 20 分钟。结石绞痛发作时，用重刺激，泻法，留针 30～60 分钟，留针期间每隔 10 分钟行针 1 次，用震颤手法行针 2～3 分钟，加强针感。每日 1 次，10 次为一疗程。

3. 敷贴

（1）麝香舒贴灵：适用于瘀热痹阻关节证。药方调糊，外敷患处，每日 1 次。

（2）芙黄膏：适用于尿酸性肾病并发痛风患者。芙蓉叶、生大黄、赤小豆各等份，共研极细末，按 4 ∶ 6 比例，加入凡士林调和为膏，外敷患处，每日 1 次。

（3）四黄散：适用于尿酸性肾病并发痛风患者。黄芩、黄柏、山栀、生大黄各等份，研末，野菊花露调匀，加入适量蜂蜜，外用纱布覆盖患处。

（4）镇江膏药：适用于瘀热痹阻关节证。镇江膏药 1 张，玄明粉、樟脑各 5g，白胡椒 3g，将药物研细末，过 120 目筛后备用，同时将膏药用文火烤化，以少许药粉均匀撒在膏药表面，待稍凉后敷贴患处。

4. 灌肠

适用于尿酸性肾病肾功能不全者。熟附片 15g，生大黄 30g，六月雪 60g，蒲公英 30g，生牡蛎 30g。上药浓煎 200mL，保留灌肠，每日 1 次，10 日为一疗程。

（三）西医治疗

尿酸性肾病的治疗主要包括高尿酸血症的控制和肾功能的保护。高尿酸血症患者，应减少富含嘌呤类食物（如动物心、肝、肾、脑及沙丁鱼）的摄入，戒酒，避免诱发因素，同时多饮水和碱化尿液，避免使用抑制尿酸排泄的药物，如呋塞米和噻嗪类药物。对于肾功能正常的高尿酸血症患者，可使用增加尿酸排出的药物，如丙磺舒、苯溴马隆等，服药期间应大量饮水，同时口服碳酸氢钠或枸橼酸钠，以碱化尿液，防止尿酸排泄增多而致肾小管阻塞。对于尿酸生成过多者，可用别嘌醇或非布司他治疗，以抑制尿酸产生。急性发作时，可予秋水仙碱口服，同时应注意防治尿路感染。

第十四章　药物性肾损害

　　由各类中西药物引起的肾脏损害，称为药物性肾损害。肾脏是机体主要的排泄器官，除了承担机体物质代谢终产物的排泄外，人体服用的各种药物主要也是通过肾脏以原形或其代谢产物排出体外的。药物的排泄过程包括肾小球滤过、肾小管分泌和肾小管重吸收三个环节，因此肾脏功能的正常与否将直接影响药物的疗效。同时，药物在排泄过程中与肾脏组织接触，也可造成对肾组织的毒性损害。目前，药物引起的肾损害日趋增多，主要表现为肾毒性反应及过敏反应。临床上肾毒性药物品种繁多，但总是以一种或几种方式作用于肾脏造成肾脏损害。约 25% 的肾衰竭者与应用肾毒性药物有关。临床医生如能提高对药物肾毒性的认识，无疑能降低药物引起肾损害的发生率。

　　中医学中尚无对应的病名，一般可参照"血证""淋证""腰痛""癃闭""关格"来认识。

病因病机

（一）中医

1. 病因

本病常因药物使用不当，致火热毒邪内生，灼伤肾络，闭阻水道；或因热毒耗液，致精亏血少，肾府空虚；或药毒久伤，暗耗肾气，渐至肾元衰败而发病。《丹溪心法·腰痛》中指出："腰痛主湿热、肾虚、瘀血、挫闪、有痰积。"张景岳也指出："或以败精，或以槁血，阻塞水道而不通也。"古人虽未明确指出是药物所伤而成病，但细究病因与邪毒关系密切。

2. 病机

本病所成主要病因为药毒伤肾，所以其病理性质属邪实伤正。一般初发之期多由药毒内伤，生热化火，伤津灼络，以邪实为主；病至后期，肾气受损，转为正虚为主；另外由于素体禀赋差异，药毒内入，化火生风，可产生过敏反应。肾为先天之本，藏真阴而寓元阳，五脏六腑之阴阳皆取助于此阴此阳，从而发挥正常的生理功能。若肾之阴阳有偏，气化失司，则五脏六腑之功能亦随之偏盛偏衰而诸病丛现。肾主水，是调节水液代谢平衡的重要脏器，肾脏受到损害，气化失司，小便开阖失司，阖多开少或只阖不开，则湿浊留于体内而发病，湿浊内停，邪气壅塞三焦，气机不畅，小便不得排泄而致"癃闭"。湿浊内留，客于中焦，胃失和降而上逆，致小便闭、呕吐并见之"关格"。湿性黏滞，易闭阻气机，气滞而瘀，且湿为阴邪，易伤肾阳，终成肾气不化，瘀血阻络之证。肾阳虚弱，不能温煦脾土，发展为脾肾阳气俱伤。阴为阳之基，阳为阴之统，阳损日久伤阴，而成阴阳两虚之证候。

（二）西医

西医学关于药物性肾损害作用机制的研究，也是近年来颇为引人注目的领域。药物性肾损害的作用机制大致如下。

1. 肾脏对药物的易感

肾脏特别容易招致药物毒性的副作用，其原因在于肾脏具有下列解剖和生理特点：①肾脏血流旺盛，肾血流量约占心每搏输出量的1/4，是接受循环血流灌注最多的脏器，因而通过肾脏的药物量也相对较多。②肾脏具有极为丰富的毛细血管，其内皮细胞总面积很大，容易发生抗原－抗体复合物沉积，产生过敏性血管炎。③近曲小管细胞对多种药物有分泌和重吸收作用。④肾髓质的逆流倍增系统使肾髓质和乳头部的药物浓度显著增加，在一些药物性肾损害中可发现肾乳头坏死。⑤当药物排泄时，许多肾实质细胞的酶系统被抑制或灭活。⑥肾脏浓缩尿液，使肾小管内溶质浓度增高，与小管上皮细胞表面接触造成损伤。⑦肾组织代谢活性高，含酶丰富，容易受代谢抑制药损害，尤其是能与巯基结合的毒性药物。

2. 药物引起肾毒性作用的发病机制

药物可通过以下一种或几种方式引起肾脏损害。

（1）直接毒性作用：由于上述特点，进入肾脏的药物剂量相对较多，药物可直接对肾脏本身产生毒性作用，而肾小管又是肾脏代谢活跃的部位，故更易损害。这类药物有利尿剂、氨基糖苷类、重金属锂、汞等。

（2）免疫反应：药物可作为半抗原而引起肾小球或肾小管基膜

的免疫反应，引起免疫复合物沉积，从而导致肾损害。这类药物有青霉胺、甲氧苯青霉素、利福平、血清制剂等。这种免疫介导的损害可伴或不伴有全身过敏反应，与药物剂量无明显关系，多发生在首次用药 8～10 天，再次用药或持续用药 7～21 天以上，静脉血内可检测到抗体存在。

（3）缺血性损害：药物可以通过影响肾血管或全身血管，从而导致血流动力学改变，进一步造成肾脏的缺血性损害。如两性霉素、非类固醇抗炎药等。

（4）机械性梗阻：有些药物可在肾小管内以结晶的形式析出，或诱发肾结石，或促使 Tamm–Horsfall 蛋白沉积形成蛋白管型，造成梗阻性肾损害。如环磷酰胺、磺胺类、巴比妥类、酚类药物等。

（5）药物的全身毒性作用，继而累及肾脏：如抗疟药对某些患者可引起溶血，从而并发急性肾衰竭；某些降脂药物可引起严重横纹肌溶解，从而导致急性肾衰竭；维生素 D 可影响钙、磷代谢，进一步引起间质性肾炎和肾钙化等。

3. 常见肾毒性药物

肾毒性药物和毒物，包括 25 类 140 种以上的药物和 50 种以上的毒物。最常见的药物有头孢菌素类、氨基糖苷类、青霉素类和其他抗生素约 40 种；其次为非甾体抗炎药、镇痛药、造影剂、利尿剂、抗尿路感染药、抗肿瘤药、免疫抑制剂；此外还有金属制剂和其他类型药。最常见的肾毒性毒物有重金属和类金属、有机溶剂、农药、盐类、酚类等。

4. 中草药的肾损害

国内外文献均有应用中草药导致肾损害的病例报道。国外文献报道的均为 23～65 岁的女性患者。半数病例最初血压正常，蛋白尿轻微，且为肾小管性蛋白尿，尿沉渣检查基本正常，肾功能不全常在常规检查时被发现，常常存在与肾衰竭程度不相符的贫血。中草药导致肾损害的病例最突出的组织学改变是肾间质广泛纤维化和肾小管破坏，无明显细胞增生或细胞浸润，间质血管病变明显。病灶分布的特点是肾皮质浅层受累最重，越往皮质深层病变越轻，严重病例皮质全层受损。肾小球的病变相对较轻，多数肾小球存在缺血征象（毛细血管袢轻度塌陷，基膜皱缩），无系膜增生或毛细血管内血栓形成。一些研究表明，马兜铃、广防己、关木通等中草药中所含有的马兜铃酸是导致肾脏损害的主要物质。中草药导致肾损害的病例肾间质纤维化的发生机制不明，由于中草药导致肾损害病例肾组织中并无很多炎症细胞存在，因而不支持炎症学说。现有以下几种设想：①马兜铃酸直接损害肾小管上皮细胞，特别是近端小管；②原发病变在间质血管，导致缺血及间质纤维化，这与环孢素的肾毒性相类似；③毒物直接刺激间质引起间质纤维化，进而导致间质血管和血管病变。虽然肾组织无成纤维细胞增多，但不能排除细胞活性的增加。

据报道，常见的肾毒性中草药尚有黄药子、雷公藤、草乌、苍耳子、蜈蚣、斑蝥、罂粟壳、芫花根、山慈菇、闹羊花根、牵牛子、腊梅根、芦荟、朱砂、野百合、砒霜、雄黄、三品一条枪、苦楝皮、天花粉、金樱根、土贝母、土荆芥、巴豆、使君子、大枫子等。

临床表现

某些药物对肾脏的某些部位有特殊的亲和力，从而引起了特异性的病理变化及临床表现。但很多药物引起的肾脏病理变化相同，并出现相同的临床综合征表现，常见的有以下几种临床综合征。

（一）急性肾衰竭综合征

药物肾毒性所致的急性肾衰竭综合征多为非少尿型，用药后每日平均尿量常大于 1000mL，但血肌酐、尿素氮迅速升高，肌酐清除率下降，尿比密及尿渗量下降，可伴有代谢性酸中毒及电解质紊乱。停药后肾功能逐渐恢复，肌酐清除率复升，进入多尿期后血肌酐及尿素氮降至正常范围。肾小管上皮细胞的功能和结构恢复正常则需半年至 1 年的时间。重症病情复杂的老年患者常不可恢复，可遗留慢性肾功能不全，需依靠透析治疗以维持生命。

（二）急性过敏性间质性肾炎综合征

由药物过敏所致，临床表现为：①全身过敏，包括药疹、药物热、关节酸痛、全身淋巴结肿大、血嗜酸性粒细胞计数升高、血 IgE 升高；②肾脏过敏反应，表现为无菌性白细胞尿，尿沉渣见嗜酸性粒细胞占 1/3 以上；③肾小管功能减退，重症可导致急性肾衰竭；④及时停药，应用泼尼松等免疫抑制剂或脱敏药物可使肾功能恢复、尿检正常。

（三）急性肾炎综合征或肾病综合征

由药物所致的免疫反应导致的肾小球肾炎，临床表现为蛋白尿、血尿、血压升高及浮肿。少数病例高度浮肿，呈肾病综合征表现，如肾小球功能减退、肌酐清除率下降、血肌酐及尿素氮正常或升高。

（四）急性梗阻性肾病综合征

由于药物梗阻尿路，致使突然发生无尿及迅速血尿素氮升高，同位素肾图示梗阻图形。一旦梗阻解除，尿量增多，血尿素氮可降至正常。

此外，由于药物、毒物性质的不同，也可表现为慢性肾小管功能障碍、慢性间质性肾炎等损害。

本病常见的并发症有感染，以呼吸道及泌尿道感染为主，此外还有急性左心衰竭等。

实验室和其他辅助检查

（一）尿液检查

一般有可逆性和小管性蛋白尿，有时可有大量蛋白尿，出现类似肾病综合征样变化。少数可伴管型尿或血尿、脓尿及肾小管上皮细胞碎片。尿钠降低，如尿钠值低于20mmol/L，有助于鉴别造影剂肾损害与其他原因所致的肾小管损伤。尿中刷状缘酶与溶酶体酶增多，如 β-N-乙酰氨基葡萄糖苷酶（NAG）、γ-谷氨酰转肽酶（γ-GT）、碱性磷酸酶等。约半数患者有尿中嗜酸性粒细胞增多，而尿嗜酸性粒细胞随间质性肾炎进展而增多，故尿嗜酸性粒细胞增多是诊断间质性肾炎的简易而有价值的辅助指标。此外，尿检异常可有尿渗量下降、糖尿、氨基酸尿症等。

（二）血嗜酸性粒细胞增多

有过敏性损害的患者，周围血象中嗜酸性粒细胞增多可达 19%，计数可达 $2 \times 10^9/L$ 左右 [正常为（ $0.03 \sim 0.7$ ）$\times 10^9/L$]。嗜酸性粒细胞的增多与肾功能损害之间无平行关系。

（三）血清肌酐、尿素氮升高

造影剂所致的肾损害一般在 24 小时内显示出来，最常见的表现是接受造影剂后患者出现无症状的血清肌酐值增高，$3 \sim 5$ 天达到高峰，$7 \sim 10$ 天回到基础值。一般认为血清肌酐值较基础值增加 50% 即有诊断意义。

（四）形态学检查

X 线片上持续存在较稠密的肾显影，是造影剂肾中毒的一个敏感指标，但缺乏特异性。B 超显示双肾体积对称性增大，在药物所致的急性间质性肾炎中常见。

（五）药物特异性淋巴细胞转化试验

本试验系采血体外检查，安全可靠，对患者无危害。其原理是在体外培养中应用药物的特异性抗原，以刺激患者致敏的淋巴细胞转化。依据淋巴细胞对药物抗原应答水平的高低，以鉴别是否对此种药物过敏。本试验具有很高的特异性，罕见假阳性，但阴性结果尚不能排除对某种药物过敏的可能。一般刺激指数 ≥ 2 为阳性，< 1.9 为阴性。

诊断要点

1. 病史

有药物接触史，如用过抗生素、X 线造影剂、止痛剂、非甾体抗炎药物、抗肿瘤药物、重金属或有机溶剂等对肾脏有毒性的药物。

2. 临床表现

本病的临床表现多种多样，可表现为急性肾衰竭综合征、急慢性肾小管－间质疾病、急性肾炎综合征、肾病综合征、梗阻性肾病等。临床上共同的表现为血尿、蛋白尿、少尿、无尿及全身浮肿或腰痛等。全身可有药物反应症状，如发热、药疹、关节酸痛等。

3. 实验室检查

尿液检查可发现红细胞、白细胞、蛋白、管型等，某些药物在尿液中可找到药物结晶。血液化学检查，如有肾功能不全则尿素氮、尿酸、肌酐可升高等。

测定尿酶是诊断药物性肾损害早期和敏感的指标。常测定的尿酶有 γ 谷氨酰转肽酶（γ–GT）、亮氨酸氨基肽酶（LAP）、乳酸脱氢酶及其同工酶（LDH_1、LDH_2、LDH_3、LDH_4、LDH_5）、β 葡萄糖醛酸苷酶、NAG 和溶菌酶。其中以 NAG 最为灵敏。NAG 从肾小管上皮细胞刷状缘脱落，因而尿 NAG 活性与肾小管受损程度呈量效关系。一般情况下，肾小管受损早期 NAG 即高出正常值数倍至数十倍，严重损害时比正常值高 1200 倍。

对尿中蛋白质的定性和定位分析是诊断药物性肾损害较灵敏的指标。正常成人 24 小时尿中蛋白质含量低于 150mg，青少年低于

300mg。肾小球受损时尿中出现高分子量蛋白质，蛋白质分子量为70000 的白蛋白，24 小时尿中蛋白质总量超过 3g。肾小管受损则以低分子量蛋白质为主，尿中出现溶菌酶（分子量 15000）、β_2 微球蛋白（分子量 11800）、免疫球蛋白轻链（分子量 20000 ～ 25000），24 小时尿中蛋白质总量低于 1g。亨利祥升段上皮细胞膜受损则尿中出现分子量高达 7000000 的 Tamm–Horsfall 黏蛋白。

诊断药物性肾损害的另一重要手段为肾功能试验。如菊粉清除率、内生肌酐清除率、BUN 测定、肾小球滤过率（GFR）。测肾血流量（RBF）或肾血浆流量（RPF）常用对氨基马尿酸（PAH）法。测近曲小管排泌功能有尿酚红排泄试验（PSP）法、对氨基马尿酸最大排泌量（TmPAH）法。测近曲小管重吸收功能用葡萄糖最大重吸收量（TmG）法。测远曲小管功能常用尿浓缩 – 稀释试验和高渗溶质分子清除率法。

对因免疫学机制引起的肾损害可用酶联免疫吸附法、免疫荧光法和放射免疫法分别检测血清、尿和肾穿刺获得的肾组织中的抗肾小球基膜抗体、抗肾小管基膜抗体和血清抗原 – 抗体复合物。必要时还可进行放射学检查、同位素扫描、超声波检查和磁共振检查。

鉴别诊断

1. 非药物性急性肾衰竭

药物性肾损害可以表现为急性肾衰竭综合征，应与其他原因引起的急性肾衰竭相鉴别。一般从病史上可鉴别，药物性肾损害都有明显的用药史，药物使用前肾功能正常或基本正常，使用药物后出现明显的肾功能损害，而其他急性肾衰竭各有其病因，如肾缺血、肾小球疾病及各种原因所致的尿路梗阻等。

2. 急性肾小球肾炎

药物性肾损害有时可表现为急性肾炎综合征，出现蛋白尿、血尿、血压升高及浮肿，与急性肾小球肾炎临床表现相似。但急性肾炎常出现于感染后，且好发于儿童。药物性肾损害应有明显的药物使用史，如青霉素、保泰松等，可发于任何年龄。

3. 良性小动脉性肾硬化

有些药物如止痛药的肾损害常有轻度蛋白尿、尿浓缩功能减退和高血压，应与高血压引起的良性小动脉性肾硬化相鉴别。良性小动脉性肾硬化有高血压病史，起病慢，高血压 5 ~ 10 年后才出现肾损害，多见于中老年患者。止痛药引起的肾损害应有长期的服药史，药物累积到一定的剂量才会出现肾损害。

治 疗

药物性肾损害由于药物种类、用量大小、使用时间长短等差别，临床表现各异，肾损害程度不一，所以治疗应按不同的临床表现和不同阶段进行。本病总属邪实所伤，正气受损。故其辨证，首当明辨药毒初袭或邪毒久入，以明邪实与正伤之主次。疾病初发，当为药邪内侵所致，宜辨火毒内生、瘀血痹阻。药邪久入或素体不足，则辨证应以内伤致虚为主。

（一）辨证治疗

发病有新旧不一，治疗当分虚实不同。药毒初犯，宜解毒凉血、散瘀和络；药石伤久正虚则宜补虚扶正。

1. 药毒伤络

证候特点：发热，肌肤斑疹，关节痛楚，肌肉酸痛，血尿（色鲜红），心烦口干，小便灼热，大便干结，甚者可见晕厥。

舌脉：舌偏红，苔薄白或薄黄，脉弦滑兼数。

治法：祛风解毒，清热凉血。

推荐方剂：消风散加减。

基本处方：生地黄 20g，当归 12g，赤芍 12g，防风 12g，蝉蜕 15g，知母 15g，石膏 20g，苍术 12g，车前子 20g（包煎），金银花 12g，连翘 12g，大黄 6g（后下），甘草 9g。每日 1 剂，水煎服。

2. 肾络痹阻

证候特点：腰痛如绞或固定不移，恶心呕吐，血尿，尿中夹有小血块，尿少尿闭，或有水肿，腹胀，胸闷，或尿色浑浊，甚者小便不畅，尿中有砂石。

舌脉：舌质暗，有瘀点，苔薄黄，脉细涩。

治法：活血化瘀，清热利湿。

推荐方剂：血府逐瘀汤合三妙丸加减。

基本处方：当归 12g，生地黄 20g，桃仁 10g，红花 10g，赤芍 15g，川芎 12g，牛膝 12g，苍术 12g，黄柏 12g，大黄 6g。每日 1 剂，水煎服。

3. 肾阳衰惫

证候特点：小便不通或点滴不爽，排出无力，神气怯弱，面色白，纳差，不欲饮食或食后腹胀甚，恶心呕吐，畏寒，腰膝酸软，全身乏力。

舌脉：舌质淡，苔白，脉沉细而尺弱。

治法：温阳益气，补肾利水。

推荐方剂：济生肾气丸加减。

基本处方：肉桂 2g，制附子 12g，生地黄 18g，山药 15g，山茱萸 12g，茯苓 15g，泽泻 12g，川牛膝 12g，车前子 12g（包煎），黄芪 15g，甘草 6g。每日 1 剂，水煎服。

4. 气机壅滞，湿浊内闭

证候特点：尿少或尿闭，全身浮肿，恶心呕吐，纳呆厌食，口中尿臭，头痛烦躁，甚则神昏。

舌脉：舌苔腻，脉实有力或弦滑。

治法：疏通气机，利湿化浊。

推荐方剂：木香流气饮。

基本处方：法半夏 12g，陈皮 6g，姜厚朴 10g，青皮 6g，甘草 6g，香附 12g，紫苏叶 12g，党参 15g，赤茯苓 15g，木瓜 15g，石菖蒲 12g，白术 12g，白芷 12g，麦冬 12g，草果仁 9g，肉桂 2g，莪术 10g，大腹皮 20g，丁香皮 6g，槟榔 15g，木香 10g，藿香 12g。每日 1 剂，水煎服。

（二）中医其他治疗

按摩治癃闭

适用于肾阳虚衰癃闭患者。方法：患者取仰卧位，屈膝，腹部放松。医者站于患者一侧，用双手指腹在患者下腹部做环形按摩，至下腹部皮肤微红发热。再用拇指按压三阴交、气海、石门、关元、中极、曲骨、会阴等穴，按压时渐加压力，以患者能够忍受为度。然后嘱患者取俯卧位，用双手拇指同时按压三焦俞、膀胱俞、阴谷、委阳、阴陵泉、三阴交等穴，每穴按压约 1 分钟，每日治疗 1 次。

（三）西医治疗

预防为主，认真观察，及时治疗，是治疗药物性肾损害的主要原则。具体的治疗方法如下：

1. 老年人和已有肾功能损害的患者应慎重选择抗生素；高危人群尽可能避免造影检查；多种肾损害因素应尽可能避免重叠应用，必须应用时也应采取防治措施（如避免失血、失水，减少造影剂剂量，选择非离子型、非低渗性造影剂等）。

2. 一旦发生药物性肾损害，应立即停用该药物，并可以用水化支持治疗保持充分的尿量，有助于促进药物的排泄。应用大剂量造影剂时为了避免或减轻肾损伤，也可采用 20% 甘露醇 500mL 及呋塞米 100mg 静脉滴注，呋塞米为 20mg/h，于使用造影前 1 小时开始滴入，直至造影后 6 小时。

3. 应用糖皮质激素可以迅速改善药物性肾损害患者的肾功能，但多数药物引起的急性间质性肾炎者不需使用激素，停药后即能很快得到恢复，因此应用激素要权衡利弊。

4. 对因使用肾毒性药物而发生急性或慢性肾衰竭者，应立即使用血液透析或腹膜透析疗法，但首选血液灌流，清除血中肌酐和尿素氮以挽救生命，同时加强支持疗法和护理，促使患者康复。

第十五章 良性小动脉性肾硬化

良性小动脉性肾硬化亦称良性肾硬化症，是高血压病的主要靶器官损害之一。高血压持续 5 ～ 10 年即可出现良性小动脉性肾硬化的病理改变，10 ～ 15 年可能出现临床症状，早期常出现夜尿增多等肾小管功能损害的表现，晚期可出现严重蛋白尿、氮质血症，最终发展为终末期肾病。小部分患者（1% ～ 8%）可转为恶性小动脉性肾硬化。恶性小动脉性肾硬化病程短，发展迅速，表现为恶性高血压，肾功能急剧恶化，短期内进入肾衰竭。该病临床上多见于 50 岁以上人群，是西方国家导致终末期肾衰竭的第二位疾病（约占 25%），我国的发病率也在逐年增高。

良性小动脉性肾硬化中医无相应病名，据其临床演变过程属中医学的"水肿""眩晕""关格"等病范畴。

病因病机

（一）中医

良性小动脉性肾硬化的中医病因主要是饮食不节、七情过度或年老久病。情志失调，肝失疏泄，肝阳上亢，上扰清窍，可出现眩晕；肾虚固摄无权，精微下泄而见蛋白尿；三焦气化不利或肾虚气化无权，水湿内停，溢于肌肤而为水肿；浊邪不降，久则格拒不纳而出现关格等证候。

1. 阴虚阳亢

长期的精神紧张或忧郁恼怒，可使肝气失疏，气郁化火，致肝阴暗耗，肝阳上亢，风阳升动，上扰清空，发为眩晕。肝阳上亢，下汲肾阴，肾阴亏虚，封藏失职，精气流失而出现蛋白尿。

2. 肾气不固

年老肾虚，或久病失养，肾气亏耗，失其封藏固摄之权，出现夜尿多；尿中精微物质下泄而出现蛋白尿。

3. 湿瘀交阻

饮食不节，过食肥甘厚味，损伤脾胃，健运失司，水谷不化，聚湿生痰，湿浊内阻，气机运行不畅，气滞血瘀或久病瘀血阻络，湿瘀交阻，三焦气化不利，水液代谢失常，发为水肿。

4. 脾肾阳虚，湿浊内阻

年老肾阳虚衰，或久病损伤阳气，肾阳虚衰不能温煦脾阳而致脾肾阳虚，肾失气化，脾失温运，湿浊内留，阻滞中焦，胃失和降而出现恶心呕吐；水湿内停，溢于肌肤而为水肿；肾为胃之关，胃主受纳，关门不开，浊邪不降，久则格拒不纳而呈关格之候。

（二）西医

良性小动脉性肾硬化和高血压的关系密切，常见肾脏小血管壁增厚，且肾血管改变的程度和高血压的严重性一致。病理上可见双肾对称，早期肾脏大小正常，晚期则明显缩小。镜下见有两种具有一定特征的小动脉：一为肌内膜肥厚，常出现在弓形动脉和小叶间动脉，而后者最为明显，表现为内膜双轨征和中层肥厚；二为玻璃样变，以入球小动脉最为明显，管壁增厚，充以均匀一致的嗜伊红玻璃样物质，平滑肌细胞萎缩，管腔狭窄。玻璃样物质由大量糖蛋白和胶原物质组成。小叶间动脉和入球小动脉玻璃样变往往是高血压肾血管损害的最早表现。当小动脉病变，管壁增厚，管腔狭窄发展到一定程度时，肾小球的供血明显减少，就造成了肾小球和肾小管的缺血性病变，最终导致肾小球硬化，肾间质纤维化，肾脏缩小，表面凹凸不平，形成固缩肾。

临床表现

（一）症状

首发是尿浓缩功能开始减退，夜尿增多，随后出现蛋白尿。蛋白尿的程度一般为轻至中度（＋～＋＋），24 小时蛋白定量一般不超过 1.5 ～ 2g，但有时可出现大量蛋白尿。随着病情发展，肌酐清除率开始下降，当降至 50mL/min 以下时，在应激情况下（如发热、外伤、感染、药物中毒等）可出现氮质血症，进而在无应激情况下亦可出现不同程度的氮质血症，晚期则发展为尿毒症。

（二）体征

早期无明显特殊体征，当出现大量蛋白尿时，可出现眼睑、颜面或双下肢浮肿，甚至胸、腹水，有肾衰竭时可出现贫血貌。

（三）常见并发症

良性小动脉性肾硬化常见的并发症有肺部感染、心力衰竭和脑血管意外等。并发症是其死亡的主要原因。

实验室和其他辅助检查

（一）血常规

一般正常，若出现肾衰竭时，可有贫血表现。

（二）尿常规

提示轻度、中度蛋白尿（＋～＋＋），一般无红、白细胞，尿比重降低。

（三）24 小时尿蛋白定量

一般不超过 1.5～2g，尿蛋白以低分子蛋白为主。当损及肾小球时，可出现中、大分子的尿蛋白。

（四）尿渗量

可以出现晨尿渗量降低（正常人晨尿渗量为 600～1000mOsm/kg·H_2O）。

（五）肾功能测定

早期尿素氮、肌酐均正常，随着病情进展，当出现肾衰竭时，可有不同程度的增高。有些患者可有血尿酸增高。

诊断要点

（一）临床诊断

1. 原发性高血压在出现蛋白尿前一般有 5 年以上的持续性高血压（程度一般＞ 150/100mmHg）。

2. 持续性蛋白尿（一般为轻至中度），后期可有大量蛋白尿。

3. 视网膜动脉硬化改变。

4. 需除外其他各种原发性肾脏疾病和继发性肾脏疾病。

若有以下情况则有参考价值：①年龄在 40 ～ 50 岁以上；②有高血压性左心室肥大、冠心病、心力衰竭；③有脑动脉硬化和（或）脑血管意外病史；④血尿酸升高；⑤肾小管功能损害先于肾小球功能损害；⑥病程进展缓慢。

（二）病理诊断

如临床诊断困难，可行肾活检穿刺术，病理符合原发性高血压引起的良性小动脉性肾硬化，即小叶间动脉和入球小动脉玻璃样变等。其肾小动脉硬化程度与肾小球、肾小管和间质缺血与纤维化病变程度相一致。但本病因有高血压和小动脉硬化，肾穿刺容易出血，需严格掌握适应证（尤其老年患者）。

鉴别诊断

1. 慢性肾小球肾炎

先出现尿检异常，而后才出现高血压、水肿，提示慢性肾小球肾炎的可能性大，反之则原发性高血压引起的良性小动脉性肾硬化的可能性大。若病史中高血压和尿异常先后分辨不清，尤其是已出现肾功能不全的晚期病例，鉴别诊断可能出现困难，必要时可行肾活检穿刺术。

2. 慢性肾盂肾炎

慢性肾盂肾炎患者可出现轻、中度蛋白尿和高血压，但以女性患者多见。本病常有泌尿系感染反复发作史，尿检异常在先而高血压病在后，尿白细胞增加，肾区有叩痛（尤以一侧为主），多次尿培养获阳性结果，B超提示双肾大小不等，放射性核素肾图显示双侧肾大小不一致，肾盂造影有肾盂、肾盏扩张和变形等影像学表现，抗感染治疗有效。以上均有利于慢性肾盂肾炎的诊断。

3. 肾动脉粥样硬化

本病是全身性动脉粥样硬化的一部分，但和全身其他部分的动脉粥样硬化程度未必平行。多见于60岁以上的老年人，患者可出现少量蛋白尿，亦可出现肾功能不全，肾动脉彩色多普勒超声、磁共振血管成像、CT血管成像和肾动脉造影对诊断有帮助。

4. 尿酸性肾病

原发性高血压良性小动脉性肾硬化与原发性高尿酸血症肾病两者发病年龄相似，临床上肾病表现也多有相似之处，如都是先出现肾小管功能损害后才出现肾功能不全，蛋白尿不多，病程中均可出现高血压及高尿酸血症，为此两者应予鉴别。鉴别要点是：①病史：高血压及高尿酸血症发生的先后顺序是鉴别的关键。阳性家族史可供参考。②伴随症状：原发性高尿酸血症常伴痛风性关节炎及尿路结石，继发性则少有。③尿尿酸化验：原发性高尿酸血症早期尿尿酸增高，而高血压所致的继发性高尿酸血症的尿尿酸则减少。④必要时肾活检病理检查可助鉴别。

治　疗

良性小动脉性肾硬化治疗应以中医辨证治疗为主，积极治疗高血压，预防、稳定、逆转高血压肾损害，防止肾脏硬化。若血压控制不理想者，应予以中西医结合治疗。当出现肾衰竭时，则与其他原因所致肾衰竭的治疗方法基本相同。

（一）辨证治疗

良性小动脉性肾硬化临床上以本虚标实为多见，须详察病情，辨证施治。治法以扶正为主，用养肝、补肾、健脾为法治其本，以平肝潜阳、活血祛瘀、化痰泄浊为法治其标。根据各阶段的不同情况可一法独用或几法合用，标本兼治，提高疗效。

1. 阴虚阳亢

证候特点：眩晕，头痛，视物模糊，耳鸣，健忘，腰膝酸软，五心烦热，心悸欲呕，口干口苦，面色潮红，尿黄。

舌脉：舌质红，苔薄白或薄黄，脉弦细。

治法：滋阴潜阳。

推荐方剂：天麻钩藤汤合六味地黄丸。

基本处方：天麻 15g，钩藤 10g，生石决明 18g，川牛膝 15g，桑寄生 15g，益母草 12g，夜交藤 15g，熟地黄 15g，山茱萸 12g，茯苓 15g，泽泻 15g，牡丹皮 12g。每日 1 剂，水煎服。

加减法：肝火盛者，可加菊花 15g 以清泄肝火；有阳亢动风之势者，可加龙骨 30g，牡蛎 30g，珍珠母 15g 以镇肝息风；便秘者，可加火麻仁 18g，何首乌 12g 以润肠通便。

2. 肾气不固

证候特点：头晕，腰酸，夜尿频甚或不禁，尿后余沥，或有男子滑精早泄，女子带下清稀。

舌脉：舌淡，苔薄白，脉沉弱。

治法：益气固摄。

推荐方剂：五子衍宗丸。

基本处方：菟丝子 15g，五味子 10g，枸杞子 12g，覆盆子 12g，金樱子 15g，芡实 12g，桑螵蛸 12g，白术 12g，莲子 15g，车前子 15g，益母草 12g。每日 1 剂，水煎服。

加减法：夹有湿浊，症见恶心呕吐、纳呆腹胀者，可加木香 10g，藿香 12g，法半夏 12g 以健脾化湿；若浮肿、心悸、尿少者，加泽泻 15g，猪苓 15g 以利尿泄浊；若夹瘀血，症见肌肤甲错、皮下瘀斑、舌质暗者，可加桃仁 10g，红花 6g，当归 10g 以活血化瘀。

3. 湿瘀交阻

证候特点：面色晦暗无华，腰酸痛，乏力或水肿，腹胀，纳呆，口干不欲饮。

舌脉：舌紫暗或有瘀斑，苔白腻，脉濡或涩。

治法：活血化瘀利湿。

推荐方剂：桃红四物汤合防己黄芪汤。

基本处方：桃仁 10g，红花 6g，生地黄 15g，川芎 12g，当归 12g，赤芍 15g，防己 9g，黄芪 18g，益母草 12g，泽泻 15g，佩兰 12g。每日 1 剂，水煎服。

加减法：湿重欲呕者，可加法半夏 12g，藿香 12g 以化湿止呕；腰痛者，可加三七 5g 以加强活血止痛之功；水肿明显者，可加茯苓皮 15g，猪苓 15g 以健脾利水。

4. 脾肾阳虚，湿浊内阻

证候特点：纳少腹胀，恶心呕吐，身重困倦，形寒肢冷，面色苍白，腰膝酸冷，面浮肢肿。

舌脉：舌淡，体胖有齿痕，苔白厚腻，脉沉迟。

治法：温补脾肾，祛湿化浊。

推荐方剂：实脾饮合真武汤加减。

基本处方：白术 12g，茯苓 15g，党参 30g，木香 10g（后下），草果 10g，干姜 6g，巴戟天 15g，熟附子 10g（先煎），淫羊藿 15g。每日 1 剂，水煎服。

加减法：浮肿甚者，可加泽泻 15g，猪苓 15g 以加强利水；夹瘀者，可加桃仁 10g，益母草 12g，红花 6g 以加强活血；大便秘结者，可加何首乌 12g，大黄 6g 以通便泄浊。

（二）中医其他治疗

1. 中成药

（1）六味地黄丸：功能滋阴补肾。用于眩晕之肾阴亏虚者。

（2）金匮肾气丸：功能温补肾阳，化气行水。用于水肿之肾阳虚者。

（3）松龄血脉康：功能平肝潜阳，镇心安神。用于眩晕之阴虚阳亢者。

（4）复方丹参片：功能活血化瘀。用于气虚血瘀和湿瘀交阻者。

（5）黄芪注射液：功能益气养元，扶正祛邪，养心通脉，健脾利湿。用于肾气不固者。

（6）复方丹参注射液：用于气虚血瘀和湿瘀交阻者。

2. 针刺、穴位注射

（1）体针：取风池、百会、合谷、阳陵泉、三阴交、足三里等穴，均用平补平泻法。

（2）耳针：取降压沟、脑干、内分泌、神门、眼、心等穴，可用王不留行籽贴压耳穴，或用埋针法，每日按压 2～3 次。

（3）梅花针：轻叩头部、脊柱两侧，每次 1～5 分钟，每日或隔日 1 次，7～10 次为一疗程。

（4）穴位注射

1）黄芪注射液穴位注射：适用于肾气不固者。黄芪注射液 4mL，双侧足三里穴位注射，每日 1 次，7 日为一疗程。

2）丹参注射液穴位注射：适用于气虚血瘀或湿瘀交阻者。丹参注射液 4mL，双侧足三里穴位注射，每日 1 次，7 日为一疗程。

3. 穴位敷贴

适应证：脾肾阳虚眩晕者。

方法：蓖麻仁 50g，吴茱萸 20g，附子 20g。共研末，加生姜 150g，共捣如泥，然后加冰片 10g，和匀，调成膏状。每晚贴两足底涌泉穴，7 日为一疗程，连用 3～4 个疗程。

（三）西医治疗

1. 一般治疗

调整生活方式，如限制钠盐的摄入（推荐每日摄入食盐＜6g）、戒烟限酒、控制体重、适当进行体育活动等。这些干预措施方便易行，还可帮助患者更好地降低血脂、控制血糖，降低心血管并发症的风险。

2. 早期进行降血压治疗

将血压降至目标值是预防良性小动脉性肾硬化发生的关键。大量临床研究表明，控制好血压可以减少蛋白尿，延缓肾功能的减退，减少心血管事件的发生，降低病死率。

（1）降压目标：在良性小动脉性肾硬化发生后，治疗以控制血压、减少蛋白尿、保护残存肾单位、延缓肾损害进展为主要目的。不同的指南对慢性肾脏病（CKD）患者降压靶目标的确定并不一致。2012年，改善全球肾脏病预后国际组织（Kidney Disease: Improving Global Outcomes，KDIGO）指南提出：对于糖尿病及非糖尿病的CKD非透析患者，若24小时尿白蛋白＜30mg，血压治疗目标为＜140/90mmHg；若24小时尿白蛋白＞30mg，治疗目标为＜130/80mmHg。2013年，欧洲心脏病学会（ESC）指南的降压靶目标统一为＜140/90mmHg，合并大量蛋白尿时可将收缩压降为＜130mmHg，糖尿病患者舒张压可降至＜85mmHg，老年人血压控制目标为150～140/90mmHg，80岁的老年人在耐受良好的情况下收缩压可降至＜140mmHg。

（2）降压药物的选择：国内外高血压治疗指南均推荐将ACEI、ARB、钙通道阻滞剂（CCB）、β受体阻滞剂及利尿剂作为降血压治疗的一线药物。在将血压降至目标值的前提下，应选择能更有效保护肾脏的药物。若无禁忌，ACEI、ARB 药物应作为 CKD 患者（尤其是合并蛋白尿的患者）降压的首选药物。其作用机制如下：①血压依赖性效应，包括直接扩张血管，即扩张入球与出球小动脉，其中扩张出球小动脉较为显著，降低肾小球囊内压；②非血压依赖性效应，通过改善肾小球滤过膜的选择通透性、保护足细胞、减少细胞外基质蓄积、抑制醛固酮分泌等机制降压并降蛋白尿，并能抑制肾脏纤维化，促进血管及心肌细胞重构。许多大型的临床试验均证实 ACEI/ARB 具有减少蛋白尿的作用，并可增强降压以外的靶器官的保护作用。但 ACEI/ARB 有导致 GFR 下降及高钾血症的危险，尤其是对于肾动脉狭窄、有效血容量不足（包括腹泻、呕吐、感染性休克、高热等）、使用非甾体抗炎药（NSAIDs）或 COX-2 抑制剂的患者应注意监测肾功能和血钾。由于 ACEI/ARB 具有致胎儿畸形作用，孕妇应禁用此类药物。新型 RAAS 阻断剂（RASI）如肾素抑制剂、醛固酮受体拮抗剂等在肾性高血压治疗中的前景值得临床关注。利尿剂和 CCB 是降低外周血压的重要药物。为使血压达标，大部分患者需要两种以上降压药联合使用。ACEI/ARB 可与 CCB、小剂量利尿剂、β 受体阻滞剂等联合应用。当 GFR < 30mL/min 时，推荐选用袢利尿剂。

3. 水肿的治疗

若患者出现水肿，可适当应用利尿剂治疗。经常或过分应用利尿剂能导致血容量下降和激活肾素 – 血管紧张素系统而影响肾脏，故应避免。

4. 伴发高脂血症、糖尿病的治疗

应积极治疗高脂血症、控制血糖，防止其对肾脏造成进一步

损害。

5.肾功能不全的治疗

在本病步入肾功能不全氮质血症或尿毒症时，其非透析疗法和替代疗法（透析和肾移植）均与其他慢性肾脏疾病者相同。

第十六章　肾小管性酸中毒

肾小管性酸中毒（renal tubular acidosis，RTA）是由于近端小管重吸收 HCO_3^- 和（或）远端肾小管分泌 H^+ 功能障碍引起的，以酸碱失衡、电解质紊乱、骨骼病变及尿路症状为主要表现的临床综合征。主要症状有乏力、纳差，或多尿、烦渴、多饮、手足搐搦、全身骨骼疼痛，重者因肾功能不全出现贫血、水肿等，严重时可出现肾功能异常；在儿童期常出现发育不良。其主要临床特征是：慢性高氯性酸中毒；水、电解质平衡失调，如低钾血症或高钾血症、低钠血症、低钙血症；肾性佝偻病或骨软化症；肾钙化及肾结石，或两者同时出现等。本病女男比例约为 2：1。多数是常染色体显性遗传病，也可继发于其他损害肾小管的疾病，如慢性肾小球肾炎、慢性肾盂肾炎、间质性肾炎、慢性活动性肝炎、胆汁性肝硬化、高丙种球蛋白血症、肝豆状核变性等疾病。根据其病理生理改变及临床表现，一般分为四型。本病在临床上的表现复杂多样。

肾小管性酸中毒属西医学病名，中医学典籍中无相关记载，但根据其临床特征及发生发展的一般规律，当可归属于中医学之"消渴""虚劳""痿证""水肿"等范畴。

病因病机

（一）中医

本病病机复杂，多与先天禀赋不足，后天饮食不节，感受外邪，劳欲过度，脏腑受伤，功能失调所致，属本虚标实者居多，也有部分患者表现为虚实夹杂。

1. 先天禀赋不足

体质羸弱的儿童患者多与先天不足，脏气未充有关，表现为生长发育迟缓，临床上多以"五软""五迟"为主要表现。若禀赋不足，更兼后天失调，致肾精亏损，导致肾主骨、主生长发育的功能失职，可见骨弱无力、窍闭耳聋、双目失聪、周身骨痛等症。

2. 感受外邪或伤于饮食

感受外邪或伤于饮食以致肾气受损，肾精亏损，气化无力，开阖失司，清者不升而下泄，浊者不降而内留，清浊相混，蓄而为患。浊邪上干脾胃，胃失和降，受纳无权，出现恶心、呕吐、纳差。若肾失气化，膀胱开阖无度，关门不利，则见小便清长、夜尿频急；小便久利致阴津亏乏，甚则亡阴失水，见口渴引饮。

3. 肾气虚惫，五脏俱败

肾为五脏之根本，肾气虚弱，则损及他脏。因肾及脾，致使脾失健运，水谷精微不能化生，且外泄失度；又肝肾同源，肾主藏精、主骨，肝藏血主筋，肝肾不足，精血亏虚，筋骨经脉不得先天精血之灌溉，故见手足软瘫或手足搐搦等症。此外，久病或他病伤阳，亦可使脾肾真阳衰败，阴阳两虚，浊毒充斥，病及五脏，五脏俱败，而见关格危候。

本病外因多以感受风热、温热、湿热之邪而诱发，其发病根本以正虚或久病致虚，或劳伤过度为主，病变涉及肺、脾、胃、肝、肾等脏腑，因气血精亏损而成病。本病初期多见湿浊内阻，脾胃功能失调的临床表现，而后期则见湿浊化热，且有肾阳虚衰的危重证候；或阳热伤阴，至阴液枯涸，阴不敛阳而出现阴竭阳亡，多预后不良。

（二）西医

肾小管性酸中毒根据其病理生理改变及临床表现不同，一般分为四型，每型发病机理各不相同。

1. Ⅰ型 RTA（也称远端 RTA）

在成人往往散发，在儿童为家族性疾病。散发性疾病可能是原发（女性患者居多）或继发，继发性以肾盂肾炎最多见，也见于伴有高丙种球蛋白血症的自身免疫性疾病，尤其是干燥综合征。家族性疾病可为显性或隐性遗传，后者伴或不伴耳聋。其发病机制是由于远端肾小管功能缺陷，不能在管腔液与管周液之间建立有效的 pH 梯度，导致排泌氯离子及生成氨减少，使氢离子滞留体内，引起酸中毒。其特点是肾小管不能有效地酸化尿液，即使机体已有明显的代谢性酸中毒（$CO_2CP < 20mmol/L$，但尿 $pH > 5.5$）表现。主要的异常有：①氢离子（分泌）泵衰竭（或少泵）学说：原发于肾小管氢泵功能衰竭，不能泌氢以建立梯度；②被动扩散增加或弱泵学说：这是指远端小管分泌氢离子功能正常，但因细胞膜的渗透性有变化，故已分泌入管腔的氢离子又可以很快扩散返回细胞内，因而不能保持梯度；③基侧膜上的氢离子和碳酸氢根离子交换障碍；④速度障碍型氢泵转运状态不能达到最佳，泌氢离子速度下降。

2. Ⅱ型 RTA（也称近端 RTA）

主要是由于近端肾小管重吸收 HCO_3^- 障碍。单独 HCO_3^- 重吸收障碍并不常见，大多数伴随其他肾小管转运障碍，如 Fanconi 综合征。单纯的 HCO_3^- 重吸收障碍多见于婴幼儿，主要为常染色体显性或隐性遗传。其发病机制不明，可能与近端肾小管重吸收碳酸氢盐的功能降低，致使由肾小球滤出的碳酸氢盐有 15% 以上不被重吸收（正常是 100% 被重吸收），导致近端肾小管排氢少和大量的碳酸氢盐排向远端肾小管，钠与氢不能充分交换，引起尿液不能酸化，钠与碳酸氢盐丢失过多，而产生酸中毒。另可能与近曲小管管腔中碳酸酐酶活性低下、氢离子分泌泵障碍及近曲小管氢离子排泌的调节机制异常有关。其特点是尿中排出的碳酸氢盐占肾小球滤过量的 15% 以上（正常为 2%），而在机体酸中毒时，因血中碳酸氢盐减少，从肾小球滤过的碳酸氢盐也相应减少，流经远端肾小管腔的尿液含碳酸氢盐变少，钠氯交换可不受严重干扰，故尿 pH 值可降至 5.5 以下。

3. Ⅲ型 RTA（又称混合性 RTA）

是指Ⅰ型、Ⅱ型 RTA 混合存在。在发病机制上兼有Ⅰ型和Ⅱ型 RTA 的特点，也有学者认为此型不是一个独立的类型，而应作为Ⅰ型和Ⅱ型 RTA 的一个亚型。其远端酸化障碍较Ⅰ型重，尿中排出的碳酸氢根也较多，故酸中毒程度较前两型为重，并发症也较多。

4. Ⅳ型 RTA

由于醛固酮缺乏或肾小管对醛固酮反应减弱而导致远端小管对 H^+、K^+ 排泌减少，醛固酮障碍时的高血钾、NH_4^+ 合成及排泌减少是该型 RTA 的主要原因。本型常见于原发性盐皮质激素缺乏、低肾素低醛固酮血症，危重患者中的选择性低醛固酮血症、醛固酮耐受和继发性肾疾病伴肾小管分泌障碍和（或）高血钾。其发病机制为醛固酮作用于远端肾单位的皮质集合管，保钠排钾。若醛固酮缺乏，使远肾小管不能潴留 Na^+、排出 K^+，同时远端氢泵泌氢减少，NH_4^+ 生成减少。在假性醛固酮低下症中，目前推测远端肾小管的前端存在 Cl^- 重吸收增加，使远端小管中的负电势减少，阻碍了钾的排泄。

临床表现

（一）症状与体征

1. I 型肾小管性酸中毒

（1）慢性高氯性代谢性酸中毒：由于排氢离子障碍，尿可滴定酸排出减少，尿液不能酸化，尿 pH 值通常大于 5.5。患者尿中持续丢失碳酸氢钠，由于持续丢钠而致细胞外液容量收缩，肾小管回吸收 NaCl 增加，导致高氯血症，阴离子间隙正常。临床上在酸中毒早期代偿阶段或无症状，晚期则有典型表现如纳差、呕吐、深大呼吸及神智改变。

（2）低钾血症：由于远端肾单位氢泵与皮质集合管氢钾泵（泌氢再吸收钾）功能减退而导致酸中毒与低血钾。低血钾又导致多尿、细胞外液缩减而继发醛固酮增多，进一步降低血钾而产生肌无力、周期性瘫痪、失钾性肾病等，甚至可以出现低钾麻痹的危象。

（3）骨病与低血钙、低血磷：酸中毒可抑制肾小管对钙的再吸收与抑制维生素 D 的活化，而引起高钙尿与低血钙，后者又可继发甲状旁腺功能亢进，因此患者又有低血磷及骨病。骨病常表现为软骨病（成人）或佝偻病（儿童），患者常有骨痛、骨折，小儿则有骨畸形、侏儒。

（4）高钙尿、肾石与肾钙化：由于大量排出钙离子，导致尿枸橼酸减少与尿偏碱性，极易钙盐沉着而形成肾石和（或）肾钙化，继发感染与梗阻性肾病。

（5）肾功能：早期即有尿浓缩功能障碍，加之溶质性利尿与失钾性肾病，故有的患者可以多尿、烦渴、多饮为最早症状，而常被误诊为尿崩症。

（6）少数患者有耳聋症。

2. Ⅱ型肾小管性酸中毒

临床表现类似Ⅰ型，常发病于幼儿期，较多见于男性。主要表现是高氯性代谢性酸中毒，低钾血症表现比较明显，可同时有其他近曲小管功能障碍如糖尿、氨基酸尿等，尿 pH 值小于 5.5。由于维生素 D 在近端小管的 1 位羟化障碍使活性维生素 D_3 生成减少是其骨病发生的又一个原因。该型 RTA 患者的尿枸橼酸排出大多正常，而尿中该成分有抑制结石的作用，因此其尿路结石发生率较Ⅰ型RTA 少得多。

3. Ⅲ型肾小管酸中毒

本型在临床表现上兼有Ⅰ型和Ⅱ型 RTA 的特点，其远端小管酸化障碍较Ⅰ型重，尿中排出的 HCO_3^- 也多（达滤过量的 $5\% \sim 10\%$），故酸中毒程度比前两型为重，并发症也较多。

4. Ⅳ型肾小管性酸中毒

临床表现为高氯性代谢性酸中毒及持续性高钾血症。本型多见于老年人，多数伴某种肾脏疾病，以糖尿病肾小球硬化最为常见，其次为慢性肾小管间质疾病、肾盂肾炎。IV型 RTA 常有不同程度的肾小球功能不全（GFR 多 > 20mL/min）。一般认为，当 GFR > 10 ～ 15mL/min 时，很少出现排钾障碍，而本型却有明显的高血钾，与肾功能不全的程度不成比例。尿液酸化功能障碍类似 II 型 RTA，但尿液呈酸性，尿 pH 值在 5.5 以下，尿中 HCO_3^- 排量 < 10% 滤过量。尿 NH_4^+ 排泄量明显降低，不伴有糖尿、氨基酸尿和高磷酸盐尿。

（二）常见并发症

主要有原因不明的尿崩症、失钾或周期性瘫痪、肾石、佝偻病、骨或关节痛。

实验室及其他辅助检查

（一）血、尿生化检查

同步检测血、尿电解质及血气分析，无论哪种类型的肾小管性酸中毒都表现为高氯性代谢性酸中毒。高氯性代谢性酸中毒血液生化的特点：pH < 7.35，HCO_3^- < 22mmol/L，Cl^- > 105mmol/L，阴离子间隙正常（正常值为 14 ～ 16mmol/L），有时可伴有代偿性呼吸性碱中毒。血、尿电解质检查可呈现血氯升高，血钠、钾、钙、磷均降低，IV型 RTA 血钾升高；尿钠、钾、钙、磷排出增多。

（二）尿常规及尿液酸化功能试验

尿常规可正常，或呈轻至中度蛋白尿，圆盘电泳显示主要为小分子蛋白，称为小管性蛋白尿。低比重碱性尿是 I 型 RTA 的特点，尿中可滴定酸或 NH_4^+ 减少，$pH \geqslant 6.0$。未经治疗的 II 型 RTA，尿 $pH < 5.5$。IV 型 RTA 尿液呈酸性，HCO_3^- 含量低。

（三）氯化铵负荷试验

在血酸中毒不显著的情况下根据尿 pH 值常难以判断肾小管酸化功能的损害程度，这时可给予患者酸负荷，即人为加重其血酸中毒的程度，再根据尿 pH 值的变化就可较准确地评估肾小管的酸化功能。有血酸中毒的情况下，尿 $pH > 5.5$ 为阳性，有助于 I 型 RTA 的诊断；II 型 RTA 为阴性。

（四）碳酸氢离子重吸收排泄试验

口服碳酸氢钠，每日剂量为 $1 \sim 10mEq/kg$，直到酸中毒被纠正，然后测定血浆和尿液的碳酸氢离子与肌酐的含量，按下列公式计算出碳酸氢离子的排泄分数：

$$HCO_3^- 排泄分数 = \frac{尿碳酸氢离子 \times 血肌酐含量}{血浆碳酸氢离子 \times 尿肌酐含量}$$

如排泄分数大于 15%，可诊断为 II 型 RTA，小于 10% 则为 III 型 RTA。

（五）尿 PCO_2 测定

正常人口服碳酸氢钠后，尿中 HCO_3^- 可到 $30 \sim 40mmol/L$，尿 $pH > 7 \sim 8$。若肾小管泌氢功能减低、碳酸氢盐生成减少或肾小管功能异常，导致碳酸氢盐反流入细胞内增加时，尿 PCO_2 降低。测定方法：静脉注射碳酸氢钠 $3mL/min$，每 $15 \sim 30$ 分钟直立排尿一次，测尿 pH 值及尿 PCO_2。若连续三次尿 pH > 7.8 时，在两次排尿中间取血测 PCO_2，正常人尿 PCO_2 比血 PCO_2 高 20mmHg。

（六）呋塞米试验

注射呋塞米 20 ～ 40mg 后取 2 ～ 3 小时的尿，尿 pH 值不能下降到 5.5 以下，表示肾小管泌氢离子障碍。

（七）24 小时尿枸橼酸盐测定

因为枸橼酸常抑制钙盐沉积，在 I 型 RTA，特别是伴有肾钙质沉着的患者，可发现尿中枸橼酸减少。而在 II 型 RTA，尿中枸橼酸是正常的，可用此作为筛查试验。

（八）尿中微量蛋白及视黄醇结合蛋白质（RBP）测定

尿中 NAG、RBP 及 IgA 增高强烈提示存在肾小管间质病变，尤其是 RBP 升高提示近曲小管损害程度。远端 RTA 患者，尿常规呈阴性，但尿 IgA、NAG 增高。因此，测定 IgA、RBP 及 NAG 有助于了解早期肾小管功能损害程度及提示损害部位。

诊断要点

临床上遇到下列表现，应高度怀疑肾小管性酸中毒：①原因不明的高血氯性代谢性酸中毒；②原因不明的肾结石、肾钙化或软骨病，同时有代谢性酸中毒；③高血氯性代谢性酸中毒伴血钾、钠、钙等电解质平衡失调。

根据肾小管功能障碍的部位不同，肾小管性酸中毒（RTA）可分为四型，即经典 I 型（远端型 RTA）、II 型（近端型 RTA）、III 型（混合型）、IV 型（高钾血症型）。

（一）I 型 RTA

1. 高血氯性代谢性酸中毒。

2. 尿 pH 值大于 5.5。

3. 尿、血 PCO_2 差值小于 20mmHg。

4. 伴有低钾血症、高尿钙，常有肾钙化、肾结石或肾性骨病的表现。

（二）II 型 RTA

1. 高血氯性代谢性酸中毒。

2. 尿中 HCO_3^- 丢失。

3. 尿 pH 值大于 5.5，严重酸中毒时也可小于 5.5。

4. 可伴有肾性糖尿、磷酸盐尿、尿酸尿、氨基酸尿。

（三）III 型 RTA

兼有 I 型和 II 型 RTA 的特点，即远端 RTA 伴 HCO_3^- 尿。

（四）IV 型 RTA

1. 高血氯性代谢性酸中毒。

2. 常伴有高钾血症。

3. 常伴有低醛固酮血症。

4. 尿、血 PCO_2 差值小于 20mmHg。

5. 尿 pH 值可大于 5.5，严重酸中毒时也可小于 5.5。

鉴别诊断

（一）鉴别分型

Ⅰ型 RTA：多见于 20～40 岁的女性；高血氯性酸中毒，高钙尿，碱性尿（pH ≥ 6）；低血钾；小儿可见佝偻病，成人发生软骨病；无明显酸中毒而出现低钾血症，肾结石或肾钙化症时行氯化铵试验有助于"不完全性远端肾小管酸中毒"的诊断。

Ⅱ型 RTA：多见于男性婴儿或儿童；高血氯性酸中毒；低钾血症，出现肌无力、多尿、烦渴、遗尿；尿 pH 值可降至 5.5 以下；尿 HCO_3^- 排泄率＞ 15%。

Ⅲ型 RTA：有Ⅰ型 RTA 的特点，尿 HCO_3^- 排泄率＞ 15%。

Ⅳ型 RTA：高血氯性酸中毒，高钾血症，多数患者伴有慢性肾小管间质性肾病，酸中毒无法用肾小球性肾功能不全解释。

（二）慢性肾功能不全引起的酸中毒

慢性肾功能不全以肾功能逐渐衰退、氮质潴留性代谢性酸中毒、血磷增高为主症，但是血氯多正常，血钾一般较高，阴离子间隙明显升高，尿酸化功能正常，尿氨排量减低，常于 GFR 低于 20mL/min 时产生。虽然Ⅳ型 RTA 的高血钾与 CRF 高钾血症相似，但其阴离子间隙常正常。肾小管酸中毒也可伴有一定程度的肾小球功能不全，但其血钾升高的程度常与反映肾小球功能不全的 BUN、Cr 水平升高程度不相符，可助鉴别。

（三）其他疾病

1.家族性低磷性佝偻病虽有佝偻病，但无酸中毒、烦渴、多尿、肾钙化及低钾血症。

2.尿崩症虽有烦渴、多尿，但无肾小管性酸中毒的各种表现。

3.各种继发性肾小管性酸中毒。

4.周期性瘫痪虽有肢体乏力、周期性低钾，但无酸中毒、烦渴、多饮、多尿等表现。凡遇生长发育迟缓，3岁以上仍有活动性佝偻病；进行性双下肢乏力；多饮多尿、肾病易复发等的患儿，应高度怀疑本病，并行常规化验检查。若血、尿酸碱分离，则肾小管性酸中毒初步确立；若效果不明显，则应进一步行氯化铵试验确诊治疗。

治　疗

肾小管性酸中毒的西医治疗方法首先应该纠正病因；其次对症治疗，主要包括纠正酸中毒、纠正电解质紊乱和预防并发症。各类型的肾小管性酸中毒治疗的基本原则相同，但是发病机制的差别使得其治疗有不同之处。中医方面，究其病因，一为先天不足，后天失养；一为感受外邪或伤于饮食，以致肾气受损。其中肾气虚弱，可损及他脏，因肾及脾，肝肾同源，肾虚则肝阴无所化生。此外，久病或他病伤阳，亦可使脾肾真阳衰败，阴阳两虚，浊毒充斥。总之，本病中医辨证总以本虚为要，病位本在肾，可及脾、肝，涉及气血阴阳亏虚。本病发展过程中湿瘀、浊毒、温热等病理因素交相为患，故本病治疗总以补虚扶正为要，并根据病变脏腑及气血阴阳之变，或健脾，或补肾，或养肝，又有益气养血、补阴助阳之别。如兼见湿瘀、浊毒、温热等标实之证，则分别予以化湿、泄浊、清热之法。

（一）辨证治疗

1. 先天不足，后天失养

证候特点：身体虚弱，发育迟缓，身材矮小，鸡胸龟背，手足抽搐，筋脉拘急或四肢疼痛，骨骼畸形。

舌脉：舌暗淡或淡白，苔薄，脉细弱。

治法：培补肾元，调摄脾胃。

推荐方剂：七福饮（《景岳全书》）加减。

基本处方：人参15g，熟地黄15g，当归15g，白术15g，怀山药15g，酸枣仁5g，炙甘草6g。

加减法：若肾气不足，可加用全鹿丸以温养肾气；髓海不足，可加鹿角胶15g，黄精15g以填精补髓；手足抽搐，可加白芍15g，伸筋草15g以养肝柔筋；肾不养骨而见四肢疼痛、骨骼畸形，可加骨碎补15g，续断15g以补肾养骨通络；阴虚内热明显者，可加知母15g，黄柏15g以清泻相火；有结石者，可加入金钱草15g，海金沙15g，石韦15g以化石通淋。

2. 脾胃亏虚，湿浊阻滞

证候特点：体胖或肢体颜面浮肿，胸膈满闷，时有恶心，泛泛欲呕，神疲乏力，体倦嗜睡。

舌脉：舌淡，苔白腻或舌边有齿痕，脉细。

治法：补脾益胃，利湿泄浊。

推荐方剂：参苓白术散加减。

基本处方：党参 15g，茯苓 15g，白术 15g，山药 15g，薏苡仁 15g，砂仁 6g（后下），陈皮 6g，甘草 5g，法半夏 15g。

加减法：畏寒肢冷者，加熟附子 10g，干姜 8g，肉桂 10g 以温脾阳；气血两虚者，加黄芪 20g，当归 10g，金雀根 30g；兼有胃脘胀满、呕吐嗳气者，加陈皮 10g，炒枳壳 15g，砂仁 10g 以和胃降逆；若呕吐甚者，加旋覆花 10g，代赭石 30g；因寒湿所致者，加丁香 8g 以降逆止呕；舌苔黄腻者，加炒苍术 10g，黄柏 10g 以清利湿热；如脾湿化热者，可合用黄连温胆汤加减治疗；不思饮食者，可加白蔻仁 10g，炒麦芽 20g，炒山楂 30g 以醒脾消食。

3. 湿热阻滞，肾阴内耗

证候特点：肢体困倦乏力，胸膈满闷烦躁，腰酸腰痛，尿频涩痛，五心烦热，精神疲乏，口干尿黄。

舌脉：舌偏红，苔淡黄而腻，脉细数。

治法：清热利湿，滋水养阴。

推荐方剂：二至丸合二妙散加减。

基本处方：女贞子 15g，墨旱莲 30g，苍术 15g，生地黄 15g，佛手 15g，麦冬 15g，甘草 6g，黄柏 15g，山药 30g。

加减法：若湿偏盛，症见胸脘痞闷、腰重、舌苔白腻，可加陈皮、半夏、佩兰、藿香、白蔻仁以理气化湿；形体消瘦、心烦、舌红少苔、脉细数，为热偏重，宜去苍术，加五味子、沙参以养阴清热；头痛、眩晕、耳鸣者，加石决明、钩藤、蔓荆子、菊花以平肝潜阳；目干涩、畏光者，加枸杞子、女贞子以养肝明目；面红潮热，肾阴虚明显者，用左归丸加减，以加强补肾滋阴之力。

4. 阴血耗伤，肝风内动

证候特点：头痛头昏，双目干涩，视物模糊，口干不欲多饮，四肢麻木，或肢体软弱无力，或惊厥抽搐，肌肉疼痛，形体消瘦。

舌脉：舌淡红，苔薄，脉细弦。

治法：滋阴养血，柔肝息风。

推荐方剂：三甲复脉汤加减。

基本处方：生地黄 15g，白芍 15g，麦冬 15g，阿胶 15g（烊化），火麻仁 15g，制龟甲 30g（先煎），制鳖甲 30g（先煎），龙骨 30g（先煎），牡蛎 30g（先煎），当归 12g。

加减法：若心悸者，加西洋参 10g，薤白 15g 以补益心气；若抽搐甚者，加羚羊角、钩藤以清肝息风；若便秘者，加枳实 10g，大黄 8g，番泻叶 3g 以通腑；阴血虚甚者，可加当归 10g，制首乌 15g，黄精 15g，熟地黄 15g，丹参 20g 等以加强滋阴补血息风之力；如见瘛疭、脉虚、舌绛少苔、时时欲脱者，应急予大定风珠。

5. 脾肾阳虚，肾失气化

证候特点：面白无华或虚浮，畏寒肢冷，头晕乏力，腰酸膝软，纳少体倦，夜间多尿，小便清长，颜面或下肢浮肿。

舌脉：舌淡，苔薄白，脉沉濡细。

治法：温肾健脾，助阳化气。

推荐方剂：济生肾气丸加减。

基本处方：熟附子 15g（先煎），熟地黄 15g，山茱萸 12g，山药 15g，茯苓 15，车前子 15g（包煎），牛膝 15g，泽泻 15g。

加减法：若尿少者，神倦嗜睡，泛恶，甚至口有尿味，加大黄 8g，法半夏 15g，黄连 8g 以解毒泄浊；老年元气大虚，肾督不振，加高丽参、仙茅、淫羊藿以大补元气而壮阳；若兼见气血不足之象，贫血明显者，可加鹿角霜 15g，鹿角胶 15g，龟甲 15g 等血肉有情之品，及菟丝子 15g，肉苁蓉 15g 等以养血益肾。

（二）中医其他治疗

1. 中成药

（1）六味地黄丸：功能滋阴补肾。主治肾阴亏虚证。适用于肾阴虚者。

（2）金匮肾气丸：功能温补肾阳。主治肾阳虚证。适用于肾阳虚者。

（3）百令胶囊：功能补益肺肾，益精气。适用于肺肾两虚证。平补阴阳，适用于肺肾虚证。

2. 针灸

（1）取肾俞、命门、腰俞、阴陵泉、阳陵泉、足三里为主穴，每次选3～4个主穴，以补法为主，留针30分钟，每日针刺1次，10日为一疗程。

（2）取气海、肾俞、命门等穴，每日灸1次，每穴灸3～5壮，10日为一疗程。

（3）尿频、尿涩痛、小便短赤者，取三阴交、足三里、关元、中极、膀胱俞、肾俞等穴，左右交替使用。

（4）小便频数、水肿、腰膝酸软者，可沿足少阴肾经取穴治疗。

（三）西医治疗

1. I 型肾小管性酸中毒

（1）补充碱剂：不仅可以纠正酸中毒，还可以改善骨细胞的功能，提高骨中矿物质的含量。根据病情可给予碳酸氢钠[1.0～1.5mEq/（kg·d），儿童用量5～14mEq/（kg·d）]、枸橡酸钠或 shohl 合剂（1000mL 蒸馏水中加入枸橼酸 140g，枸橼酸钠 98g，每 1mL 中含钠 1mEq，每日 50 ～ 100mL，分 3 次口服）。随着酸中毒得到纠正，体内钠消耗减轻，尿中钙和钾排泄也相应减少。

（2）补充钾盐：在开始纠正酸中毒时，特别是有严重失钾或低钾危象时，常需补充钾盐，通常用枸橼酸钾或 Albright 合剂（由枸橼酸钾 98g，枸橼酸 140g，加入 1000mL 蒸馏水中，每日 60 ～ 100mL，分 3 次服），或用枸橼酸合剂（每 1000mL 蒸馏水中加入枸橼酸钾及枸橼酸钠各 100g），但不要给予氯化钾，以免加重高氯性酸中毒。

（3）补充钙及维生素 D：有严重骨病者可给予骨化三醇（1，25– 二羟维生素 D_3）0.25μg/d，需注意观察血钙变化。

2. II 型肾小管性酸中毒

（1）除去原发因素：如果糖不耐受时要限制果糖的摄入。

（2）补充碱剂：用碳酸氢钠纠正酸中毒。由于服药后血中碳酸氢离子浓度提高，尿中碳酸氢离子排量亦增加，故需补充较大剂量的碳酸氢钠。一般为每日 5 ～ 10mEq/kg，也有每日达 15mEg/kg 或以上者；重症者可联用氢氯噻嗪并限制钠盐的入量，以减少尿碳酸氢离子的排泄。

（3）补充钾盐：尿中排泄碳酸氢离子增加会加重尿钾的丢失，故需注意补钾。原则上重症的患者要先补钾再纠正酸中毒。

（4）有维生素 D 缺乏表现时也应予以补充。

3. IV 型肾小管性酸中毒

（1）治疗原发病：控制血糖，治疗间质性肾炎、肾盂肾炎；若为肾上腺皮质功能减退，可行皮质激素治疗。

（2）纠正高钾血症：治疗高血钾可减轻甚至纠正酸碱失调。其方法有限制饮食钾摄入，用排钾利尿剂或阳离子交换树脂等。

（3）使用盐皮质激素：盐皮质激素缺乏时可用氟氢可的松，$0.1 \sim 0.3mg/d$。病因为低肾素血症时，因伴有盐皮质激素抵抗，常用较大剂量，可达 $0.5mg/d$。注意本药可诱发高血压。

（4）用中等剂量的碳酸氢钠 $[1 \sim 3mEq/（kg \cdot d）]$ 中和每日产生的酸，但是实际上纠正高血钾本身可以改善代谢性酸中毒。

（5）袢利尿剂的使用：呋塞米、布美他尼、氢氯噻嗪可促进远端肾小管分泌 H^+、K^+，排出 Na^+、Cl^-，且这种作用在醛固酮协同下较为明显。故可同时加用小剂量氟氢可的松增加疗效并减少不良反应，对高血压患者还有降压作用。

4. 结石的治疗

远端肾小管性酸中毒（dRTA）引起的肾结石常为多发性且易复发，坚持服用以上药物可预防结石的生长和复发。对已形成较大结石不能自行排出或引起梗阻者，可行体外冲击波碎石术（ESWL）或外科手术取石。因 ESWL 对肾髓质的钙化无治疗作用，故术前应仔细阅片，做出正确的判断。

第十七章　尿路结石

尿路结石系指一些晶体物质（如钙、草酸、尿酸、胱氨酸等）和有机基质（如基质 A、Tamm-Horsfall 蛋白、酸性黏多糖等）在泌尿系统中的异常聚集，包括肾结石、输尿管结石、膀胱结石和尿道结石。欧美国家的流行病学资料显示，5%～10% 的人在其一生中至少发生 1 次泌尿系结石。欧洲泌尿系结石每年新发病率为 100～400/10 万人。我国泌尿系结石的发病率为 1%～5%，南方高达 5%～10%，其中广东、山东、江苏、安徽、湖南、广西、四川和贵州等地发病率较高。近年来，我国泌尿系结石的发病率有增加趋势，是世界上三大结石高发区之一。本病多见于 25～40 岁患者，男女之比为 4.5 : 1，女性有两个发病高峰，即 25～40 岁及 50～65 岁。出现第二个高峰可能与女性绝经及骨质疏松有关。按其所含晶体物质分类，泌尿系结石中 80%～95% 为含钙结石，其中大部分为草酸钙和磷酸钙混合结石及单纯草酸钙结石，单纯磷酸钙结石仅占 7%；磷酸铵镁结石、尿酸结石占 5%～8%，胱氨酸结石占 1%，其他结石很少。尿路结石的临床表现及特点因结石的大小、部位、引起梗阻程度及有无继发感染等而异。多数患者有不同程度的腰腹或尿道疼痛及血尿；结石梗阻或反复感染者可并发肾积水、梗阻性肾病及肾衰竭等严重并发症，临床上危害很大，故本章介绍以肾结石为主。

尿路结石属于中医学的"石淋""血淋""腰痛"等范畴。

病因病机

（一）中医

中医学认为，本病因感受外邪、饮食不节、情志失调、劳倦过度，致湿热蕴阻，气滞血瘀而发。

1. 下焦湿热

感受外界六淫之湿邪或秽浊之气，移热下焦，或嗜食肥甘厚味，酿生湿热，蕴结于肾与膀胱，致下焦湿热，煎熬尿液，日久则尿中杂质结为砂石。

2. 气滞血瘀

因情志内伤，忧思气结，气机不畅，血停湿聚，致气滞血瘀，郁久化热，燔灼尿液而为石。

3. 脾肾气虚

因先天脾肾不足，或因过用清利之药，损伤脾肾阳气，气虚鼓动无力，阳虚失于温化，而致结石固结。

4. 肾阴不足

七情过激化火，火热伤阴；或房事不节，损伤肾之精血，阴虚内热，煎熬水液，尿液凝结，日积月累，结聚为砂石，而为石淋。结石内阻，气血阻滞，不通则痛，故见腰腹疼痛；膀胱气化不利，则或因气虚不摄，或因热伤血络，迫血妄行，血溢脉外，而见血尿。

本病发病早期以实证表现为主，后期以虚实夹杂表现为主。一般病机演变规律多为湿热之邪蕴结下焦或邪气化火，移热于肾，日久伤及肾阴，阴损及阳；或过用清利之品，损伤阳气，肾阳虚不能温煦脾阳，使脾肾两虚，出现正虚邪实。如瘀血、砂石阻塞日久，则导致肾不气化而发生水肿、癃闭或关格。

（二）西医

西医认为泌尿系结石的基本形成过程是某些生理异常因素造成尿中晶体物质浓度升高或溶解度降低，呈过饱和状态，析出结晶与有机物质组成核，然后结晶体在局部生长、聚集，最终形成结石。在这一过程中，有四点被认为是至关重要的：①尿晶体物质过饱和状态的形成；②尿中结晶形成抑制物含量减少；③基质核心和基质成核作用；④晶体物质在局部停留。结石分布以肾盂最常见，肾盏次之，肾实质罕见。肾盏结石多位于下肾盏，双侧肾结石的发病率不到10%。结石可引起肾盂肾盏损伤、感染和阻塞。上述改变导致上皮脱落产生溃疡，最终形成瘢痕。结石引起的阻塞多为不完全性，尿液可经结石周围流入输尿管，但可有肾盂扩大、肾盂壁肥厚和纤维化。若结石嵌顿于肾盂、输尿管交界处或输尿管，则产生肾盂积水，并可发生肾盂积脓、肾盂扩大，严重者可致肾皮质萎缩、破坏并发展为肾衰竭。

临床表现

（一）症状

泌尿系结石的症状主要取决于结石的大小、形状、所在部位和结石对尿路的刺激损伤、梗阻及继发感染等。

1. 无症状结石

肾结石可以完全无症状,甚至在造成梗阻时亦可以无症状,而是因其他原因做 X 线腹部平片时偶然发现的。有些病例则可能有镜下血尿。有些病例因为存在根底疾病(如甲状旁腺功能亢进或痛风)而通过检查发现结石。

2. 疼痛

肾结石移行并阻塞于肾盂输尿管连接处,或进入输尿管时,可发生典型的肾绞痛,常在夜间或清晨突然发作。疼痛开始时是肋脊角隐痛,逐渐加强至剧痛,沿胁腹部输尿管行径,放射至耻骨上区和阴部,常伴有恶心、呕吐。但是有时疼痛不一定呈典型的肾绞痛,可仅为腰痛或腹痛,易误诊为其他急腹症。必须指出,有时结石移行至输尿管,可以无症状。如结石在肾盂或肾盏,则可表现为慢性隐痛。当痛点下移,常表示结石移向输尿管下端。随着结石的排出,疼痛可立即消失。

3. 血尿

肾绞痛时,常伴有肉眼血尿或镜下血尿。在无症状的肾结石,如有血尿,则多为轻度镜下血尿。如结石有移动,则有显著的血尿。

4. 尿路梗阻和尿路感染

结石患者由于可能引起尿路梗阻,易发生尿路感染,可为无症状性细菌尿或有明显的尿路感染症状。梗阻再加上感染,会较快地导致肾实质损害,发生肾功能不全。必须注意,如结石移行至膀胱内输尿管部分,可发生尿频、尿急、尿痛,易与尿路感染混淆,需注意鉴别。

5.急性肾衰竭

结石阻塞独肾患者的健侧输尿管，或造成尿道急性梗阻，亦可造成急性肾衰竭。

（二）体征

部分患者可出现肾区叩击痛、肋腰点或肋脊角压痛、沿输尿管行径压痛。

（三）常见并发症

尿路结石常见并发症有尿路感染、肾绞痛、尿路梗阻、梗阻性肾病、急性或慢性肾衰竭。

实验室和其他辅助检查

（一）尿液检查

在肾绞痛发作时或发作后，一般都有肉眼或镜下血尿。并发感染时，尿液中白细胞或脓细胞增多，应做细菌培养、药敏试验及尿液 pH 测定。

（二）肾功能检查

包括血尿素氮、血肌酐、血尿酸及肌酐清除率试验等。

（三）甲状旁腺功能亢进的筛选和诊断

包括血清钙、磷、碱性磷酸酶，24 小时尿钙、磷测定，快速输钙试验，肾小管对磷重吸收试验，钙负荷试验。

（四）影像学检查

1. X 线腹平片

约 90% 的泌尿系结石可以在 X 线平片上显影，显影的深浅和结石的化学成分、大小、厚度有关。草酸钙显影最好，磷酸钙和磷酸铵镁次之，含钙的尿酸盐和胱氨酸又次之，而纯尿酸和胱氨酸结石可不显影。

2. 尿路造影

静脉肾盂造影和逆行肾盂造影能明确显示结石的位置和整个泌尿道的情况。如结石较小、密度较淡、诊断困难时，可进一步做逆行空气或氧气造影，以明确结石的存在和位置。

3. B 型超声

B 超为首选筛选检查，可发现肾积水、结石强回声和声影，也能发现泌尿系腹平片不能显示的小结石和 X 线阴性结石。

4. CT 扫描

CT 检查可用于鉴别结石、血块或肿瘤。

（五）放射性核素肾图

可在肾结石嵌顿阻塞尿路时反映尿路梗阻的有无及程度，以及伴有的肾功能损伤的程度。

诊断要点

1. 症状和体征

腰部或上腹部持续钝痛或阵发性剧烈绞痛，常放射至同侧下腹部或外阴部。绞痛发作时常伴有出冷汗、呕吐。双侧泌尿系同时有梗阻或尿道急性梗阻时可致无尿。疼痛发作时可有肾区叩击痛或沿输尿管行径压痛。

2. 实验室检查

尿常规检查常能见到肉眼或镜下血尿；伴感染时有脓尿；有时可发现结晶尿。

3. 影像学检查

X线腹部尿路平片大多数可见阳性结石影。肾盂造影可进一步确定腹部平片中钙化影是否与泌尿系有关，可明确结石部位、有无梗阻，并可显示 X 线阴性的结石。放射性核素肾图、B 超、CT 检查对诊断有一定帮助。

鉴别诊断

右侧肾绞痛必须与急性阑尾炎、胆囊炎、胆石症、胆道蛔虫病鉴别，而任何一侧的肾绞痛在女性还须与卵巢囊肿蒂扭转、宫外孕鉴别。

1. 急性胆囊炎、胆结石、胆道蛔虫病

急性胆囊炎、胆结石、胆道蛔虫病的疼痛在右上腹，并向肩背部放射，且多伴有压痛、反跳痛，尿常规呈阴性。而肾结石的疼痛

在肋脊角或上腹部，向外阴部、大腿内侧放射，尿检可见红细胞。结合 B 超、腹平片、静脉肾盂造影检查有助于鉴别。

2. 急性阑尾炎

急性阑尾炎为转移性持续右下腹痛，伴压痛及反跳痛，尿常规多正常。而泌尿系结石腹痛呈间歇性发作，间歇时症状可减轻，尿检可见红细胞。

3. 卵巢囊肿蒂扭转和宫外孕

卵巢囊肿蒂扭转、宫外孕均为下腹剧痛，后者可有停经史，尿中无红细胞，尿妊娠试验可呈阳性。腹平片、静脉肾盂造影及 B 超可协助诊断。

治　疗

尿路结石根据结石的大小、部位以及是否梗阻、合并感染等其治疗亦有所不同。结石直径小于 0.8cm、无明显梗阻的，可中医内科保守治疗；若结石大于 0.8cm，特别是巨大结石，或结石合并积水、感染、肾功能不全等，应中西医结合治疗，必要时可采用体外碎石、手术取石等方法。

（一）辨证治疗

尿路结石以下焦湿热为根本病机，或夹血瘀。湿为阴邪，久则损伤脾肾阳气；或热灼阴伤，而表现出气虚或阴虚的临床症状。故治疗当按不同的临床表现和不同的阶段进行。病之早期多属实证，治疗应以实则治标为原则，以清热利湿、通淋排石、活血化瘀为法；病之后期则属虚实夹杂之证，治疗应以标本兼治为原则，在利湿清热通淋的同时，或补脾益肾，或滋阴清热以奏其功。对于直径小于 0.8cm 的结石可行中医辨证治疗。

1. 下焦湿热

证候特点：腰部胀痛，牵引少腹，涉及外阴，尿中时夹砂石，小便短数，灼热刺痛，色黄赤，或有血尿，或有寒热、口苦、呕恶、汗出。

舌脉：舌红，苔黄腻，脉弦数。

治法：清热利湿，通淋排石。

推荐方剂：石韦散加减。

基本处方：金钱草 30g，车前草 15g，滑石 30g（先煎），石韦 15g，海金沙 15g，冬葵子 15g，鸡内金 15g，乌药 12g，牛膝 12g，木香 15g（后下）。每日 1 剂，水煎服。

加减法：若腰腹酸痛甚者，加白芍 15g，甘草 5g 以缓急止痛；若血尿明显者，加白茅根 20g，小蓟 15g，藕节 20g 等以清热凉血；尿道灼热涩痛者，加蒲公英 20g，荠菜 20g，虎杖 30g，珍珠草 20g 以清热利湿通淋。

2. 湿热夹瘀

证候特点：腰酸胀痛或刺痛，小腹胀满隐痛，痛处固定，小便淋沥不畅，尿色深红时夹砂石或夹有瘀块。

舌脉：舌质紫暗或有瘀点，苔黄，脉弦涩。

治法：清热利湿，活血通淋。

推荐方剂：石韦散合失笑散加减。

基本处方：金钱草 30g，石韦 15g，海金沙 15g，琥珀末 3g（冲服），红花 6g，赤芍 15g，王不留行 15g，牛膝 15g，车前草 15g，蒲黄 15g（包煎），五灵脂 12g，冬葵子 15g，滑石 20g（先煎）。每日 1 剂，水煎服。

加减法：若兼见头晕气短、四肢乏力、脉细弱等脾虚气弱表现者，可加党参 15g，黄芪 30g 以补脾利于排石；若低热、心烦、舌红、脉细数者，加生地黄 15g，女贞子 15g，知母 15g，黄柏 12g 等以滋阴降火；若腰腹胀痛明显者，加青皮 12g，陈皮 9g，厚朴 12g，乌药 15g 以行气除胀止痛；若结石固结，久不移动而体质较强者，可加穿山甲 15g，皂角刺 15g，海浮石 15g，桃仁 12g 以通关散结排石。

3. 气虚湿热

证候特点：腰脊酸痛，神疲乏力，小便艰涩，时有中断或夹砂石，脘腹胀闷，纳呆或便溏。

舌脉：舌淡红，苔白腻，脉细弱。

治法：健脾补肾，利湿通淋。

推荐方剂：四君子汤合石韦散加减。

基本处方：黄芪 30g，白术 15g，茯苓 15g，杜仲 15g，车前草 15g，怀牛膝 15g，海金沙 15g，冬葵子 15g，石韦 15g，党参 15g，鸡内金 15g，甘草 5g。每日 1 剂，水煎服。

加减法：若兼见畏寒肢冷、夜尿频数等肾阳虚表现者，可加肉桂 1.5g，淫羊藿 15g 以温阳益气；腰腹胀痛明显者，加厚朴 15g，木香 12g 以行气止痛；若血瘀之象明显者，加桃仁、赤芍、蒲黄以活血化瘀。

4. 阴虚湿热

证候特点：腰酸耳鸣，头晕目眩，面色潮红，五心烦热，口干，小便艰涩，尿中时夹砂石。

舌脉：舌红少苔，脉细数。

治法：滋阴降火，通淋排石。

基本处方：生地黄 15g，女贞子 15g，山药 15g，泽泻 15g，茯苓 15g，牛膝 12g，海金沙 15g，琥珀末 3g（冲服），石韦 15g，冬葵子 15g，黄柏 10g。每日 1 剂，水煎服。

推荐方剂：六味地黄汤合石韦散加减。

加减法：血尿明显者，加白茅根 20g，小蓟 15g，藕节 20g，墨旱莲 18g 等以凉血止血；若兼见神倦乏力、便溏纳呆等气虚表现者，加黄芪 30g，党参 15g 以益气通淋；若血瘀之象明显，加桃仁 12g，赤芍 15g，蒲黄 8g（包煎）以活血化瘀。

（二）中医其他治疗

1. 中成药

（1）尿感宁颗粒：功能清热解毒，通淋利尿，抗菌消炎。主治急、慢性尿路感染。适用于下焦湿热者。

（2）肾石通冲剂：功能清热利湿，活血止痛，化石，排石。主治肾结石、肾盂结石、膀胱结石、输尿管结石。适用于气滞血瘀者。

（3）五淋化石丸：功能通淋利湿，化石止痛。主治淋证、癃闭、尿路感染、尿路结石、前列腺炎、膀胱炎、肾盂肾炎乳糜尿。适用于湿热兼有气虚者。

（4）济生肾气丸：功能温肾化气，利水消肿。主治肾虚水肿，腰膝酸重，小便不利，痰饮喘咳者，适用于肾虚者。

2. 针灸

（1）体针

1）肾虚者：取肾俞、委中、夹脊、阿是、三阴交、命门、志室、太溪穴。肾俞、委中、夹脊、阿是、三阴交穴用平补平泻法，以电针连续波，较强刺激；命门、志室、太溪穴用补法。留针20分钟，7～10天为一疗程。

2）血瘀者：取肾俞、委中、夹脊、阿是、三阴交、膈俞、次髎穴。肾俞、委中、夹脊、阿是、三阴交穴用平补平泻法，以电针连续波，较强刺激；膈俞、次髎穴用泻法。留针时间、疗程同上。

3）痛势较剧者：取肾俞、委中、夹脊、阿是、三阴交穴。肾俞、委中、夹脊、阿是、三阴交穴用平补平泻法，以电针连续波，较强刺激；委中穴用泻法，以三棱针点刺出血。留针时间、疗程同上。

（2）艾灸：适用于输尿管结石。取关元、肾俞、三阴交、气海穴，可选配膀胱俞、中极穴。每穴以艾条灸5分钟，每日1次，10次为一疗程。

3. 穴位注射

（1）当归注射液（或复方丹参注射液）：适用于血瘀型尿路结石。患者取仰卧位或坐位。足三里穴处皮肤常规消毒后，以5mL注射器、6号针头吸取当归注射液（或复方丹参注射液）4mL，垂直进针，得气后回抽无血即快速注射，每穴2mL，隔日1次，10次为一疗程。

（2）北芪注射液：适用于气虚型尿路结石。患者取俯卧位。双肾俞穴处皮肤常规消毒后，以5mL注射器、6号针头吸取北芪注射液4mL，垂直进针，得气后回抽无血即快速注射，每穴2mL，隔日1次，10次为一疗程。

4. 按摩推拿

（1）点穴疗法：适用于肾绞痛者。医者先以双手拇指用力点按并旋转按摩患者的双侧三阴交穴，使之感酸困麻痛，1分钟后腰腹部绞痛可稍缓解。再令患者取俯卧位或侧卧位。医者双手拇指分别按摩患者双侧肾俞穴，然后沿腰椎棘突向下、向外摩擦30次左右，疼痛可缓解，继以针刺双侧三阴交、复溜或委中穴，强刺激捻转并上下提插，得气后，瞬间或使疼痛缓解或消失。

（2）根据结石部位配合应用肾区叩击、体位、运动疗法

1）结石位于下肾盏者：取头低臀高半倒立位。在第12肋下缘，骶棘肌外缘的腰上三角处，以手握拳，叩击肾区，每次5～10分钟，每日3次，以助结石移至肾盂。

2）结石位于中肾盏者：取患侧在上的侧卧位。在第12肋下缘，骶棘肌外缘的腰上三角处，以手握拳，叩击肾区，每次5～10分钟，每日3次，以助结石移至肾盂。

3）结石位于上肾盏或结石已进入肾盂者：取正常站立位。应增强运动，如跑步、跳跃、打球、做体操等促使结石下移。

（三）西医治疗

对于直径大于0.8cm的大结石或并发尿路感染、尿路梗阻、肾积水、肾功能不全的患者，在以抗生素、碎石或手术治疗的同时，可用中药进行辅助治疗，以防止结石增长，同时促进排石和防止复发。

1. 一般治疗

（1）大量饮水：鼓励患者大量饮水，每天2000～3000mL，尽可能使尿量达到2000mL，有助于小结石的排出，还能延缓尿石生长、再发，以及控制感染。

（2）对症治疗

1）解痉止痛：肾绞痛时解痉止痛药可选用阿托品 0.5mg，皮下注射；普鲁苯辛，每次 15mg，每日 3 次，口服。剧烈疼痛可用杜冷丁 50mg，或并用异丙嗪 25mg，肌内注射；症状无好转时，4 小时后可重复使用；必要时可用吗啡 5～10mg 及阿托品 0.5mg，肌内注射。

2）抗感染：对有感染的结石患者可同时应用抗感染治疗。抗菌药物使用原则为：选择对致病菌敏感，在尿和肾内浓度高，对肾毒性小的药物。

3）支持疗法：恶心呕吐严重、电解质紊乱患者应及时静脉滴注葡萄糖和生理盐水，并纠正电解质紊乱；酸中毒时应同时补充 5% 碳酸氢钠、乳酸钠以纠正酸中毒。

2. 病因治疗

（1）吸收性高钙尿症：饮食中应限制钠（< 4.35mmol/d）与钙（< 10mmol/d）的摄入，多饮水（3～4L/d）。磷酸盐纤维素钠是一种离子交换树脂，其中钠在胃和近端肠道交换钙，水解后即将钙从粪便中排出体外，每日用量 10～15g。

（2）肾性高钙尿症：限制钙的摄入（0～15mmol/d）及饮水（< 2L/d），可用噻嗪类利尿剂和正磷酸盐。

（3）再吸收性高钙尿症：用正磷酸盐（钠盐或钾盐）0.5g，每日 3 次或 4 次；如为甲状旁腺功能亢进者，应做甲状旁腺切除术。

（4）高尿酸尿草酸钙结石症：多饮水，限制嘌呤类食物的摄入。可用别嘌醇 100mg，每日 3 次。如有高钙尿症就同时治疗。

（5）肾小管性酸中毒与低枸橼酸钙结石：服用枸橼酸钠钾或碳酸氢钠使尿液碱化。

（6）高草酸尿症：多饮水，限制草酸类食物的摄入。可口服钙或镁制剂 0.25～1g，每日 4 次，或吡哆醇 100～400mg/d。

（7）胱氨酸尿症：多饮水，使尿碱化，限制蛋氨酸的摄入。

（8）高尿酸尿症：可用枸橼酸钾与别嘌醇治疗。

（9）感染性结石：可用尿素酶抑制剂乙酰异羟肟酸，每日 0.75g。

3. 体外冲击波碎石术（ESWL）治疗

适用于直径小于 2cm 的肾结石，且结石远端无尿路梗阻、肾功能良好者。

4. 手术治疗

（1）经皮肾镜取石术（PCNL）和经皮肾微造瘘输尿管镜取石术（MPCNL）：适用于大于 2cm 的肾盂结石、完全鹿角形结石、巨大肾结石及大于 1cm 的下盏结石，或 ESWL 后残留或未被粉碎的结石。

（2）输尿管软镜碎石术：适用于肾上盏及肾盂结石（结石较小，位置比较固定），术后需患者自行排石。

（3）开放手术：目前常用治疗方法以体外冲击波碎石及腔内泌尿外科手术取石为主，只有少数病例或无腔内手术设备者需行手术治疗。

5. 辅助治疗

治疗中应根据尿液的 pH 值调节尿液酸碱度：①酸化尿液可减少磷酸盐结石的发生。每日可用维生素 C2g，或氯化铵 3～9g，或 10% 稀盐酸 6～20 滴加水饮，每日 3 次，或用乌梅泡水代茶饮。②碱化尿液可减少尿酸和胱氨酸结石的发生。可用醋酸钾每日 4～12g，或碳酸氢钠每日 2～8g，或乙酰唑胺 0.25g，每晚口服 1 次。

第十八章　急性肾衰竭

急性肾衰竭（acute renal failure，ARF）是指数小时至数日内发生的肾脏功能异常，包括血、尿、组织学检查或影像学检查的异常，持续时间不超过 3 个月。主要表现为肾功能在短期内（数小时或数天内）急剧地进行性下降，氮质代谢废物堆积，水、电解质、酸碱平衡失调，其血肌酐和尿素氮呈进行性升高（通常血肌酐每日上升 88.4 ~ 176.8μmol/L，尿氮素每日上升 3.6 ~ 10.7mmol/L），常伴少尿（< 400mL/d）或无尿（< 100mL/d），但也有尿量不减少者，称为非少尿型急性肾衰。近年来，部分肾脏病学家和重症监护专家提出了急性肾损伤（acute kidney injury，AKI）的概念，临床可以参考。所谓急性肾损伤是指 48 小时内发生的肾脏结构或功能异常，包括血、尿、组织学检查或影像学检查异常，时间不超过 3 个月。其诊断标准为血肌酐升高绝对值 ≥ 26.4μmol/L（0.3mg/dL），或较基础值升高 ≥ 50%（增至 1.5 倍）；或尿量小于 0.5mL/（kg·h）超过 6 小时。

急性肾衰竭患病率高，全球范围内急性肾损伤的发病率为 486 ~ 630/（百万人·年），约占住院患者的 5%，社区获得性急性肾衰竭患病率为 1%，医院获得性急性肾衰竭患病率为 5% ~ 7%，重症监护病房则高达 20% ~ 30%。AKI 需要肾替代治疗（RRT）的发病率为 22 ~ 203/（百万人·年），医院获得性 AKI 的死亡率为

10% ～ 80%，合并多脏器功能衰竭患者的死亡率大于 50%，需要 RRT 患者的死亡率高达 80%。每年国内因其死亡的病例达万余人，涉及内、外、妇、产、儿、传染和创伤等多个学科，属临床常见的急危重症之一。

急性肾衰竭属于中医学的"癃闭""关格""水肿"等范畴。

病因病机

（一）中医

外因感受六淫疫毒，内因伤于饮食情志，不内外因为意外伤害、失血失液、中毒虫咬等，形成火热、湿毒、瘀浊之邪，壅塞三焦，决渎失司，而成癃闭。热毒上壅于肺，肺失清肃，水道不利；湿热中遏于脾，正气不得升降，运化失常，水不能下渗膀胱；浊邪下阻于肾，开阖失司；失血失液，阴津耗竭，水无化源而致癃闭、水肿；湿热中阻，气机升降失常，胃气上逆，则见恶心、呕吐之症。

本病起病急，来势凶猛，变化迅速，故其病理性质总属标实本虚。其病位在肾，与肺、脾、三焦、膀胱关系密切。病机关键在于肾失气化，水湿浊邪不能排出体外。五脏六腑皆可殃及而诸证横生。一般初期多为火热、湿毒、瘀浊之邪壅塞三焦，影响其通调水道的功能，以实热为主；病至后期，以脏腑虚损为主。

（二）西医

急性肾衰竭的病因复杂。血液从输送至肾脏到尿液产生共需经过血管的运输、肾小球的滤过、肾小管的重吸收及分泌的过程，而尿液需经输尿管输送至膀胱储存并排出体外。尿液生成及输送的各个过程中出现的问题都有可能导致肾功能的异常，因此根据病因可将急性肾衰竭分为肾前性、肾性及肾后性。

1. 肾前性

是指由于肾脏血流灌注不足引起的缺血性功能损害，常见病因如下：

（1）循环血容量不足：各种导致循环血容量下降的因素均可影响肾脏的血流灌注，可见于：①各种原因导致的出血：手术、出汗、过度利尿（如大量使用利尿药、醛固酮增多症）、皮肤性失液（如烧伤）；②全身性血管扩张：如败血症、过敏反应等使循环血容量相对下降。

（2）有效动脉压下降：有效动脉压下降将会影响肾脏血流灌注。肾内血流重新分配常见病因有：①心脏疾患如充血性心力衰竭、心肌病、心律失常、心包填塞等，均会影响心输出而使有效动脉压下降；②肾脏血流动力学改变，包括疾病或药物导致的肾血管收缩（如高钙血症、肝肾综合征，或应用非甾体抗炎药、血管收缩剂等）和出球小动脉扩张（如血管紧张素转换酶抑制剂）。

在肾前性 AKI 早期，肾脏血流通过自我调节机制调节肾小球入球和出球小动脉的血管张力，即入球小动脉扩张和出球小动脉收缩，以维持肾小球滤过率（GFR）和肾血流量，可使肾功能维持正常。超过自我调节机制范围后可导致 GFR 降低，此时肾实质结构尚保持完整，短期内并无明显的肾实质损伤。如果肾灌注量减少能在6 小时内得到纠正，则血流动力学损害可以逆转，肾功能也可迅速恢复。但若低灌注持续，则可发生肾小管上皮细胞明显损伤，继而发展为急性肾小管坏死（acute tubular necrosis，ATN）。

2. 肾性

各种原因导致的肾实质病变均归于本类，常见病因如下：

（1）肾小球疾病：包括肾小球有大量新月体形成的急进性肾小球肾炎和严重增殖性肾小球疾病，可发生于急性感染后肾小球肾炎、狼疮性肾炎、过敏性紫癜性肾炎、ANCA 相关性血管炎、抗肾小球基底膜（GBM）病、IgA 肾病和膜增生性肾炎等。

（2）肾小管坏死：占肾性 AKI 的 80% ～ 90%。肾缺血和肾毒性物质是引起肾小管坏死的主要原因。肾毒性物质包括外源性毒素（如生物毒素、化学毒素抗菌药物、造影剂等）及内源性毒素（如血红蛋白、肌红蛋白等）两大类。这些毒物损伤肾小管上皮细胞引起急性肾小管坏死。一般而言，老年人、糖尿病患者及低血压、慢性肾脏病和有效动脉血容量降低的患者易受肾毒性物质损伤。

（3）急性间质性肾炎：引起急性间质性肾炎的病因包括：①药物：如 β 内酰胺类抗生素、利尿剂、NSAIDs 等；②细菌和病毒感染；③特发性：常见于自身免疫性疾病（如系统性红斑狼疮、干燥综合征、冷球蛋白血症等）。

（4）血管损伤：包括微血管和大血管病变。典型的微血管病变常见于血栓性微血管病（溶血性尿毒症综合征和血栓性血小板减少性紫癜），目前一般将其划归为肾小球疾病，统称肾小球和肾脏微血管疾病。大血管病变如动脉粥样硬化患者可因肾动脉栓塞而继发AKI，这种损伤多发生在介入性血管操作时。

以代表性的 ATN 为例，不同病因、不同程度的 ATN，可以有不同的始动因素和持续发展因素。其发病机制仍未完全阐明，目前认为主要涉及小管、血管和炎症因子等方面。

1）小管因素：低氧、缺血、肾毒性物质可引起近端肾小管损伤，包括小管上皮细胞能量代谢障碍，ATP 产生减少，以及小管上皮细胞凋亡或坏死。小管对钠的重吸收减少，管球反馈增强。管型堵塞肾小管，管内压增加，GFR 下降。小管严重受损可导致肾小球滤过液的反漏，通过受损的上皮细胞的小管基底膜漏出，致肾间质水肿和进一步损伤肾实质。

2）血管因素：肾缺血还可通过血管作用使入球小动脉细胞内钙离子增加，从而使其对血管收缩刺激和肾自主神经刺激的敏感性增加，导致肾自主调节功能损害、血管舒缩功能紊乱和内皮损伤，也可产生炎症反应。血管内皮损伤和炎症反应均可引起血管收缩因子（如内皮素、肾素 - 血管紧张素系统、血栓素 A_2 等）产生过多，而血管舒张因子（主要为一氧化氮、前列腺素）合成减少。这些变化可进一步引起血流动力学异常，包括肾血浆流量下降、肾内血流重新分布，表现为肾皮质血流量减少、肾髓质充血等，均可引起GFR 下降。

3）炎症因子的参与：缺血性 AKI 也可称为一种炎症性疾病。肾缺血可通过炎症反应直接使血管内皮细胞受损，也可通过小管细胞产生炎症介质（如 IL-6、IL-18、TNF-α、TGF-β、MCP-1 等）使内皮细胞受损，进而使表达的 ICAM-1 和 P 选择素增加，使白细胞黏附及移行增多，引起炎症反应，导致肾组织进一步损伤，GFR 下降。

3. 肾后性

尿路结石或血块、前列腺疾病、肿瘤等为常见病因。在婴儿中，后尿道瓣膜为常见病因；而在儿童中，慢性的尿道阻塞性疾病将会增加缺血及肾毒性物质诱发 AKI 的风险。

尿路发生梗阻时，尿路内反向压力首先传导到肾小球囊腔，由于肾小球入球小动脉扩张，早期 GFR 尚能暂时维持正常。如果梗阻持续无法解除，肾皮质大量区域出现无灌注或低灌注状态，GFR 将逐渐下降。

临床表现

典型 AKI 临床病程可分为三期。

（一）起始期

此期患者常患有低血压、脓毒血症或存在肾毒素接触史，但尚未发生明显的肾实质损伤，故此阶段 AKI 是可预防的。但随着肾小管上皮细胞发生明显损伤，GFR 下降，则进入维持期。

（二）维持期

又称少尿期。该期一般持续 7 ~ 14 天，但也可短至数天，长至 4 ~ 6 周。此期 GFR 保持在低水平，许多患者可出现少尿（< 400mL/d）和无尿（< 100mL/d）。但也有些患者尿量在 400mL/d 以上，称为非少尿型 AKI，其病情大多较轻，预后较好。然而，不论尿量是否减少，随着肾功能减退，均可出现一系列临床表现。

1.AKI 的全身并发症

（1）消化系统：通常为 AKI 的首发症状，表现为食欲减退、恶心、呕吐、腹胀、腹泻等。严重者可发生消化道出血，多由胃黏膜糜烂或应激性溃疡引起。因肾脏淀粉酶排出减少，可有轻度血淀粉酶升高（但不超过正常值的 2 倍）；若显著升高需考虑急性胰腺炎的可能。

（2）呼吸系统：除感染外，主要是因容量负荷过多导致的急性肺水肿，表现为呼吸困难、咳嗽、咳粉红色泡沫痰、胸闷、憋气等症状。严重者可表现为急性呼吸窘迫综合征。

（3）循环系统：多因尿少和未控制饮水，以致体液过多，出现高血压及心力衰竭的表现；或因毒素蓄积、电解质紊乱、贫血及酸中毒引起各种心律失常、心肌病变及心包炎。

（4）神经系统：出现意识障碍、躁动、谵妄、抽搐、昏睡等尿毒症脑病症状，以及反射亢进、肌阵挛、不宁腿综合征、癫痫发作等，与尿毒症毒素潴留，水、电解质和酸碱平衡紊乱等密切相关。

（5）血液系统：可有出血倾向及轻度贫血表现。出血倾向主要由血小板功能异常所致，也与毛细血管脆性增加相关。贫血与促红细胞生成素水平降低、骨髓抑制、出血等因素有关。部分患者可因感染和应激出现血白细胞升高。

（6）营养和代谢异常：AKI患者常处于高分解代谢状态，蛋白质分解代谢加快。需要指出的是，感染是AKI常见而严重的并发症，多见于严重外伤所致的高分解代谢型ATN。最常见的感染部位依次为呼吸道、泌尿道、伤口和全身。在AKI同时或在疾病发展过程中还可合并多脏器衰竭，死亡率较高。

2.水、电解质和酸碱平衡紊乱

（1）代谢性酸中毒：主要因为肾脏排酸能力减低，同时又合并高分解代谢状态，使酸性产物明显增多。严重酸中毒可抑制心肌收缩力，进一步加重低血压，导致胰岛素抵抗、蛋白质分解代谢增加等，对血流动力学和代谢产生一系列不良影响。

（2）高钾血症：是ATN少尿期的首位死亡原因。除肾脏排泄钾减少外，酸中毒、组织分解过快也是重要原因。严重创伤、烧伤等所致横纹肌溶解引起的 AKI，每日血钾可上升 1.0 ～ 2.0mmol/L 以上。严重高钾血症可致室颤和心脏停搏，并可出现神经肌肉系统的异常，如感觉异常、反射减弱、肢体麻木软瘫、呼吸肌麻痹等。

（3）低钠血症：主要是由水潴留引起的稀释性低钠。此外，恶心、呕吐等胃肠道丢失及使用呋塞米等利尿剂亦可引起失钠性低钠血症。低钠血症可导致细胞水肿，严重者可出现脑水肿，表现为嗜睡、进行性反应迟钝，甚至癫痫发作。

（4）低钙、高磷血症：是 AKI 的常见并发症，但远不如慢性肾衰竭时明显。

（三）恢复期

肾小管细胞再生、修复，恢复了肾小管的完整性。GFR 逐渐恢复正常或接近正常范围。少尿型患者开始出现利尿反应，可有多尿表现，在不使用利尿剂的情况下，每日尿量可达 3000 ～ 5000mL 及以上。通常持续 1 ～ 3 周，继而逐渐恢复，期间可出现脱水、低血压、低钠和低钾血症，应注意监测和纠正。与 GFR 相比，肾小管功能（溶质和水的重吸收）的恢复相对延迟，常需数月后才能恢复。少数患者可遗留不同程度的肾脏结构和功能缺陷。

实验室和其他辅助检查

（一）血液检查

可有轻度贫血、白细胞升高，如肾功能持续不能恢复，则贫血程度可较重。血肌酐和尿素氮进行性上升，高分解代谢者上升速度较快。血清钾浓度升高，血 pH 值和碳酸氢根离子浓度降低，血清钠浓度正常或偏低，血钙降低，血磷升高。自身抗体（抗核抗体、抗 GBM 抗体、抗中性粒细胞胞浆抗体）出现阳性时，需考虑相关疾病。补体下降等需考虑急性感染后肾小球肾炎、狼疮性肾炎等肾实质的 AKI。

（二）尿液检查

不同病因所致的 AKI 尿液检查结果相差很大。肾前性 AKI 时无蛋白尿、血尿，尿沉渣检查呈阴性或可见少量透明管型。ATN 时尿蛋白多为（± ～ +），常以小分子蛋白为主。尿沉渣检查可见肾小管上皮细胞、上皮细胞管型和颗粒管型及少许红细胞、白细胞等。尿比重降低且较固定，多在 1.015 以下，因肾小管重吸收功能损害，尿液不能浓缩所致。尿渗透压低于 350mOsm/kg · H_2O，尿钠含量增高，多在 20 ～ 60mmol/L，肾衰指数和滤过钠排泄分数（FE_{Na}）常大于 1。应注意尿液指标检查需在输液、使用利尿剂和渗透剂之前进行，否则会影响结果。肾小球疾病所致的 AKI 常出现明显蛋白尿和（或）血尿，且以变形红细胞为主，FE_{Na} 小于 1。急性间质性肾炎时可有少量蛋白尿，以小分子蛋白为主，可有白细胞尿和白细胞管型。药物所致间质性肾炎者可见嗜酸细胞尿，有明显肾小管功能障碍者 FE_{Na} 常大于 1。肾后性 AKI 者尿检异常多不明显，尿沉渣检查可呈阴性，均一型血尿和白细胞尿提示尿路腔内梗阻或前列腺疾病，FE_{Na} 小于 1。

（三）影像学检查

AKI 患者的影像学检查可帮助明确肾脏大小（AKI 时通常双肾增大，若双肾缩小，提示慢性肾衰竭）、排除尿路梗阻及有无血管病变。肾脏超声检查是首选检查方法，一方面可以通过肾脏大小和皮质厚度判断是否存在慢性肾衰竭；另一方面尿路超声显像对排除尿路梗阻很有帮助。必要时做 CT 检查明确是否存在着与压力相关的扩张，如怀疑由梗阻所致，可做磁共振尿路成像（MRU）、CT 尿路成像（CTU）或逆行性尿路造影。如怀疑肾脏主要血管病变引起的 AKI，可行 CT 血管造影（CTA）或磁共振血管成像（MRA），但要明确诊断仍需行肾血管造影。

（四）肾活检

肾活检是诊断肾小球、肾微血管及肾间质病变的重要手段。在排除了肾前性、肾后性及肾脏大血管性因素后，仍然没有明确病因的肾性 AKI 都应行肾活检。肾活检指征包括：①急进性肾炎综合征；②临床怀疑有肾微小血管、肾小球或肾间质病变；③临床诊断为肾缺血或肾毒素所致 ATN，少尿超过 4 周，肾功能未见恢复；④ AKI 与慢性肾脏病难以鉴别（如肾脏无明显萎缩）；⑤肾移植术后发生 AKI；⑥临床无法明确 AKI 病因。

（五）早期肾损伤的生物学标记物

目前，临床上评估 AKI 的指标（血肌酐、尿量等）均不够敏感，不能早期、准确地反映肾脏组织结构变化，也不能反映肾损害的部位。近年来研究发现，一些新的生物标记物在 AKI 早期诊断、预后评估等方面可能优于目前的临床常用指标。这些新生物标记物包括胱抑素 C、中性粒细胞明胶酶相关脂质运载蛋白、肾损伤分子 –1 和白介素 –18 等。

1. 胱抑素 C（Cystatin C）

胱抑素 C 是一种半胱氨酸蛋白酶抑制剂，属于低分子量蛋白，几乎完全被肾小球滤过，并在近端小管被重吸收，且不能被肾小管分泌。血液中胱抑素 C 水平不受性别、年龄、种族、肌肉量的影响，在发生 AKI 时能比血清肌酐更好地反映 GFR 的变化。

2. 中性粒细胞明胶酶相关脂质运载蛋白（NGAL）

NGAL 是脂质运载蛋白超家族成员，为 AKI 早期敏感性和特异性均较高的生物标记物。正常情况下在肾组织中表达很少，但当肾小管上皮细胞受到损伤时则其表达显著上调，并进入尿液排出体外。NGAL 还可用于评估 AKI 患者的预后，但多种因素可影响 NGAL 水平，如存在感染、慢性肾脏病等。

3. 肾损伤分子 –1（KIM–1）

肾损伤分子 –1 是一种跨膜糖蛋白，在正常肾组织中表达很低，但在发生肾缺血或肾毒性 AKI 时，去分化近端肾小管上皮细胞表达 KIM–1 显著上调，其分解产物从尿中排出，因此检测尿 KIM–1 就能早期诊断 AKI。与 NGAL 相比，KIM–1 对肾缺血或肾毒性所致 AKI 的特异性更高，不受泌尿系感染和慢性肾脏病的影响。NGAL 在 AKI 早期更敏感，KIM–1 在稍后阶段显示更特异。

4. 白介素 –18（IL–18）

白介素 –18 主要在近端小管产生，为一种促炎症性细胞因子，在缺血性 AKI 中特异性较强，且不受慢性肾脏病、尿路感染、肾毒性药物及肾前性因素的影响。故可用于 AKI 严重程度及预后的评估。

诊断要点

急性肾衰竭是指肾脏功能突然丧失，并导致尿素及含氮代谢产物的蓄积，水、电解质、酸碱代谢失衡的一组临床综合征，并非最后诊断。其病因繁多，诊断急性肾衰竭后尚需结合相应临床表现及实验室检查结果积极寻找原发病因。急性肾损伤（AKI）是指 48 小时内血肌酐绝对值上升 0.3mg/dL（26.4µmol/L），或者较原水平上升 50%，或者尿量 < 0.5mL/（kg·h）持续时间大于 6 小时。

1. 常继发于各种严重疾病所致的周围循环衰竭或肾中毒后，但亦有个别病例可无明显的原发病。

2. 急骤地发生少尿（< 400mL/24h），在个别严重病例（肾皮质坏死）可无尿（< 100mL/24h），但在非少尿型者可无少尿表现。

3. 急骤发生和与日俱增的氮质血症，血肌酐每日上升 88.4 ～ 176.8µmol/L，尿素氮上升 3.6 ～ 10.7mmol/L。

4. 尿常规检查呈等张尿（比重 1.010 左右）、蛋白尿（+ ～ ++）。尿沉渣检查常有颗粒管型、上皮细胞碎片、红细胞和白细胞。

鉴别诊断

急性肾衰竭需首先与慢性肾衰竭相鉴别，继而需鉴别导致急性肾衰竭的原因为肾性、肾前性或肾后性。

（一）与慢性肾衰竭相鉴别

慢性肾衰竭既往有慢性肾脏病史，如慢性肾炎、高血压病、糖尿病等，早期少尿不明显，夜尿多，慢性病容，贫血严重，有尿毒症性心血管系统并发症、骨病或神经病变，B超、CT检查多提示双肾缩小、结构紊乱，肾功能呈慢性进行性下降。急性肾衰竭有急性的病因，如心力衰竭、休克、感染、梗阻、中毒等，一般贫血不严重，少尿型一般都经过少尿期、多尿期及恢复期三个阶段，B超双肾不缩小甚至增大，全身慢性并发症，如心脏、眼底的病变一般较轻微，去除病因后，肾功能可有不同程度的恢复。

（二）急性肾衰竭的病因鉴别

1. 肾前性

AKI有导致肾缺血的明显因素，如脱水、失血、休克、心力衰竭、严重肝肾功能不全等。患者尿量明显减少（不一定达到少尿），尿比重增高（＞1.018），尿渗透压≥500mOsm/kg·H_2O，尿钠＜10mmol/L，尿沉渣常无异常，血BUN/Scr不成比例增加，可达20∶1或更高。若为不易鉴别患者，可通过补液试验，试用输液（5%葡萄糖注射液200～250mL）和注射利尿剂（呋塞米40～100mg），仔细观察输液后循环系统负荷情况。如果已补足血容量，血压恢复正常，尿量增加，氮质血症改善，则支持肾前性的诊断。如仍无尿，应怀疑病情已发展为急性肾小管坏死。

2. 肾后性

AKI有导致尿路梗阻的因素（常有肿瘤、结石、血块阻塞等病史）；临床无尿与多尿交替出现，或起病突然无尿；影像学检查见肾盂扩张、肾盂积水，输尿管上端扩张，或膀胱尿潴留。1周内解除梗阻因素，ARF 多为可逆性。

3. 肾实质病变

（1）急性间质性肾炎：常有药物过敏史，如发热、皮疹、关节疼痛；实验室检查有镜下血尿、蛋白尿，尿沉渣染色可见嗜酸性粒细胞，血中嗜酸性粒细胞增加，IgE 增高；停用致敏药物后肾功能可逐渐恢复，临床上激素有效。如由重症急性肾盂肾炎所致，常有高热、血白细胞升高、脓尿及白细胞管型，尿培养常获阳性结果，抗生素治疗有效。

（2）肾血管疾病或肾小球疾病：临床上少尿更突出，尿蛋白严重等。可根据无导致 ATN 的致病因素，而具有特殊病史、特征性临床表现、化验异常及对药物治疗的反应做出诊断。肾活检可帮助鉴别。

（3）坏死性乳头炎：常因肿胀、坏死的乳头阻塞尿流而发生急性肾衰竭；可依据尿路感染史及尿中发现坏死乳头的碎片等进行鉴别。

治 疗

急性肾衰竭属危急重症，治疗必须争分夺秒。对于病情较轻的患者可采用中药口服加灌肠治疗，结合西药对症处理。对病情较重的患者，可在血液透析或腹膜透析的过程中配合中药治疗，以减少并发症，促使病情迅速向好的方面转化。尤其是在多尿期和恢复期，重点使用中药辨证施治，能提高患者的康复进程。

（一）辨证治疗

急性肾衰竭少尿期，多以邪实为主，若有肝胆道、胃肠道、泌尿道等革兰阴性杆菌感染者多表现为热毒瘀滞证；若有金黄色葡萄球菌、病毒等感染者多表现为邪毒内侵证；若为外伤及挤压伤之后或病邪入络，则表现为瘀毒内阻证；热邪日久，耗气伤阴，则可表现为津亏气脱证。多尿期由于肾脏浓缩功能尚差，多以正气亏损为主，可兼余邪未清，临床表现以气阴两虚、湿热余邪、肾阴亏损为主证。恢复期临床多属虚证，主要以参苓白术散合大补元煎等调理脾肾。

少尿期

1. 邪毒内侵

证候特点：尿量急骤减少，甚至闭塞不通，或发热不退，头痛身痛，烦躁不安，或神昏嗜睡，恶心呕吐，口干欲饮。

舌脉：舌质红绛，苔厚腻，脉濡滑或细滑。

治法：通腑泄浊，解毒导滞。

推荐方剂：黄连解毒汤加减。

基本处方：黄连 9g，黄柏 12g，黄芩 15g，金银花 12g，虎杖 15g，车前草 15g，白茅根 18g，大黄 6g，蒲公英 12g，丹参 15g，甘草 6g。每日 1 剂，水煎服。

加减法：水肿严重者，加茯苓皮 15g，泽泻 15g 以利水消肿；恶心呕吐者，加法半夏 12g，竹茹 12g，陈皮 6g 以和胃止呕；大便不通者，加川厚朴 15g，枳实 12g 以行气通便。

2. 热毒瘀滞

证候特点：尿点滴而出，或尿闭、尿血，或高热，神昏，谵语，吐血，衄血，斑疹紫黑或鲜红。

舌脉：舌质绛紫暗，苔黄焦或芒刺遍起，脉细数。

治法：清热解毒，活血化瘀。

推荐方剂：清瘟败毒饮加减。

基本处方：生石膏 20g，生地黄 15g，栀子 9g，虎杖 12g，黄芩 15g，知母 12g，赤芍 12g，玄参 12g，牡丹皮 9g，丹参 15g，大黄 6g，甘草 6g。每日 1 剂，水煎服。

加减法：发热重而风动不止者，加紫雪丹口服以清热止痉；神昏者，加石菖蒲 10g，郁金 15g 以清热开窍，严重者可加安宫牛黄丸灌服。

3. 瘀毒内阻

证候特点：严重外伤及挤压伤之后出现血尿、尿少、尿闭、瘀斑累累，全身疼痛，恶心呕吐。

舌脉：舌质瘀紫，苔腻，脉涩。

治法：活血祛瘀，通腑泄毒。

推荐方剂：桃红四物汤加减。

基本处方：当归 12g，生地黄 12g，桃仁 9g，红花 6g，赤芍 12g，枳实 12g，大黄 6g，水蛭 6g，牛膝 15g，泽兰 12g，白茅根 15g，甘草 6g。每日 1 剂，水煎服。

加减法：恶心呕吐者，加法半夏 12g，竹茹 15g，陈皮 6g 以和胃止呕；有血尿者，可加茜草根 12g，大蓟、小蓟各 15g 以凉血止血。

4. 津亏气脱

证候特点：大汗大泻，大失血后，血压下降，尿少或无尿，气微欲绝，或喘咳急促，唇黑甲青，进一步出现汗出肢冷。

舌脉：舌淡或淡白，脉微细欲绝。

治法：益气回阳，养阴固脱。

推荐方剂：参附汤合生脉饮加减。

基本处方：人参 10g（另炖），熟附子 10g，太子参 18g，黄芪 20g，五味子 10g，麦冬 10g，石斛 15g，丹参 12g，泽兰 12g，白茅根 15g，玄参 15g。每日 1 剂，水煎服。

加减法：瘀血明显者，加桃仁 9g，红花 6g；血虚者，加当归 12g，熟地黄 15g 以养血补血。

多尿期

1. 气阴两虚

证候特点：全身疲乏，咽干思饮，尿多清长。

舌脉：舌红少津，脉细。

治法：益气养阴。

推荐方剂：参芪地黄汤加减。

基本处方：太子参 20g，黄芪 20g，生地黄 12g，麦冬 15g，五味子 10g，茯苓 15g，山药 15g，石斛 15g，玄参 15g，丹参 15g，白芍 15g。每日 1 剂，水煎服。

加减法：尿多甚或尿不自禁者，加益智仁 15g，桑螵蛸 15g 以固涩缩尿；加升麻 6g 以升举下陷之气。

2. 湿热余邪

证候特点：神疲乏力，头晕心烦，纳呆，恶心，口中黏腻。

舌脉：舌红苔黄腻，脉实有力。

治法：清化湿热。

推荐方剂：黄连温胆汤加减。

基本处方：黄连 9g，枳实 15g，竹茹 12g，法半夏 15g，陈皮

6g，茯苓 15g，石菖蒲 10g，车前子 15g（包煎），丹参 12g。每日 1 剂，水煎服。

加减法：尿频、尿涩痛、尿色黄者，加金钱草 15g，石韦 15g 以清热利湿；便秘者，加大黄 9g（后下）以通腑泄浊。

3. 肾阴亏损

证候特点：腰酸疲乏，尿多不禁，口干欲饮。

舌脉：舌红，苔少，脉细。

治法：滋阴补肾。

推荐方剂：二至丸加味。

基本处方：女贞子 15g，墨旱莲 15g，生地黄 12g，白芍 15g，何首乌 15g，丹参 12g，车前子 15g（包煎）。每日 1 剂，水煎服。

加减法：腰酸腿软者，加山茱萸 12g，枸杞子 15g 以养阴滋肾；尿多不禁者，加五味子 10g，牡蛎 20g（先煎），桑螵蛸 15g 以固涩缩尿；五心烦热者，加鳖甲 20g（先煎），牡丹皮 12g，知母 12g 以清泻虚火。

（二）中医其他治疗

1. 中成药

（1）清开灵口服液：功能清热解毒，镇静安神。适用于癃闭伴外感风热时毒，火毒内盛所致的发热、烦躁不安、咽喉肿痛、舌质红绛、苔黄、脉数者。

（2）生脉饮口服液：功能益气，养阴生津。适用于癃闭见心悸气短、自汗等属气阴两虚、津液亏损证者。

（3）清开灵注射液：功能清热解毒，化痰通络，醒神开窍。适用于癃闭伴热病神昏、中风偏瘫、神志不清等属邪毒内侵、热毒瘀滞证者。

（4）双黄连注射液：功能清热解毒，清宣风热。适用于癃闭伴外感风热引起的发热、咳嗽、咽痛等（病毒及细菌感染所致的上呼吸道感染、肺炎、扁桃体炎、咽炎等）症者。

（5）参麦注射液：功能益气固脱，养阴生津，生脉。适用于癃闭属气阴两虚证者。

（6）参附注射液：功能回阳救逆，益气固脱。适用于癃闭见阳气暴脱所致的厥脱（感染性、失血性或失液性休克等）或阳虚（气虚）所致的惊悸、怔忡、喘咳、胃痛、泄泻、痹证等。

2. 针灸

（1）体针

1）气滞水停证：取中极、膀胱俞、阴陵泉穴，平补平泻，留针时间30分钟，7～10天为一疗程。

2）津亏气脱证：取涌泉、足三里、人中、合谷穴，补法，留针时间、疗程同上。

3）肾气亏虚证：取气海透中极、肾俞、大椎、三阴交、关元、足三里穴，补法，留针时间、疗程同上。

（2）耳针

1）气滞水停证：取肾、交感、内分泌穴，平补平泻，留针时间30分钟，7～10天为一疗程。

2）津亏气脱证：取升压点、肾上腺、心、肾、皮质下、内分泌穴，补法，留针时间、疗程同上。

3）肾气亏虚证：取肾、膀胱、三焦、内分泌穴，补法，留针时间、疗程同上。

3. 灌肠疗法

（1）保留灌肠液一：适用于少尿期各证型患者。大黄 15g，虎杖 30g，益母草 30g。加水煎至 150mL。保留灌肠，每日 2 次，3～7 日为一疗程。

（2）保留灌肠液二：适用于少尿期各证型患者。生大黄 15～30g，熟附子 9g，牡蛎 30g，常配合清热解毒之六月雪、蒲公英、白头翁、穿心莲，也可用细辛代熟附子。煎汤 150～200mL，保留灌肠，每日 3 次，3～7 日为一疗程。

（3）结肠灌注液：大黄 30g，黄芪 30g，红花 20g，丹参 20g。成人每次 100mL 加 5% 碳酸氢钠 20mL，加热至 38℃，通过肛管给予结肠灌注，每日 3 次，3～7 日为一疗程。

（三）西医治疗

急性肾衰竭的治疗原则是快速识别和纠正其可逆因素，防止肾脏进一步受损，维持水、电解质、酸碱平衡，及时处理氮质血症和各种并发症，维持机体营养。无论什么原因引起的急性肾衰竭，做到早期预防、早期诊断、及时纠正肾前性因素都是非常重要的。

1. 病因治疗

积极针对个体引起肾衰竭的原发病进行治疗。肾前性因素导致的灌注不足需及时纠正，恢复肾脏的灌注；肾后性的需及时解除梗阻。特别要处理好抗感染、补充血容量、抗休克、纠正心力衰竭、解除梗阻及清除创伤坏死组织的问题。

2. 对症治疗

①纠正容量平衡；②纠正电解质、酸碱平衡紊乱；③营养支持；④控制感染；⑤并发症治疗。

3. 肾脏替代治疗

当 AKI 患者出现危及生命的并发症时，应开始肾脏替代治疗。目前尚未有证据表明，早期及预防性的血液透析有利于改善临床症状及提高生存率，亦未有研究明确指出肾功能损伤持续的时间或氮质血症的水平为何种程度时需要开始肾脏替代治疗。但是仍然推荐在急性肾功能损伤引起的临床症状及体征出现之前开始血液透析，当然如果出现紧急透析的情况，如药物难以控制的心力衰竭、酸中毒、高血钾等，也是急性肾损伤透析的指征。

目前，对开始透析的时机及采用的透析模式的选择尚未有统一定论，从已有的数据分析，并没有证据证明持续性血液透析或间断性血液透析更有优势。近年来有部分资料显示综合疗法及紧急腹膜透析的相关优势。选择肾脏替代治疗的模式时须结合患者的个人需要与当地专家的专业判断和经验。

4. 恢复期治疗

少尿型 AKI 患者随着病情好转逐渐进入多尿期，此时的治疗原则和方法与少尿期相同。但随着尿量增加、肾功能的逐渐恢复，可逐渐减少透析次数直至停止透析。需注意的是，此期尿量大增，要防止脱水及电解质的丢失，提倡及时口服补充水分、电解质并应注意充分的营养支持，可给予高糖、高维生素和高热量饮食。

无论少尿型或非少尿型 AKI 患者，在恢复时期均应注意加强营养，增强体质，定期随访检查肾功能，尽量避免一切对肾脏有害的因素。而对于少数转为慢性肾衰竭的患者，应按慢性肾衰竭进行治疗。

5. 预防

急性肾衰竭的高危患者包括糖尿病、高血压、冠心病、周围血管病以及已知的肾脏病患者，尤其是肾病综合征等，应对其采取合理的监测措施，维持体液容量和血流动力学稳定，慎重选择治疗药物和诊断性操作，将接触肾毒性物质的机会降至最低，必要时可采取预防干预措施。最近研究证实，N-乙酰半胱氨酸联合 0.45% 生理盐水以及静脉输注碳酸氢钠均有助于预防造影剂相关性 ARF。此外，在任何可能引起 ARF 的诊治操作后都应主动监测肾功能，并教育患者常见的非处方药物（如 NSAIDs）也有肾毒性。

第十九章　慢性肾衰竭

慢性肾衰竭（chronic renal failure，CRF）是由于各种原因引起的肾脏损害和进行性恶化的结果，是机体在排泄代谢产物，调节水、电解质、酸碱平衡以及某些内分泌活性物质的生成和灭活等方面出现紊乱的临床综合征。临床上常见倦怠、乏力、恶心、呕吐、少尿、无尿、水肿、呼吸有尿臭味、气促、皮肤瘙痒等症状。

慢性肾脏病（CKD）是一组进行性发展的疾病，最终导致终末期肾病。该疾病因"发病率高，知晓率低，病情复杂，病程不可逆，医疗费用高"，已经成为全球范围内威胁人类健康的重要非传染性慢性疾病。据北美、欧洲等国家统计，每百万人口中，每年有 100 ～ 150 人发生慢性肾衰竭。我国首次大型 CKD 流行病学调查表明，截至 2012 年 3 月，18 岁以上的成年人群中 CKD 的患病率为 10.8%。而现有 CKD 患者已超过 1.2 亿例，但平均年龄低于西方。慢性肾脏病的知晓率仅为 8.7%，只及发达国家的 1/5。慢性肾脏病的就诊人数约为 1100 万，肾衰竭患者 120 万左右。与 CKD 相关的常见基础疾病有糖尿病和高血压。在糖尿病患者中，CKD 的患病率为 30% ～ 40%，但尚不清楚是由于糖尿病直接引起的，还是由糖尿病继发的微血管病变引起的。在中低收入国家中，CKD 与传染病、肾小球肾炎以及不当用药有关，并且随着社会经济变化和人口老龄化的发展，其 CKD 患者的绝对数量将增加。此外，早产儿或低体重儿与晚期 CKD 相关。2005—2010 年，中国维持血液透析治疗的患者人数从 45650 人上升至 134591 人。据报道，患者开始透析治疗后，经济负担会增加 3 ～ 5 倍，而延缓慢性肾脏病患者进入透析一年可以节省 6 ～ 12 万元。更值得关注的是，在中国只有 10% ～ 15% 的慢性肾衰竭患者能进行肾脏替代治疗。

慢性肾衰竭属于中医"关格""癃闭""水肿""溺毒""肾劳""肾风"等范畴。

病因病机

（一）中医

慢性肾衰竭可由水肿、淋证等多种病证发展而来。各种肾病日久损及各脏腑功能，以脾肾虚损为主，病情逐步发展而使病情加重，最后导致正气虚衰，浊邪、瘀血壅滞肾络，导致肾脏失去开阖的功能，湿浊、尿毒潴留于体内而引发本病。其病程冗长，病机错综复杂，既有正气的耗损，又有实邪壅阻，属本虚标实、虚实夹杂之证。正虚包括气、血、阴、阳的亏虚，并以脾肾亏虚为主；邪实以湿浊、水气、血瘀为主，可伴有湿浊化热，也可兼有外邪等。

1. 风湿致病

脏腑虚损，风邪可直中脏腑，内客于肾。风性开泄，则使肾不藏精，精气下泄；风邪内扰，肾络受损，络破血溢而见血尿；脾肾阳虚，水无所主，水湿潴留，蕴而成毒，湿毒日久，郁而化热，内攻于肾，可加重肾损伤。

2. 瘀浊内停

肾气不足，失于蒸腾气化，不能分清泌浊，以致痰浊内聚；因虚致实，实邪碍脾，脾失健运，水湿内停，日久蕴而成浊；痰阻气机，气不行血，则血停为瘀；瘀血败精阻塞于内，使肾之脉络瘀滞。

3. 饮食不节

久嗜醇酒、肥甘、辛辣之品，导致脾胃运化功能失常，内湿自生，酿湿生热，下注膀胱，则气化不利；或饥饱失调，脾胃气虚，中气下陷，无以气化，则生癃闭。

4. 体虚久病

先天禀赋薄弱，肾气亏虚，命门火衰，膀胱开阖不利，气化无权，则溺不得生；或久病耗损阴精，肾阴不足乃致水府枯竭则无尿。

上述病因导致脾肾虚衰，浊邪壅滞三焦，浊邪、尿毒不能排出体外，继而并生变证。在疾病演变过程中，由于脾肾损伤及浊毒在体内蓄积的程度不同，因此不同时期其临床表现亦有所不同，可以脾肾虚衰为主，或以浊邪壅滞三焦为主，或虚实证候并见。病位主要在脾、肾，涉及肝、心、肺、胃等脏腑。本病病机关键是肾之开阖功能失调，肾失开阖，不能及时疏导、转输、运化水液及毒物，而形成湿浊、湿热、瘀血、尿毒等邪毒，进而波及五脏六腑、四肢百骸而产生临床诸证。如脾肾阴阳衰惫，尤其是肾阳亏损，肾关因阳微而不能开，故见尿少、小便不通；湿浊毒邪熏蒸，故口中臭秽或有尿味；浊毒之邪外溢肌肤则见皮肤瘙痒；湿浊内阻中焦，脾胃升降失司，则见呕吐、腹胀、倦怠；水湿外溢肌肤，故见面浮肢肿。

由于脏腑相关，病情进展可以累及他脏而见变证。如水湿、浊毒之邪凌心射肺，则见胸闷、心悸、气促，甚则不能平卧；如肾病及肝，肝肾阴虚，虚风内动，则见手足搐搦，甚则抽搐；如肾病及心，邪陷心包，则见昏睡或神志昏迷；若正不胜邪，则可发生阴盛阳衰、阳气暴脱等危候。

（二）西医

一般认为，肾功能受损后可见肾单位减少，或肾单位数目未减少但单个肾单位功能减退。其发生机制十分复杂，尚未清楚，临床上常用矫枉失衡学说、肾小球高滤过学说等来解释慢性肾衰竭进展的机制。

1. 矫枉失衡学说

这一学说认为，慢性肾衰竭时体内某些物质的积聚，并非全部由于肾脏清除减少所致，而是机体为了纠正代谢失调的一种平衡适应，其结果又导致新的不平衡，如此周而复始，造成了进行性损害，成为慢性肾衰患者病情进展的重要原因之一。矫枉失衡学说对于进一步解释各种慢性肾脏疾病进展的原因，加深人们对慢性肾衰竭时钙磷代谢紊乱及继发性甲状旁腺功能亢进症（SHPT）发病机制的认识具有重要意义。

2. 肾小球高滤过学说

其产生机制主要是残余肾单位入球小动脉较出球小动脉扩张更加显著所致。当处于高压力、高灌注、高滤过的血流动力学状态下，肾小球可显著扩张，进而牵拉系膜细胞。周期性机械性牵拉系膜细胞，可以使胶原Ⅳ、Ⅴ、Ⅰ、Ⅱ、纤维连接蛋白和层粘连蛋白合成增多，细胞外基质增加，肾小球肥大在某种程度内得到缓冲，并减轻了肾小球压力、增加了肾小球顺应性。然而，大量细胞外基质积聚，加以高血流动力学引起肾小球细胞形态和功能的异常，又会使肾小球进行性损伤，最终发展为不可逆的病理改变，即肾小球硬化。

临床表现

慢性肾衰竭的临床表现极为复杂，主要表现在代谢系统的紊乱和各系统症状方面。依据 GFR 值不同，2012 年 KDIGO 将 CKD 分为五期，并将 CKD3 期进一步细分为 3a 期、3b 期，便于早期诊断和防治 CKD。

慢性肾脏病（CKD）分期

分期	肾功能	GFR[mL/（min×1.73m^2）]
G1	正常或升高	≥ 90
G2	轻度下降	60 ~ 89
G3		
G3a	轻到中度下降	45 ~ 59
G3b	中到重度下降	30 ~ 44
G4	重度下降	15 ~ 29
G5（已接受透析者为 G5D）	肾衰竭	< 15

（一）症状与体征

1.水代谢障碍

慢性肾衰竭早期，临床上可不出现水潴留，由于肾小管浓缩功能减退，水的重吸收障碍，甚至可表现为夜尿增多。慢性间质性肾炎晚期常无少尿，而慢性肾炎引起的慢性肾衰竭少尿出现较早，当肾单位绝大部分废弃后，最终将出现少尿，甚至无尿。

2.电解质紊乱

慢性肾衰竭患者，肾脏排泄钠的能力降低，故可导致钠潴留、高钾、低钙、高磷等。

3.酸碱平衡失调

当 GFR 低于正常人的 20% 时，开始出现不同程度的代谢性酸中毒。

4.各系统症状

由于病变程度不同，各系统症状差别很大。早期，可仅表现为一般症状，如乏力、头痛、失眠、食欲不振等，容易漏诊。当病情加重，发展到尿毒症前期时，症状可突出表现在某一方面，如表现为消化系统症状、贫血等。

（1）神经系统：早期出现乏力、注意力不集中、记忆力减退等。当 GFR < 20mL/min 时，几乎 100% 患者都有神经系统异常。如震颤、扑翼样震颤、肌阵挛、昏迷等，为尿毒症脑病的表现。

（2）消化系统：恶心、厌食、食欲不振为最早的症状。口腔中有尿味，提示病情已经发展到尿毒症阶段。口腔、食管、胃、结肠黏膜都可以出现水肿、出血或溃疡。

（3）皮肤表现：皮肤失去光泽、干燥、脱屑等。

（4）心血管系统：可出现心悸、气促、胸闷等。

（二）常见并发症

主要有消化道出血及呼吸道感染、尿路感染、心力衰竭、脑血管意外、代谢性酸中毒、高钾血症等。

实验室和其他辅助检查

血常规常提示贫血明显，血红蛋白常低于 80g/L。尿常规可见血尿、蛋白尿或低比重尿等异常。血生化检查可见血肌酐、尿素氮升高，二氧化碳结合力下降，血浆白蛋白下降。电解质方面可见高钾、高磷、低钙，严重者可出现稀释性低钠等。大多数患者行肾脏 B 超检查可出现双肾对称性缩小，而慢性间质性肾炎等则可出现双肾不对称性缩小、肾淀粉样变，糖尿病肾病可出现慢性肾衰竭早期等，部分患者可见肾脏增大。肾 ECT 检查提示肾小球滤过率（GFR）下降。

诊断要点

（一）病史

慢性肾脏病史或不明原因的高血压、贫血等，应考虑本病的可能。

（二）症状及体征

早期无特异性的症状及体征，可出现倦怠、乏力、嗜睡、食欲不振、颜面或下肢浮肿等，累及全身各系统时可出现胸闷、气促、恶心、呕吐、头痛等表现。

（三）实验室检查

血常规表现为不同程度的贫血，尿常规可有蛋白尿，血肌酐、尿素氮、尿酸升高，二氧化碳结合力降低，并可出现水、电解质紊乱，双肾B超提示双肾缩小，双肾ECT示肾小球滤过率下降。

鉴别诊断

（一）急性肾衰竭

一般来说，急性肾衰多急性起病，有急性的病因，如血容量不足、急性药物中毒、严重感染、多脏器功能衰竭等；实验室检查，如血液变化相对较轻，双肾B超检查无明显缩小，高磷低钙不明显。但一些急性肾衰竭患者临床表现不典型，根据临床常规检查进行鉴别诊断有一定困难，此时进行指甲肌酐测定有较大的鉴别意义，必要时可进行肾穿刺活检，但一定要把握明确的适应证。

（二）消化道疾病

患者如出现恶心、呕吐、腹泻或上消化道出血，易误诊为消化道疾病，可通过检查血肌酐或双肾ECT等明确诊断。

（三）贫血性疾病

临床上出现贫血、出血等情况易误诊为血液系统疾病，通过肾功能检查可明确诊断。

（四）原发性高血压

慢性肾衰竭临床多出现继发性高血压，易与原发性高血压相混淆，应进行肾功能检查明确诊断。如果原发性高血压患者已出现肾衰竭，两者鉴别有时甚为困难，但详细的病史和家族史可为鉴别诊断提供线索。

治　疗

慢性肾衰竭是涉及全身多脏器的严重疾病，在治疗上应该根据病情发展的不同阶段，采用不同的治疗措施。中西医在理论上的有机结合有助于提高对慢性肾衰的认识，有助于拓宽临床思路。西医认为慢性肾衰诸多症状的产生，与肾衰竭后血中 BUN、Scr、胍类物质等尿毒症"毒素"潴留在体内有关。中医认为这些尿毒症毒素属于"浊毒""溺毒""湿浊"及"瘀血"等，因此主张用降浊、解毒及化瘀等祛邪方法。而慢性肾衰存在促红细胞生成素缺乏、营养低下等，中医认为与正气亏虚有关，因此主张在治疗上必须予以扶正治疗。肾功能损害在代偿期，临床上无明显的症状，主要采用中医疗法，以延缓慢性肾衰的进展，同时避免使用肾毒性药物。当肾功能失代偿后，治疗上的主要措施是阻止肾功能进行性恶化和减轻临床症状。当尿毒症出现时，则需给予中西医综合疗法，必要时应给予替代疗法。

（一）辨证治疗

慢性肾衰竭辨证多为本虚标实，寒热错杂。本虚包括气、血、阴、阳的虚损，分为脾肾气虚、脾肾阳虚、肝肾阴虚、肝肾气阴两虚、脾肾阴阳两虚等；邪实有湿浊、水气、浊毒、血瘀等。扶正可用健脾补肾、温肾健脾、滋补肝肾、益气养阴、滋阴温阳等法。祛邪可用利水除湿、行气利水、通腑泄浊、活血化瘀、清热解毒等法。临床上必须分清标本虚实、正虚邪实的轻重进行辨证治疗。

1. 脾肾气虚

证候特点：倦怠乏力，气短懒言，食少纳呆，腰膝酸软，脘腹胀满，大便烂，口淡不渴。

舌脉：舌淡有齿痕，脉沉细。

治法：益气健脾补肾。

推荐方剂：香砂六君子汤加减。

基本处方：木香 6g（后下），砂仁 6g（后下），党参 18g，甘草 5g，茯苓 15g，白术 12g，北黄芪 20g，怀山药 20g，山茱萸 12g，制首乌 12g，陈皮 10g。每日 1 剂，水煎服。

加减法：如脾阳不足，便溏者，加炮姜、补骨脂以温阳止泻；如肾阳虚弱，畏寒肢冷，加杜仲、肉桂以温补肾阳。

2. 脾肾阳虚

证候特点：畏寒肢冷，倦怠乏力，气短懒言，食少纳呆，腰膝酸软，腰部冷痛，脘腹胀满，大便溏薄，夜尿清长。

舌脉：舌淡有齿痕，脉沉弱。

治法：温补脾肾。

推荐方剂：实脾饮合肾气丸加减。

基本处方：干姜 10g，制附子 10g（先煎），白术 12g，茯苓 15g，木瓜 9g，草果 6g，巴戟天 10g，党参 15g，木香 6g（后下）。每日 1 剂，水煎服。

加减法：腹胀大、小便短少者，加桂枝、猪苓以通阳化气行水；纳食减少者，加砂仁、陈皮、紫苏梗以运脾利气。

3. 肝肾阴虚

证候特点：头晕，头痛，腰膝酸软，口干咽燥，五心烦热，大便干结，尿少色黄。

舌脉：舌淡红少苔，脉弦细或细数。

治法：滋补肝肾。

推荐方剂：六味地黄汤合二至丸加减。

基本处方：熟地黄 15g，山茱萸 12g，泽泻 10g，丹皮 12g，丹参 12g，茯苓 15g，山药 12g，何首乌 12g，女贞子 12g，墨旱莲 12g，白芍 10g，枸杞子 10g。每日 1 剂，水煎服。

加减法：如头晕明显者，可加天麻、钩藤、白蒺藜以平肝潜阳；大便干者，加锁阳、肉苁蓉、火麻仁、玉竹以润肠通便。

4. 气阴两虚

证候特点：倦怠乏力，腰膝酸软，口干咽燥，五心烦热，夜尿清长。

舌脉：舌淡有齿痕，脉沉。

治法：益气养阴。

推荐方剂：参芪地黄汤加减。

基本处方：北芪 25g，太子参 20g，山茱萸 12g，熟地黄 15g，怀山药 20g，茯苓 15g，牡丹皮 12g，制首乌 10g，菟丝子 12g，甘草 5g。每日 1 剂，水煎服。

5.阴阳两虚

证候特点：畏寒肢冷，五心烦热，口干咽燥，腰膝酸软，夜尿清长，大便干结。

舌脉：舌淡有齿痕，脉沉细。

治法：阴阳双补。

推荐方剂：金匮肾气丸合二至丸加减。

基本处方：生地黄 15g，山茱萸 12g，怀山药 12g，泽泻 10g，茯苓 15g，牡丹皮 10g，肉桂 3g，熟附子 10g（先煎），淫羊藿 10g，黄芪 18g，墨旱莲 10g，女贞子 10g，仙茅 10g。每日 1 剂，水煎服。

加减法：如腰膝酸痛明显者，可加补骨脂等以补肾填髓。

上述各种证型中，如兼夹湿浊，症见恶心呕吐、纳呆腹胀、身重困倦、舌苔厚腻，可选用法半夏、春砂仁（后下）、藿香等中药以祛湿化浊；如兼夹湿热之邪，症见恶心呕吐、身重困倦、食少纳呆、口干口苦、脘腹胀满、口中黏腻、舌苔黄腻，可选用石韦、土茯苓、酒大黄等以清热利湿；如水气明显，症见全身浮肿、心悸、气促，甚则不能平卧，可选用猪苓、茯苓皮、大腹皮等行气利水之品；如夹有血瘀，症见肌肤甲错、皮下瘀斑、舌质暗，可选用丹参、桃仁、田七等以活血化瘀；如浊毒内蕴，症见恶心呕吐、口有氨味、纳呆、皮肤瘙痒、尿量少，可选用大黄、积雪草等以泄浊蠲毒。

（二）中医其他治疗

1. 中成药

（1）百令胶囊：功能补肺肾，益精气。用于肺肾两虚证。

（2）尿毒清颗粒：功能通腑降浊，健脾利湿，活血化瘀。用于慢性肾衰竭氮质血症期和尿毒症早期，辨证属脾虚湿浊证和脾虚血瘀证者。

（3）海昆肾喜胶囊：功能化浊排毒。用于慢性肾衰竭代偿期、失代偿期和尿毒症早期，辨证属湿浊证者。

（4）肾衰宁片：功能益气健脾，活血化瘀，通腑泄浊。用于脾气亏虚，瘀浊阻滞证。

2. 中药灌肠疗法（结肠透析）

根据病情，辨证使用中药（可选用大黄、牡蛎、蒲公英等药物），水煎取液，适宜温度，保留灌肠（中药结肠透析）；亦可采用中药结肠透析机等设备进行治疗。

适应证：①适用于慢性肾衰竭患者，可延缓肾衰竭的进展，保留残留肾功能。②对由于多种原因不能接受血液透析和腹膜透析治疗的肾衰患者是唯一的选择，而且有较好疗效。③可清除晚期肾衰患者的中分子物质，提高血液透析质量，减少血液透析次数；免除腹膜透析引起的腹膜感染及纤维化。

相对禁忌证：①生命体征不稳定时；②合并严重感染者；③合并肠道内及肛区出血、严重痔疮出血、直肠狭窄、结肠炎、肠道肿瘤等肠道病变者，以及近期有肠道手术史患者；④合并腹泻，大便每日3次以上者；⑤妊娠及哺乳期妇女；⑥精神病患者（不能配合）；⑦脑血管疾病及其后遗症患者、高龄（行动不方便）患者；

⑧恶性肿瘤（体虚、恶病质）患者；⑨严重心功能不全（心功能Ⅲ～Ⅳ级，宜休息、减少活动）患者。

（三）西医治疗

慢性肾衰竭的治疗主要按照患者的病情分为非替代疗法（保守治疗）和替代疗法。前者主要针对慢性肾衰竭早、中期患者；后者包括血液透析、腹膜透析和肾移植等，主要针对慢性肾衰竭晚期出现较为严重并发症的患者。

1. 非替代疗法

（1）治疗原发病：慢性肾衰竭的原发病有些是可以经积极治疗后得到逆转的，如狼疮性肾炎、结节性多动脉炎、过敏性血管炎、肾结核以及新近发生的尿路梗阻等。当其病变活动时，可引起或加重肾衰竭的发展，故应积极治疗原发病。

（2）消除可逆因素：慢性肾衰竭的病理改变是难以逆转的，但是对于临床上存在加剧肾衰竭进展的各种因素，如高血压、各种感染、酸碱平衡失调及电解质紊乱、血容量不足、心力衰竭、消化道出血、尿路梗阻，以及劳累、高蛋白饮食、药物毒副作用等均可能加重肾功能损害进展。而这些加重肾功能损害的因素，成为肾衰竭的可逆因素。如果及时消除这些可逆因素，肾功能有可能在一定程度上逆转。

（3）低蛋白饮食加必需氨基酸疗法：早期一般仅限于应用低盐低蛋白饮食，这种治疗可使尿毒症患者的临床症状得到短期缓解，但过低的蛋白质摄入易发生严重的营养不良。慢性肾衰竭患者的营养治疗方案，需根据其肾功能水平、不同的病因、营养状态、摄食能力、饮食习惯等方面的情况和条件制订，并尽量做到个体化。各个时期如要同时补充必需氨基酸，每天蛋白质的摄入量应低于20g，以达到正氮平衡，防止低蛋白血症的发生。其所选用的蛋白质一般为高效价的动物性蛋白质。同时还应注意在应用营养治疗时，均应保证热量摄入，总热量一般应为 30～35kJ/(kg·d)。由于饮食控制，水溶性维生素及微量元素铁、锌等均摄入不足，故还应适当补充一些维生素制剂。

（4）调节水、电解质平衡

1）水、钠调节：在进行性肾衰竭，肾对体液及电解质的调节能力降低，水及溶质的排泄限制在狭小的范围内，摄入小于排出将引起脱水，摄入多于排出将引起潴留。因此，需要严格控制水、钠的摄入量，并注意监测每天的尿量。一般来说，钠及钾的入量限制在 2～3g/d，维持尿量在 1500～2000mL/d。

2）高钾血症的处理：高钾血症是慢性肾衰的紧急并发症，必须及时予以积极处理。

3）钙、磷调节：慢性肾衰患者常出现低血钙、高血磷，应尽可能维持血清钙、磷浓度接近正常水平。对于高磷血症，应限制磷的摄入量，同时给予磷结合剂。低钙血症、继发性甲状旁腺功能亢进及肾性骨营养不良的发生，都与 1，25-（OH）$_2$D$_3$ 摄入不足有关，可用骨化三醇。

4）纠正代谢性酸中毒：多数慢性肾衰患者，应经常口服碳酸氢钠，一般为 3～10g/d，分 3 次服。较为严重的酸中毒，必须静脉滴注，并按血气分析或二氧化碳结合力予以调整剂量。更为严重者应考虑透析治疗。

5）贫血的治疗：使用促红细胞生成素（EPO），提倡小剂量皮下给药，一般剂量为每次 25～50U/kg，每周 2～3 次；同时补充铁剂，如硫酸亚铁 0.9g/d，叶酸 5 ～ 10mg 每日 3 次，维生素 B_{12} 每周 100μg。目前主张慢性肾衰贫血的治疗目标为血红蛋白达 110g/L，血细胞比容达 33.3%。达到目标值后，予以维持治疗，维持量因人而异，在减量后应每 1 ～ 2 周监测血红蛋白及血细胞比容。

6）控制血压：目前比较一致的观点是强调血压必须达到治疗目标，一般来说血压必须控制在 130/80mmHg。对于慢性肾衰患者的高血压治疗，低盐饮食和利尿剂的应用仍是首先考虑的。慢性肾衰竭不同时期选用的降压药亦有所区别，如血肌酐 ≤ 3mg/dL 的患者，可选用血管紧张素转换酶抑制剂（ACEI）或血管紧张素受体阻滞剂（ARB）等；而血肌酐 > 3mg/dL 的患者则应慎用此类药物，并需严密监测血肌酐与血钾的变化。

2. 替代疗法

替代疗法主要包括维持性血液透析、腹膜透析及肾移植等。血液透析和腹膜透析治疗慢性肾衰竭的目的是：①延长患者生命；②有可逆急性加重因素的慢性肾衰，透析治疗可帮助患者度过危险期；③肾移植前准备及肾移植后急、慢性排斥或移植失败后的保证措施。

透析的时机尚无统一标准，目前我国由于医疗及经济条件的限制，多数患者透析较晚，影响了透析疗效，但过早透析亦使患者过早地依赖机器生存且费用昂贵。目前多主张内生肌酐清除率（Ccr）为 10mL/min 左右时即可开始透析治疗，但不同的原发病应有所区别，如糖尿病肾病的患者要求更早透析。一般来说，用饮食疗法、药物治疗等无效，肾衰竭继续发展，每日尿量 < 1000mL 者，可参考以下指标考虑透析治疗：①尿素氮（BUN）> 28.6mmol/L；②血肌酐（Scr）≥ 707.2μmol/L；③高钾血症（血钾 ≥ 6.5mmol/L）；

④代谢性酸中毒（$CO_2CP \leqslant 10mmol/L$）；⑤有明显的尿毒症症状；⑥有水、钠潴留（浮肿、血压升高、有心力衰竭的征兆）；⑦并发贫血（血细胞容积 $< 15\%$ ）、心包炎、高血压、消化道出血、骨病、尿毒症脑病。